EPIDEMIOLOGIA VETERINÁRIA

EPIDEMIOLOGIA VETERINÁRIA

Organizador:

Flavio Moutinho *(Dr. em Medicina Veterinária)*

Autores:

Ana Flávia Gomes *(Bacharela em Medicina Veterinária)*
Carolina Monteiro da Costa *(Mestra em Medicina Veterinária Coletiva)*
Cheryl Gouveia *(Dra. em Saúde Coletiva)*
Daniela de Melo Aguiar *(Mestra em Comportamento. e Biologia Animal)*
Fábio Rebouças *(Mestre em Saúde Coletiva)*
Flavio Moutinho *(Dr. em Medicina Veterinária)*
Fúlvia de Castro *(Bacharela em Medicina Veterinária)*
Gabriel Martins *(Dr. em Medicina Veterinária)*
Guilherme de Souza *(Dr. em Ciência Animal)*
Lucas Dias *(Graduando em Medicina Veterinária)*
Luciana Medeiros *(Dra. em Medicina Veterinária)*
Luiza Valente *(Dra. em Ciências)*
Renata Rabello *(Dra. em Epidemiologia)*
Rita Paixão *(Dra. em Saúde Pública)*
Sandra Thomé *(Dra. em Epidemiologia Experimental Aplicada às Zoonoses)*
Tassia de Vasconcelos *(Dra. em Medicina Veterinária)*

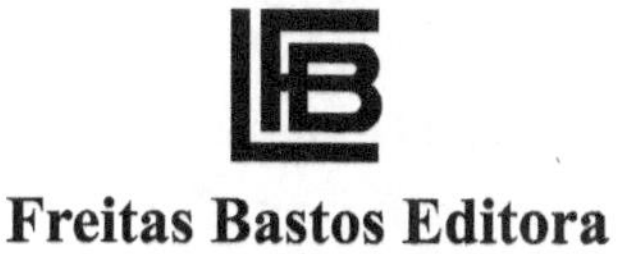

Freitas Bastos Editora

Direção Editorial: Isaac D. Abulafia
Gerência Editorial: Marisol Soto
Revisão: Sabrina Dias
Diagramação e Capa: Madalena Araújo

Dados Internacionais de Catalogação na Publicação (CIP) de acordo com ISBD

E64 Epidemiologia Veterinária / Ana Flávia Gomes ... [et al.]. - Rio de Janeiro, RJ : Freitas Bastos, 2024.

428 p. : 15,5cm x 23cm.

ISBN: 978-65-5675-387-4

1. Veterinária. 2. Epidemiologia. I. Gomes, Ana Flávia. II. Costa, Carolina Monteiro da. III. Gouveia, Cheryl. IV. Aguiar, Daniela de Melo. V. Rebouças, Fábio. VI. Moutinho, Flavio. VII. Castro, Fúlvia de. VIII. Martins, Gabriel. IX. Souza, Guilherme de. X. Dias, Lucas. XI. Medeiros, Luciana. XII. Valente, Luiza. XIII. Rabello, Renata. XIV. Paixão, Rita. XV. Thomé, Sandra. XVI. Vasconcelos, Tassia de. XVII. Título.

2024-526 CDD 636.089
CDU 619

Elaborado por Vagner Rodolfo da Silva - CRB-8/9410

Índice para catálogo sistemático:
1. Veterinária 636.089
2. Veterinária 619

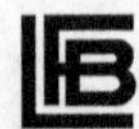

Freitas Bastos Editora

atendimento@freitasbastos.com
www.freitasbastos.com

DEDICATÓRIA

Ao meu filho Bernardo Moutinho, sempre.

À minha segunda mãe, Araci (babá), pela dedicação e amor incondicional.

SOBRE O ORGANIZADOR

Flavio Moutinho é médico veterinário (UFF - 1997), administrador (UFJF - 2011) e geógrafo (UERJ - 2017). Além de cinco especializações, ainda é mestre em Ciência Ambiental (UFF - 2001) e doutor em Medicina Veterinária (UFF - 2014).

Com vasta experiência como médico veterinário do Sistema Único de Saúde (SUS), em diferentes estados da Federação, desde 2000, é também professor universitário da faculdade de Veterinária da UFF, desde 2007, e do programa de pós-graduação em Bioética, Ética Aplicada e Saúde Coletiva (FIOCRUZ, UERJ, UFF, UFRJ), desde 2017.

É autor, sozinho ou em parceria, de três livros. Além disso, possui dezenas de artigos publicados em periódicos indexados.

APRESENTAÇÃO

O livro "Epidemiologia Veterinária" é uma obra que apresenta de forma clara e concisa essa ciência que faz parte do dia a dia do médico veterinário em diferentes especialidades, cujos fins últimos são a prevenção e controle de doenças animais e humanas, reduzir as perdas econômicas na produtividade e melhorar o bem-estar dos animais. Esse livro foi cuidadosamente organizado e bem redigido por profissionais experientes, que vivenciam a aplicação prática da epidemiologia veterinária em seus diferentes campos de atuação e muitos deles são professores de cursos de graduação em medicina veterinária há anos. A combinação dessa *expertise* dos escritores e a percepção deles, com relação à área de epidemiologia, sobre as deficiências de formação dos graduandos em medicina veterinária, a falta de um material didático atualizado e adequado às realidades nacionais e deficiências nos conhecimentos, atitudes e práticas dos médicos veterinários, impulsionaram a redação dessa obra.

Além da clareza e concisão, essa obra foi escrita de forma didática e possui os capítulos organizados em uma sequência lógica abordando de forma completa os principais assuntos da epidemiologia veterinária, desde histórico, seguido de conceitos, metodologias de análise temporal, metodologias de análise espacial, epidemiologia em meio ambiente, tipos de estudo epidemiológico, amostragem estatística, avaliação de técnicas de diagnóstico, vigilância epidemiológica, desenvolvimento de programas sanitários e controle de focos, economia da saúde animal, finalizando com um importante e inovador capítulo sobre a ética e epidemiologia veterinária.

Uma das principais qualidades do livro é o fato de ser prático, com a colocação de diversos exemplos reais e atuais a respeito dos conceitos e metodologias descritas. Considerando que cerca de 60% das doenças infecciosas humanas são de origem animal, muitas delas associadas a alterações ambientais antropogênicas, e que aproximadamente 20% da produção animal mundial é perdida por doenças, o que impacta a segurança e higiene alimentar, o outro destaque desta obra é o seu alinhamento com o conceito de "*One Health*" ou "Uma Saúde". Esse conceito considera que a saúde humana (incluindo a saúde mental por intermédio do fenômeno do vínculo humano-animal), a saúde animal e o meio ambiente do ecossistema estão conectados e que médicos humanos, médicos veterinários e outros profissionais de saúde devem atuar em conjunto para prevenção e controle de zoonoses, tanto no campo da clínica, saúde pública e em pesquisa. De forma muito adequada e oportuna, o livro aborda também a questão da bioética em epidemiologia, promovendo uma reflexão e colocando que é preciso modificar o tratamento dos animais como meros objetos, considerando que são seres que sofrem e que, muitas vezes, as causas da emergência das doenças derivam de ações humanas.

Quero, por fim, parabenizar os organizadores e autores desse excelente livro, que cumpre um importante papel na saúde pública ao informar e sensibilizar o médico veterinário quanto à necessidade e forma de se notificar a ocorrência de uma enfermidade ou a simples suspeita dela aos órgãos competentes. Ademais, essa obra enfatiza a necessidade da maior comunicação dos médicos veterinários com médicos e outros profissionais de saúde para o enfrentamento das zoonoses, reconhecendo-se como importantes agentes na dinâmica da Vigilância Epidemiológica, independentemente de sua especialização. Portanto, não tenho dúvidas que a leitura desse livro contribuirá para melhoria dos conhecimentos, atitudes e práticas dos futuros médicos veterinários e aqueles em exercício da profissão em suas diversas especialidades, além de outros profissionais de saúde, na área de epidemiologia veterinária.

Rodrigo Caldas Menezes

Doutor em Biologia Parasitária e
Tecnologista Sênior/INI/FIOCRUZ

SUMÁRIO

INTRODUÇÃO

Flavio Moutinho

O conceito de Saúde Única contempla que a saúde humana, animal e ambiental se encontram, intrinsecamente, ligadas. Assim, o médico veterinário pode ser considerado um profissional de extrema importância para que exista, de fato, saúde, já que possui *expertise* para atuar, direta ou indiretamente, em qualquer um desses componentes.

Nesse contexto, embora muitas vezes a atuação do médico veterinário esteja direcionada a salvaguardar a saúde da população humana, é com foco nas populações de animais que ele atuará.

O Brasil, com suas dimensões continentais, é um dos países com maior variedade de espécies animais em todo o mundo. São mais de 116 mil espécies de animais da fauna nativa brasileira, o que corresponde a nove por cento do existente em todo o planeta (Brasil, 2017). Além das espécies nativas estão presentes, também em nosso território, espécies exóticas de diferentes regiões do planeta, domesticadas, sinantrópicas ou em vida livre.

A quantidade de animais de companhia é muito grande, chegando a 141,6 milhões, 38,9% cães e 17,4% gatos, o que leva o Brasil a ter a segunda maior quantidade de cães e a terceira maior quantidade de gatos de companhia no mundo (Instituto Pet Brasil, 2020). Em 2019, 46,1% das residências brasileiras dispunham de ao menos um cão e 19,3% ao menos um gato. (IBGE, 2020).

Os números relativos a animais de produção também são impactantes, com um rebanho de mais de 234 milhões de bovinos, mais de 44 milhões de suínos, quase 6 milhões de equinos, mais de 12 milhões de caprinos, mais de 21 milhões de ovinos, 1,6 bilhão de galináceos, dentre outros (IBGE, 2022). Além desses, várias espécies de animais exóticos foram trazidas para o Brasil ao longo da história, propositalmente ou não, se adaptaram muito bem ao nosso ambiente, se reproduzindo e gerando um grande quantitativo de animais em vida livre. Muitas vezes, essas espécies vêm se transformando em sinantrópicas, como os pombos e os roedores urbanos, colocando em risco a saúde da coletividade.

Essa quantidade enorme de animais vive em um país de grandes dimensões, com seis diferentes biomas, clima tropical de modo geral quente e úmido e, consequentemente, propício ao desenvolvimento de diversos tipos de vetores de doenças infecciosas. Soma-se a isso o fato de que, segundo a Organização Mundial de Saúde, cerca de 75% das doenças emergentes e reemergentes têm caráter zoonótico (WHO, 2008).

As condições socioeconômicas são precárias para boa parcela da população brasileira e os indicadores de saneamento ambiental como abastecimento de água tratada, coleta e tratamento de esgoto, e coleta e disposição adequadas de resíduos sólidos são insatisfatórios. As grandes cidades e suas periferias encontram-se repletas de comunidades favelizadas, com crescimento desordenado, carentes dos mais básicos serviços públicos e repletas de animais domésticos soltos nas ruas, como cães e gatos não domiciliados. As políticas públicas de manejo e controle populacional desses animais são, na maioria das vezes, insuficientes; quando existem. Os serviços de vigilância e controle de zoonoses, em quantidade visivelmente insuficiente para o país, vêm sofrendo de falta de estrutura e investimento há muitos anos.

É nesse cenário que o médico veterinário atua, por exemplo, na saúde de animais de companhia, tão importantes para as famílias brasileiras. Somente em 2022 a indústria ligada a esses animais faturou quase R$ 42 bilhões (ABINPET, 2023). Atua também junto aos animais de produção, que são fundamentais para a formação do Produto Interno Bruto. Além disso, é um profissional fundamental para a sanidade dos animais silvestres, tão importantes para a manutenção do equilíbrio ecológico de nossos biomas. E, por fim, é imprescindível na área de saúde pública, visando o controle de populações de animais sinantrópicos e de zoonoses. Isso sem falar das inúmeras outras áreas de atuação do médico veterinário.

A Epidemiologia Veterinária, que pode ser considerada a ciência da informação em saúde animal, vai permitir ao médico veterinário estudar os fatores condicionantes e determinantes da ocorrência das doenças nos animais, sua frequência e distribuição espaço-temporal e, assim, propor medidas visando seu controle ou erradicação. Torna-se, então, de suma importância para a Saúde Única.

Visto isso, fica claro que em todas as áreas de atuação dos médicos veterinários, os conhecimentos de Epidemiologia Veterinária são fundamentais para o desenvolvimento de uma medicina veterinária de excelência. A presente obra, fruto do trabalho de diversos autores, de diferentes instituições de renome no país, pretende preencher uma lacuna existente no Brasil, de um livro de Epidemiologia Veterinária nacional, em formato de guia prático, e que aborde essa ciência levando em consideração nossas especificidades e peculiaridades.

REFERÊNCIAS

ABINPET – Associação Brasileira da Indústria Pet. *Mercado Pet Brasil 2023.* Disponível em: https://abinpet.org.br/wp-content/uploads/2023/03/abinpet_folder_dados_mercado_2023_draft1_incompleto_web.pdf. Acesso em: 10 dez 2023.

IBGE – Instituto Brasileiro de Geografia e Estatísticas. Pesquisa Nacional de Saúde 2019: *informações sobre domicílios, acesso e utilização dos serviços de saúde*. Rio de Janeiro: IBGE, 2020.

IBGE – Instituto Brasileiro de Geografia e Estatísticas. *Pesquisa pecuária municipal 2022*. Disponível em: https://www.ibge.gov.br/estatisticas/economicas/agricultura-e-pecuaria/9107-producao-da-pecuaria-municipal.html. Acesso em: 10 dez 2023.

INSTITUTO PET BRASIL. *Anuário Pet 2020.* São Paulo: Instituto Pet Brasil, 2020.

WHO – World Health Organization. Zoonotic diseases: a guide to establishing collaboration between animal and human health sectors at the country level. Geneva: WHO; 2008.

1 EPIDEMIOLOGIA VETERINÁRIA: CONCEITOS IMPORTANTES E APLICAÇÕES

Flavio Moutinho

Nesta obra vamos tratar de Epidemiologia, mais especificamente da Epidemiologia Veterinária. Sendo assim, para início de conversa, é importante conhecermos a etimologia da palavra Epidemiologia, cujo primeiro registro conhecido tem como data o ano de 1598, na Espanha. Ela tem origem no grego e significa, grosso modo, "estudo sobre o povo", já que "*epi*" significa sobre, "*demos*" significa povo e "*logos*" significa estudo.

Mas essa origem não é uma unanimidade. Há outra vertente de pesquisadores que defende que o termo deriva de "*epidemeion*", de origem grega e usado por Hipócrates em seus textos. Esse termo significa "aquele que não mora na cidade, mas a visita e depois parte". Sobre "*epidemeion*", o que se tem certeza é que esse termo deu origem à palavra Epidemia, estando associada às doenças que não eram frequentes em determinada região, mas apareciam de maneira súbita e explosiva e, depois de um tempo, desapareciam. O termo "*endemeion*", que significa aquele que reside na cidade, deu origem à palavra "endemia", como aquela que ocorre frequentemente em determinado local. Em outro capítulo trataremos de maneira mais aprofundada sobre epidemia e endemia.

Para compreendermos o que é a Epidemiologia, dois outros conceitos se tornam fundamentais: doença ou enfermidade, e saúde. Etimologicamente, a palavra doença tem origem no latim *dolentia*, que significa tristeza, padecimento. Estaria relacionada a alguma disfunção do organismo animal que faz com que ele não esteja funcionando da maneira que é considerada normal, podendo ser identificada a partir de sinais e sintomas. A palavra enfermidade, também muito utilizada na Epidemiologia Veterinária, pode ser considerada sinônimo de doença e tem origem no termo latino *infirmita*, que significa fraqueza, doença.

Já a palavra saúde, etimologicamente, tem origem no latim *salus*, que significa segurança, saúde. O termo é um conceito que tem muitas possibilidades, como uma abordagem mais enxuta, por exemplo, quando se afirma tratar-se da ausência de doença ou, como afirmou o médico francês Xavier Bichat (1771-1802), é quando os órgãos estão em silêncio. Pode contemplar, ainda, uma abordagem ampliada do conceito, que é a mais aceita atualmente, cunhada pela Organização Mundial da Saúde (OMS), em 1948, e que afirma que saúde é "o estado de mais completo bem-estar físico, mental e social, e não apenas a ausência de enfermidade". Mas tal conceito não é isento de críticas, especialmente por ser muito abrangente e abordar estados que são subjetivos e de difícil mensuração, como quando falamos em bem-estar mental.

Conhecidos esses conceitos fundamentais, podemos partir para a definição de Epidemiologia Veterinária. Mas defini-la de uma maneira que contemple toda a sua potencialidade é um grande desafio, face às diferentes aplicações e possibilidades dessa ciência. De modo geral, podemos defini-la como a ciência que estuda os fatores que condicionam e determinam a ocorrência de enfermidades, agravos ou eventos referentes ao processo saúde-doença, sua frequência, distribuição espacial e temporal nas coletividades animais, com o objetivo de propor medidas para o seu controle ou erradicação.

A seguir, são elencadas as principais aplicações da Epidemiologia Veterinária:

- **Buscar a origem de doenças, cuja causa é previamente conhecida.** Exemplo: em 2015 ocorreu uma epidemia de raiva canina na cidade de Corumbá, MS. Ao investigar a origem da epidemia, chegou-se à conclusão que, de acordo com a variante do vírus encontrada, a doença tinha origem em cães da Bolívia, país vizinho e que faz fronteira com o município de Corumbá.
- **Determinar a causa, fatores condicionantes e determinantes da ocorrência de doenças.** Exemplo: uma epidemia de febre amarela de primatas humanos e não humanos atingiu grande parte do Brasil, especialmente a região sudeste, a partir de dezembro de 2016. Embora ainda existam lacunas sobre a totalidade dos fatores relacionados à reemergência e dispersão do vírus amarílico para além das áreas reconhecidamente endêmicas no país, alguns fatores já são indicados, como a baixa cobertura vacinal contra a doença em humanos nas áreas de risco, modificações ambientais com desmatamento e fragmentação dos *habitats* dos primatas não humanos, construção de casas em áreas muito próximas das matas, trânsito de pessoas não vacinadas nas áreas de risco e penetração de humanos em áreas de mata.
- **Investigar e buscar o controle de doenças desconhecidas ou pouco conhecidas.** Exemplo: a Encefalopatia Espongiforme Bovina, também conhecida como mal da vaca louca, é uma doença relativamente nova, cujos primeiros relatos foram datados nos anos de 1980. Apesar de ser recente, ela tem métodos de controle definidos e satisfatórios. Entretanto, casos atípicos da doença vêm aparecendo em diversos países do mundo desde 2004,

inclusive no Brasil, que registrou alguns casos a partir de 2015. Como se trata de uma nova forma da doença, ainda pouco conhecida, diversos estudos vêm sendo realizados com a finalidade de esclarecer informações sobre sua epidemiologia, patogenia e potencial zoonótico.

- **Planejar e monitorar ações de saúde, como os programas sanitários.** Exemplo: recentemente foi anunciado pela Organização Mundial da Saúde Animal (OMSA), que o Brasil se tornou área livre da febre aftosa com vacinação, pleito antigo do país. Tal resultado só foi alcançado após anos de planejamento, desenvolvimento e monitoramento das ações de controle e da situação da doença no Brasil, com inquéritos soroepidemiológicos periódicos. O último registro de febre aftosa, no Brasil, data de 2006.
- **Avaliação de tecnologias de saúde animal.** Exemplo: a Leishmaniose visceral canina (Americana) é uma importante doença que atinge humanos e animais, sendo que na área urbana o cão doméstico é considerado o principal reservatório do protozoário causador da doença. Há muitos anos o controle da doença vem sendo tentado com a eutanásia de todos os animais positivos, o que gera muita discussão sobre sua eficácia e a questão ética envolvida. Uma das ações sugeridas para o controle da doença seria a utilização de coleiras impregnadas com deltametrina a 4% nos cães. Para que sua eficácia fosse comprovada, diversos estudos foram desenvolvidos em diferentes lugares do Brasil. Com base nesses estudos, o Ministério da Saúde passou a recomendar o uso da coleira como estratégia de proteção contra a doença.

- **Fornecer informações sobre a ecologia e a história natural da doença.** Exemplo: durante muitos anos *Lutzomyia longipalpis* foi considerado o único vetor da Leishmaniose Visceral no Brasil. Mas, um importante estudo epidemiológico, publicado em 2011, mostrou evidências da transmissão da doença por *Lutzomyia cruzi* no estado do Mato Grosso, já que na cidade de Jaciara havia casos positivos humanos e caninos e não foi encontrada *L. longipalpis*, tendo sido encontrada *L. cruzi* em quantidade considerável, inclusive, infectadas. Atualmente, o Ministério da Saúde já reconhece as duas espécies como vetores da doença.
- **Efetuar a avaliação econômica da doença, envolvendo seus efeitos e a relação custo-benefício de programas de controle ou erradicação.** Exemplo: a raiva animal é novamente um bom exemplo de aplicação da Epidemiologia Veterinária, dessa vez na questão da avaliação econômica. Estudos indicam que as perdas econômicas da pecuária brasileira com a doença, incluindo aí gastos com médicos veterinários e outras mãos de obra, vacinação dos animais e óbitos dos herbívoros acometidos são da ordem de 15 milhões de dólares por ano, segundo o Instituto Pasteur. Outro exemplo é a febre aftosa. A erradicação de uma epidemia da doença no Reino Unido, em 2001, que levou ao abate de milhares de animais, teve um custo estimado de três bilhões de dólares.

REFERÊNCIAS

BEEFPOINT. *Febre aftosa custará US$ 3 bilhões ao Reino Unido.* Disponível em: http://www.beefpoint.com.br/febre-aftosa-custara-us-3-bilhoes-ao-reino-unido-1140/. Acesso em: 25 mar. 2021.

BRASIL. Ministério da Saúde. *Manual de vigilância e controle da leishmaniose visceral.* 1. ed. Brasília: Ministério da Saúde, 2014.

BRASIL. Ministério da Agricultura, Pecuária e Abastecimento. *Brasil livre da aftosa é um marco na história da pecuária.* Disponível em: http://www.agricultura.gov.br/noticias/brasil-livre-de-febre-aftosa-e-um-marco-na-historia-da-pecuaria. Acesso em: 25 mar. 2021.

LAURINDO, EE; BARROS FILHO, IR. *Encefalopatia espongiforme bovina atípica*: uma revisão. Arq. Inst. Biol. (84), 2017. 1-10 p.

MISSAWA, NA *et al. Evidência de transmissão de leishmaniose visceral por Lutzomyia cruzi no município de Jaciara, estado do Mato Grosso –* Brasil. Rev. Soc. Bras. Med. Trop. 44(1), 2011, 76-78 p.

OLIVEIRA, MS. *Frequência da raiva em herbívoros e humanos no estado do Tocantins de 1999 a 2010*: relatório técnico. Acta Veterinária Brasílica. 7(3), 2013. 180-183 p.

SILVA, WA. *Raiva canina no município de Corumbá (MS)*: relato de caso. Acta Veterinária Brasílica. 9(4), 2015. 386-390 p.

2 PROCESSO HISTÓRICO DE FORMAÇÃO DA EPIDEMIOLOGIA

Flavio Moutinho

Para entendermos como a Epidemiologia foi sendo construída enquanto ciência, ao longo dos séculos, é importante conhecermos como evoluiu a percepção do processo saúde-doença. Não houve, no curso da história, uma percepção única desse processo, que variou ao longo do tempo de lugar para lugar, de época para época, de conjuntura para conjuntura. Nesse contexto, vários fatos históricos, diversos personagens, diferentes descobertas, em diferentes locais, foram contribuindo para a formação da epidemiologia enquanto ciência.

Apesar de esta obra tratar da Epidemiologia Veterinária, muito do que vamos abordar neste capítulo diz respeito à Epidemiologia Humana, porque a ciência começou nos estudos envolvendo humanos, mas, na verdade, se trata de uma só ciência, a ciência da informação em saúde. As espécies de animais é que são diferentes.

Ao longo da história, os humanos sempre buscaram maneiras de controlar a dor. A ação médica mais antiga que se tem notícia foi a amputação de um braço humano, datada de 25 mil anos. Mas, em diversas partes do planeta, foram encontrados crânios datados do período Neolítico, com mais de 10 mil anos, com marcas de trepanação (abertura cirúrgica) e com indícios de que as pessoas sobreviveram à cirurgia, já que muitos mostram recuperação parcial da borda dos ossos. Não se sabe exatamente a motivação dessas cirurgias, mas acredita-se que tal processo pode estar relacionado à ação médica ou simplesmente a rituais religiosos. É interessante destacar que, até os dias atuais, há registro de que esse tipo de cirurgia é realizado no arquipélago de Bismarck, na Oceania, com o objetivo de expulsar os demônios e os maus espíritos dos enfermos.

A relação dos homens com os animais sempre foi relativamente próxima. Seja no período Mesolítico, quando eles eram objeto de caça pelos humanos, em busca de alimento e peles para se protegerem, seja no Neolítico, com o processo de domesticação que aproximou sobremaneira as espécies, criando nichos artificiais propícios à ocorrência de enfermidades. Um exemplo disso foi o vírus da Peste Bovina, que encontrou ambiente altamente propício para se disseminar na aglomeração do gado. Somente no século XVIII estima-se que a doença marcou cerca de 200 milhões de bovinos na Europa.

E desde que teve início esse processo de domesticação, os humanos perceberam a necessidade de curar os animais doentes. O papiro de Kahun, datado de 1900 a.C., traz relatos sobre as técnicas usadas pelos curandeiros egípcios para tratar os animais, que envolviam o uso do encantamento para curar as doenças causadas pelos espíritos sobrenaturais. Na Índia, há registros versando sobre atividades veterinárias que remontam à Era Védica (1900 a 1200 a.C.).

Há registros datados de 40 mil anos, em que foram encontrados crânios de animais em locais de destaque em altares primitivos no interior de cavernas. Além disso, há registros de que os médicos feiticeiros da França e da Ásia Central usavam a pele dos animais sobre as suas peles. Supõe-se que os homens daquela época acreditavam na possibilidade de os poderes dos animais serem transferidos para eles. Ao longo da história e em diferentes povos, cavalos, ursos, bisões e as renas, por exemplo, foram animais relacionados à força e ao poder.

Mas, voltando ao processo saúde-doença, em um primeiro momento, em todos os povos antigos, ele era entendido numa perspectiva mágico-religiosa, isenta de materialidade que o atestasse. Como seria possível estabelecer uma relação de causa e efeito na ausência dos conhecimentos técnicos e científicos? Era praticamente impossível para a época. Assim, creditavam-se a deuses, demônios, espíritos e astros a causa das enfermidades, o que Botelho (2004) chamou de "medicina divina" e "medicina empírica", em contraposição à "medicina oficial" que buscava propostas teóricas e a materialidade das doenças, que surgiram com as primeiras cidades.

Há registros paleopatológicos de práticas de cura datados de milhares de anos antes da escrita, oriundo de comunidades ágrafas. Estudos fósseis mostram que, na Pré-História (até 3500 a.C.), os humanos já sofriam de algumas doenças semelhantes às contemporâneas como, por exemplo, a tuberculose, que foi registrada em ossada do período Neolítico (aproximadamente entre 10 e 4 mil anos a.C.).

Para os assírios e babilônios, por exemplo, as doenças eram causadas por demônios, logo, eram combatidas por intermédio de médicos-sacerdotes que invocavam espíritos e os astros. Além disso, era comum o uso de amuletos e rituais. Já para os hebreus, as enfermidades eram encaradas como um castigo divino instigado pelo pecado dos humanos. No Egito, na Mesopotâmia (Oriente Médio) e na Índia, entre cinco e três mil anos antes de Cristo a doença estava associada à crença religiosa, deuses e deusas. O Código de Hamurabi, que foi encontrado em 1901 na região da Mesopotâmia, é um conjunto de 282 leis talhadas em um monólito que regiam a vida na região e traziam importantes informações sobre os tratamentos usados na época.

Um fato interessante que merece destaque é que os povos hindus primitivos já associavam a ocorrência da peste bubônica à presença de ratos, mesmo sem nada saberem sobre o contágio e sobre a existência da pulga como vetor da bactéria causadora da doença. Nessa época, aquelas pessoas associadas ao poder de tratar e curar eram muito valorizadas, como era o caso dos sacerdotes e dos feiticeiros, considerados como categorias privilegiadas. É o que Botelho (2004) denominou de "medicina pré-hipocrática", já que é antecedente à teoria dos quatro humores desenvolvida por Hipócrates e sobre a qual falaremos mais adiante. Até o século IV a.C. a abstração foi dominante na abordagem do processo saúde-enfermidade.

Da mesma maneira que na medicina humana, na veterinária a explicação do processo saúde-enfermidade se dava de maneira mágico-religiosa ou metafísica, pela presença de demônios, espíritos maus, desagrado a deuses ou astros, forças sobrenaturais ou terremotos. Assim, eram utilizados como tratamentos os exorcismos, os rituais, os amuletos, aplacamentos e os talismãs, usados pelos doutores-feiticeiros. Interessante notar, que até o século XIX, na Europa, e o século XX, na África, o sacrifício de animais era utilizado no controle das doenças. Não o sacrifício sanitário recomendado atualmente, mas aquele de cunho mágico-religioso. Também até o século XIX era comum o uso do fogo para espantar os demônios dos animais na Europa. Outro fato interessante é que já no século XIX os veterinários europeus recomendavam a queima de cruzes sobre a cabeça dos bovinos para prevenir e curar doenças.

Essas informações demonstram que, por mais que novos conhecimentos tenham sido desenvolvidos ao longo do tempo, não necessariamente houve uma ruptura com os conhecimentos empíricos e de caráter mágico-religioso do passado.

No século V a.C. a situação começa a mudar, com forte influência do pensamento grego. Na Grécia vigorava um pensamento religioso panteísta e, no que diz respeito à saúde, destaca-se a figura de Asclépius (também conhecido como Aesculapius em Roma), que era considerado o deus da medicina e da cura. Asclépius teria tido duas filhas, Hígia e Panaceia. Hígia representava uma visão coletiva do processo saúde-doença, e a saúde como resultante do equilíbrio dos humanos com o ambiente, uma visão preventiva. Daí surgiu o termo higiene. Já Panaceia representava a saúde do ponto de vista individual, em uma perspectiva curativa, com uso de fármacos, preces, manobras físicas. Desde o século seis antes de Cristo, quando teve início o culto a Asclépius, que se prolongou por cerca de mil anos, foram criados mais de duzentos templos a ele dedicados.

Nessa época (século V a.C.), Hipócrates começou a organizar um raciocínio teórico para explicar o processo saúde-enfermidade, buscando a materialidade em detrimento da abstração, dando início à chamada medicina oficial. Hipócrates estabeleceu a teoria dos humores, a qual prevaleceu praticamente até o século XIX. Para manter o equilíbrio dos humores corpóreos, os tratamentos buscavam eliminar aqueles que se encontravam em excesso, para isso eram utilizadas estratégias como a sangria e as substâncias que estimulavam a sudorese, o vômito e a diarreia. Ele associava, também, o adoecimento das pessoas com o ambiente em que viviam, além de ter escrito textos sobre epidemias. Hipócrates relacionou, por exemplo, a ocorrência de malária com as estações do ano e as áreas alagadiças frequentadas pelos doentes. Daí surgiu o nome da doença, juntando-se os termos "mau" com "ar", formando 'malária', por causa do ar pútrido emanado dessas regiões, o miasma. Na época não foi feita nenhuma relação com a presença do mosquito vetor, até então desconhecido, e que possivelmente procriava nessas áreas alagadiças.

Atualmente, se acredita que o conjunto de obras creditadas a Hipócrates tenha sido, na verdade, escrito por vários pensadores em diferentes locais e épocas. Esse conjunto de escritos forma o *Corpus Hippocraticus.*

Também em relação aos animais era aplicada a teoria dos humores e era comum tratamentos com alteração na dieta dos animais e o uso de laxantes, por exemplo.

Conhecendo melhor: Hipócrates de Cós (460?-377? a.C.)

Hipócrates pertencia a uma família de asclepíades que eram considerados os sacerdotes de Asclépius, ou seja, cuidavam da saúde. É considerado o "pai" da medicina. Desenvolveu a teoria de que a doença seria um desequilíbio entre os quatro humores do organismo (sangue, linfa, bile amarela e bile negra). Em sua obra "Ares, Águas, Lugares" fez uma associação entre as condições ambientais e o adoecimento das pessoas, valorizando a observação empírica. Associar as doenças a causas naturais era uma posição revolucionária para a época, mas apesar disso ele conciliou suas explicações sem romper com o posicionamento dominante da época, que envolvia o dogma da religiosidade das doenças. Em seu famoso juramento ele evocava deuses e deusas, como Asclépius, Hígia e Panaceia.

Com o advento do Império Romano (27 a.C. a 476 d.C.), a cultura médica grega foi incorporada e a influência do ambiente sobre a saúde passou a ser muito valorizada, levando à construção de sistemas de abastecimento de água e de coleta de esgotos, com mais de 150 latrinas para uso público. Houve, também, grandes obras de drenagem de áreas pantanosas, com técnicas aprendidas com os etruscos que ocuparam a Península Itálica antes de Cristo. Grande exemplo dessas obras é a chamada Cloaca Máxima, datada do século VI d.C., que era usada para a drenagem dos pântanos, mas depois foi adaptada para a coleta de esgotos. Essa construção ainda existe funcionando em Roma atualmente. Além disso, no Império Romano havia ruas limpas, vigilância nos mercados, inspeção dos alimentos, um serviço médico público criado pelo imperador, realização de censos periódicos, registro compulsório de óbitos e nascimentos e os funerais eram realizados fora da cidade.

O vigoroso sistema de transportes existente na época do Império Romano possibilitou grande trânsito de microrganismos entre países e continentes, carreados por comerciantes, viajantes e forças armadas. Tal fato levou à disseminação de diversas doenças e a ocorrência de inúmeras epidemias.

Com a queda do Império Romano, no final do século IV, e o advento da Idade Média (476 d.C. a 1500 d.C.), a Igreja Católica assumiu grande importância na Europa e ocorreu um retorno da perspectiva mágico-religiosa, em detrimento dos conhecimentos da escola hipocrática. Na época, ainda eram desconhecidos os conhecimentos gerados no mundo árabe. O uso de amuletos e talismãs se disseminou. Na obra *De Medicina Praecepta*, por exemplo, muito usada na Idade Média, o poeta romano Quintus Serenus Sammnonicus (?-212) recomendava, além de fórmulas para remédios populares, o uso de um amuleto com a palavra "abracadabra" escrita para se proteger das doenças. Para muitos o importante seria salvar a alma, ainda que em detrimento do corpo.

A despeito de toda a estrutura sanitária herdada do Império Romano, nos feudos da Idade Média a sujeira e os dejetos ficavam espalhados, e muitas vezes o esgoto e o chorume caiam nos cursos d'água que eram utilizados como fonte de abastecimento pela população. Somente no século XIX os sistemas de esgoto voltariam a ser construídos.

Além disso, com o nascimento das cidades, muitas pessoas ainda mantinham hábitos rurais, criando porcos, patos e galinhas, por exemplo. Como consequência, os ambientes eram insalubres e repletos de lixo e dejetos, propiciando a proliferação de roedores e o aparecimento de doenças. Assim, a Idade Média foi marcada pela ocorrência de grandes epidemias que dizimaram um enorme número de pessoas na Europa, especialmente no seu período final, com o crescimento das cidades e o aumento dos deslocamentos populacionais entre elas. Hanseníase, peste bubônica e varíola, por exemplo, ceifaram muitas vidas. No final do século XI havia cerca de 19 mil leprosários na Europa. Como a doença era percebida como um desígnio divino, muitos a encaravam como um processo de purificação.

Na Idade Média, o atendimento médico passou a ser exclusividade dos religiosos, sendo feito por padres médicos nos mosteiros, além do atendimento realizado por barbeiros, boticários e cirurgiões. O ensino da medicina foi proibido e as escolas de medicina fechadas já no século V. O estudo da anatomia foi proibido. Os livros greco-romanos foram guardados em bibliotecas inacessíveis à população durante muitos anos.

Claudius Galeno (130-201), de Pérgamo, foi um médico escravo seguidor de Hipócrates e principal divulgador de sua obra em Roma. No século II ele acrescentou à teoria dos humores, a questão dos temperamentos, em sua obra *De Temperamentis*. Assim, cada humor teria um temperamento que influenciaria o processo saúde-enfermidade. O sangue era associado ao temperamento sanguíneo; a linfa ou fleuma, a um temperamento fleumático; a bile amarela a um temperamento colérico; e a bile preta a um temperamento melancólico. Era o principal autor consultado na Idade Média e seus escritos influenciaram os médicos, ocidentais e orientais, até o século XV, sendo apropriados, no final da Idade Média, pelas escolas europeias como Salerno, na Itália e Montpellier, na França, e pelas escolas árabes. Galeno acreditava na disseminação das doenças por sementes ou animálculos transportados pelo ar e inalados ou engolidos. Na verdade, essa teoria já era defendida pelo filósofo romano Marcus Terentius Varro (116 a.C.– 27 a.C.), no século I a.C.

Durante a Idade Média era comum a percepção de que os surtos de peste bovina fossem ocasionados pela passagem de cometas ou por incidentes naturais, como terremotos. Data do século VII a prescrição de um tratamento para um cavalo, que incluía o uso oral de sapos vivos, acrescidos de verrugas torradas e solas de sapato.

Somente no final da Idade Média surgiu, em 1240, na Itália, a Escola Médica de Salerno que seguia os conhecimentos médicos da escola hipocrática, aliados àqueles gerados por Galeno e pelos árabes. Ela dá início a um processo de criação de diversas escolas de medicina, como a de Cambridge, na Inglaterra, e a de Sorbonne, na França.

Já em 1246, muitos séculos antes da comprovação científica do contágio, Bartholomeus Anglicus (1203-1272), um monge fransciscano inglês, defendia que a peste bubônica era uma doença transmissível.

Muito pouco abordado, mas, nem por isso isento de importância, foi o conhecimento na área da saúde gerado pelos povos árabes, com personagens como Avicena (980-1037), autor de um importante tratado médico, e Averroés (1126-1198), que era filósofo e médico. Apoiado pelos textos hipocráticos e com visão coletiva da saúde, o mundo árabe contava com um sistema de vigilância epidemiológica e registro de informações demográficas e sanitárias, ainda que incipiente.

Em 1377, na antiga República Veneziana, atualmente pertencente à Itália, foi implantada pela primeira vez oficialmente numa república ocidental a quarentena humana, com a obrigatoriedade de espera de 30 dias para que navios atracassem no porto, período que foi estendido posteriormente para 40 dias para aqueles que quisessem adentrar no território por via terrestre. Tal decisão visava impedir a entrada da peste bubônica naquele território.

A manutenção, trancafiados em bibliotecas dos textos de autores como Aristóteles e Hipócrates, além da existência dos textos árabes sobre saúde, permitiram o ressurgimento do racionalismo grego quando do Renascimento (séculos XV e XVI).

Como vimos, os registros históricos mostram o uso do termo epidemiologia pela primeira vez, na Espanha, em uma publicação sobre a peste escrita pelo médico napolitano Quinto Tibério Angelerio (1532-1617), datada de 1598 e intitulada *Epidemiologia ou o Tratado da Peste.*

Na Idade Moderna (séculos XV a XVIII), outras doenças começam a ganhar importância, como a sífilis. Em 1546, Gerolano Fracastoro (1483-1553) estabeleceu algumas bases sobre o contágio, em sua obra *O Contágio das Doenças Contagiosas e o seu Tratamento*. O uso da microscopia sob influência de Marcelo Malpigui (1628-1694) e do comerciante holandês Antoni van Leeuwenhoec (1632-1723), no século XVII, permitiu a observação do organismo ao nível celular, o que foi de grande valia. Nesse período, o tráfico de escravos africanos foi responsável pela introdução de uma série de agentes etiológicos no Brasil, tendo como consequência a ocorrência de epidemias como as de varíola e febre amarela. O registro mais antigo sobre ações de controle de vetores de doenças infecciosas no Brasil tem data de 1691, quando foi desenvolvida uma campanha de controle da febre amarela, na cidade de Recife, pelo governador da província de Pernambuco.

Nos séculos XVI e XVII, na Europa, quando da ocorrência de epidemias, houve grande perseguição a mulheres, especialmente as idosas e solteiras, as quais eram consideradas bruxas com poderes de espalhar o mal, sendo condenadas à fogueira.

Importante novidade surge no século XVII, tendo grande importância no desenvolvimento da epidemiologia, que foi a aproximação da estatística com os dados de saúde. John Graunt (1620-1674), cientista e demógrafo inglês, foi um dos primeiros a dar sua contribuição ao publicar, em 1662, a obra *Observações Naturais e Políticas sobre os* Cálculos de *Mortalidade*, em que abordava questões sobre as causas da mortalidade. Além disso, Graunt trabalhava com padrões de natalidade, estimativas populacionais e identificou características diferentes entre sexos, local de moradia (urbano-rural) e variações sazonais na ocorrência de doenças e na mortalidade.

Wilian Petty (1623-1687) foi um médico e economista inglês que publicou a obra *Aritmética Política*, em 1690, e foi responsável por diversos estudos de medição e estatística com dados sanitários, demográficos e socioeconômicos, especialmente visando o desenvolvimento de políticas públicas.

Ainda no século XVII, o médico inglês Thomas Syndenham (1624-1689) deu importante contribuição à epidemiologia ao propor o conceito de História Natural das Doenças, que será abordado num capítulo mais adiante e a teoria da Constituição Epidêmica, baseada nos ensinamentos de Hipócrates, e que abordava a influência, por exemplo, das estações do ano e dos fenômenos atmosféricos sobre a ocorrência de epidemias.

A quantificação em saúde era muito importante nesses períodos em que havia muitas disputas e guerras, e cuja principal força nessas lutas eram as pessoas e não as armas então existentes. Desse modo, manter a saúde das forças armadas era vital para qualquer Estado.

Em 1700 houve a publicação do importante estudo do médico italiano Bernardino Ramazzini (1633-1714), intitulado *De Morbis Artificum Diatriba*, em que o autor avaliou as doenças ocupacionais de trabalhadores agrícolas, da mineração e marinheiros, em um total de 52 ocupações e seus riscos.

O médico italiano Giovanni Lancisi (1654-1720), que cuidava do Papa Clemente XI, defendia que era mais adequado matar todos os bovinos doentes e suspeitos de peste bovina, enquanto não se descobria um tratamento para a doença. Assim, ele conseguiu dar fim ao avanço contra a epidemia da doença em Roma.

No início do século XVIII, em 1714, Thomas Bates, um médico inglês, já defendia a fumigação dos edifícios, o descanso das pastagens, o abate dos animais e a queima das carcaças dos animais doentes para controlar a peste bovina.

Na Idade Moderna, as epidemias de doenças infecciosas continuavam ocorrendo na Europa. Em 1720, por exemplo, uma epidemia de peste bubônica dizimou metade da população de 100 mil habitantes de Marselha, na França.

O médico, matemático e físico holandês Daniel Bernouilli (1700-1782), que foi um dos criadores da teoria das probabilidades, também contribuiu com a área da saúde e, em especial, a epidemiologia. Ele desenvolveu fórmulas usadas para analisar a relação custo-benefício de intervenções clínicas, bem como estimar anos de vida ganhos com a imunização contra varíola.

O astrônomo e matemático francês Pierre-Simon Laplace (1749-1827) é considerado um consolidador da teoria das probabilidades a aplicou a matemática na área da saúde, envolvendo, por exemplo, estudos de mortalidade.

Já Lambert Adolph Quetelet (1796-1874), astrônomo, demógrafo, sociólogo, matemático e estatístico belga, pioneiro em estudos antropométricos, defendia a aplicação da estatística em estudos sociais e biológicos, como no caso de estudos de morbidade e da mortalidade.

Fato importante que ocorreu ainda no século XVIII foi a criação da Sociedade de Medicina de Paris. Na época, uma epizootia vinha dizimando os ovinos, trazendo grande prejuízo para a importante indústria têxtil. Em face desse quadro, houve uma ordem real para que os médicos se organizassem para investigar tal problema, dando origem à instituição. Na ocasião, pela primeira vez, houve a contagem e registro dos animais sadios e animais doentes, com o objetivo de controle de enfermidades.

A varíola também era um grande problema na Europa na Idade Moderna, causando grande mortalidade, principalmente infantil, faixa etária em que a letalidade chegava a 40%. A quantidade de pessoas com cicatrizes de varíola e cegas por causa da doença era enorme na Inglaterra dos séculos XVII e XVIII.

Os chineses utilizavam, desde o século XI, um processo de imunização contra a varíola, em que o pó da casca das lesões era introduzido nas narinas das crianças com uso de um bambu. Havia também, desde o século XVI, o processo de variolização usado na Europa, em que o pus das lesões era introduzido na pele do braço da pessoa sadia através de incisões feitas por uma agulha. Esses processos traziam o risco de a pessoa desenvolver a doença, já que recebia vírus vivo na incisão. O desenvolvimento de uma vacina propriamente dita contra a doença foi creditado ao médico inglês Edward Jenner (1749-1823).

Com base no conhecimento de que os ordenhadores de vacas que tinham sido infectados pela varíola bovina (*Cowpox*), muito comum na época, não desenvolviam a varíola humana (*Smallpox*), em 1796, Jenner extraiu a secreção das pústulas de uma mulher portadora de varíola bovina e a inoculou em um menino de oito anos, que desenvolveu uma forma leve da doença. Em seguida, inoculou o pus oriundo de um humano com varíola no mesmo menino, e ele não desenvolveu a doença. Depois dessa experiência, Jenner repetiu a experiência em outras crianças, inclusive em seu filho, com os mesmos resultados, comprovando, então, a teoria do *Contagium Animatum*, ou contágio entre seres vivos. O termo "vacina" vem do latim *vaccinus*, ou seja, da *vacca*, por causa dessa experiência de Jenner.

Cabe destacar que, apesar de Jenner ter ficado reconhecido como o inventor da vacina, já havia diversos relatos anteriores da proteção conferida contra varíola humana a quem desenvolvia varíola bovina, por exemplo, por intermédio do farmacêutico e cirurgião John Fewster (1738-1824), amigo de Jenner, em 1765, pelo alemão Jobst Bose, em 1769, pelo agricultor inglês Dorset Jesty, em 1774, e por Anglus Nash, em 1781.

Em 1898, Jenner publicou o texto *Investigação sobre a Causa e os Efeitos da Varíola "Vacum"*, mas além da demora em ter seu êxito reconhecido devido ao pequeno número de casos, ele foi muito criticado pelo uso de material biológico de animais em pessoas. Segundo alguns, isso poderia levar ao desenvolvimento de órgãos ou feições dos animais de origem dos materiais nos humanos submetidos ao processo. Por isso, Jenner passou a usar o material colhido das lesões no braço que as pessoas vacinadas desenvolviam, já que a inoculação se dava por pequenos cortes, onde se desenvolvia uma pequena ferida. Esse processo tinha mais uma vantagem, que era a facilidade de acesso ao material biológico do *Cowpox* sem ter que esperar a ocorrência de casos em bovinos para coleta do material. Apesar desse processo não ter o risco da variolização, por se tratar de agente diferente, havia o risco de transmissão de outras doenças infecciosas de uma pessoa para outra. Somente a partir de 1864 o método criado por Jenner se difundiu, quando os resultados de sua pesquisa foram apresentados em um congresso de medicina em Lyon, na França.

A partir do final do século XVIII, houve muitas transformações na Europa, tendo sido um período marcado pela aproximação das questões de saúde com movimentos sociais e políticos que buscavam uma intervenção coletiva na questão de saúde, especialmente na França, na Alemanha e na Inglaterra. Esse processo ficou conhecido posteriormente como Medicina Social, termo cunhado pelo médico e jornalista francês Jules Guérin, na revista *Gazete Medicale* de Paris, em 1848.

Na França, pós-Revolução Francesa, a saúde passou a ser considerada um direito dos cidadãos e eles deram início a ações que visavam tornar o meio urbano mais saudável, buscando ventilar as ruas e isolar áreas consideradas miasmáticas. O médico francês Louis René Villermé (1782-1863) estudou determinantes sociais das doenças e publicou em 1826 uma obra em que relacionava as doenças e mortes aos níveis de renda. Publicou, ainda, em 1840, obra em que tratava das condições degradantes de trabalho encontradas na indústria da seda.

Na Alemanha, no governo de Otto von Bismarck (1815-1898), foi criada uma lei garantindo assistência médica gratuita à população. Além disso, no país foram criadas medidas de controle e vigilância compulsórias pelo Poder Público, que também impôs regras de higiene pessoal, num movimento que ficou conhecido por Polícia Médica, e que foi proposto por Johan Peter Frank (1745-1821) em 1779. O Brasil, já no início do século XX, se inspirou nesse modelo de Polícia Médica, no processo de reurbanização da região central da cidade do Rio de Janeiro, desenvolvido por Pereira Passos, e nas medidas de controle de doenças implementadas por Oswaldo Cruz, como a vacinação obrigatória.

Já na Inglaterra, pós-Revolução Industrial, houve incremento da participação política e foi criado um sistema de saúde direcionado aos pobres, que eram considerados vítimas de um sistema que exigia longas e extenuantes jornadas de trabalho em condições insalubres, além de residirem em ambientes que também reuniam péssimas condições sanitárias. Obra muito importante que descrevia essa situação foi publicada pelo alemão Friedrich Engels (1820-1895), em 1844, intitulada *As Condições da Classe Trabalhadora na Inglaterra.* Edwin Chadwick (1800-1890) foi um advogado inglês que escreveu o relatório *As Condições da População Trabalhadora na Grã-Bretanha*, que relacionava a presença de sujeira e falta de higiene à ocorrência das doenças infecciosas, ainda numa visão miasmática. Esse relatório deu origem à Lei de Saúde Pública, de 1848, que tratava de assuntos como drenagem, limpeza pública, abastecimento de água e sistemas de esgotamento sanitário e criou a Junta Geral de Saúde e os Conselhos Locais.

A Epidemiologia veio a se consolidar em 1850, quando foi fundada a London Epidemiological Society, com participação de notáveis como Pierre Louis, Chadwick e John Snow.

O médico e matemático francês Pierre Charles-Alexandre Louis (1787-1872) foi outro que aproximou a matemática da saúde, realizando estudos comparativos entre grupos diferentes de pacientes avaliando a eficácia de tratamentos. Além disso, publicou, em 1825, um estudo em que avaliou 1960 casos de tuberculose. Isso numa época de comunicação precária, sem acesso a computador, internet e outras tecnologias que facilitam nossa vida no século XXI.

O médico inglês Willian Farr (1807-1883) também utilizava a estatística para trabalhar com dados de saúde e criou um sistema de registro de morbidade e óbitos que permitiu a comparação de taxas de mortalidade entre trabalhadores de diversos setores. Fez importante estudo sobre a mortalidade por varíola na Grã-Bretanha e também pesquisou a cólera em Londres, defendendo a teoria miasmática e separando a cidade em distritos sadios e não sadios, se contrapondo a John Snow que defendia a transmissão da doença pela água, como iremos abordar a partir de agora.

Fato fundamental para o desenvolvimento da epidemiologia e sua estruturação enquanto ciência, além de significar um rompimento com o paradigma miasmático, foi o estudo da cólera em Londres. Originária do rio Ganges, na Índia, a cólera foi responsável por pandemias durante os séculos XIX e XX. Em 1832, levou à morte 34 mil parisienses, especialmente nos bairros mais pobres.

Londres, em meados do século XIX, ainda era uma cidade suja e os dejetos se acumulavam e acabavam jogados no rio Tâmisa, de onde também era retirada a água de abastecimento da cidade. Enquanto a ocorrência de cólera se restringia à população mais carente da Inglaterra, no início do século XIX, a doença foi negligenciada. Quando, após 1845, os mais abastados passaram a ser atingidos e a população começou a se revoltar, começaram a ser tomadas providências em relação à enfermidade.

John Snow (1813-1858), um médico anestesista inglês, escreveu a obra *On the Mode of Communication of Cholera*, em 1849, em que defendia que a doença não tinha origem miasmática já que estudos desenvolvidos por ele, desde 1832, demonstravam que mineiros que viviam longe das áreas consideradas miasmáticas adoeciam também da enfermidade. Snow continuou seus estudos sobre a doença e constatou uma concentração de casos nas pessoas que bebiam água oriunda de determinadas fontes, em detrimento de outras que usavam água de outras fontes e não adoeciam. Ao microscópio, a água que abastecia os locais onde a frequência da doença era maior, apresentou grande quantidade de matéria orgânica.

Em 1854, o médico italiano Fillipo Pacini (1812-1883) identificou o agente causador da cólera, mas essa informação não foi disseminada, o que ocorreu somente anos mais tarde, com as descobertas de Robert Koch. Nesse mesmo 1854, Snow descobriu que 500 moradores da rua Broad morreram de cólera e todos usavam água de uma mesma fonte. Residentes de um abrigo próximo e trabalhadores de uma fábrica de cerveja nos arredores, não contraíram a doença e não usavam água da fonte suspeita. O médico, então, elaborou um mapa demonstrando concentração dos casos de cólera mais próximos de algumas fontes, associando a transmissão da doença à água de abastecimento. Seu trabalho foi inovador ao usar raciocínio e método científico, análise espacial com confecção de mapas e gráficos e fazer comparações de base populacional.

Conhecendo melhor: John Snow (1813-1858)

Foi um médico anestesista inglês de renome, tendo sido um dos primeiros a usar o clorofórmio na anestesia. Por ter anestesiado a rainha Vitória durante um parto, possibilitando que ela não sentisse dor, recebeu o título de Sir. Por mais elementos que seus estudos e textos sobre a epidemiologia da cólera trouxessem, Snow faleceu em 1858 sem ter reconhecimento científico pelo feito, já que à época imperava a teoria miasmática. Somente após sua morte, sua importância foi reconhecida e ele passou a ser considerado, por muitos, um dos fundadores da epidemiologia contemporânea.

Em 1846, o médico húngaro Ignaz Semmelweiss (1818-1865) descobriu uma grande diferença na mortalidade no parto entre duas alas de maternidade do hospital em que trabalhava em Viena, na Áustria. Nos partos realizados na ala da maternidade onde trabalhavam médicos e estudantes de medicina, a mortalidade por febre puerperal era quase três vezes maior que na ala onde trabalhavam as parteiras. Em 1847, seu amigo Jakob Kolletschka se feriu com um bisturi durante uma aula de necropsia e morreu com a sintomatologia da febre puerperal. Semmelweiss descobriu que não era hábito a lavagem das mãos entre as aulas de necropsia e a realização dos partos, e passou a defender a teoria de que os estudantes de medicina carreavam "partículas cadavéricas" nas mãos, que eram transferidas para as gestantes na hora do parto. Sugeriu, então, que fosse feita a lavagem das mãos com substância a base de cloro, o que fez com que a mortalidade na maternidade onde os médicos estudavam se reduzisse em 90%. Apesar disso, sua descoberta foi posta em descrédito numa época em que a teoria do contágio ainda não era muito aceita.

O médico polonês Rudolf Virchow (1821-1902), famoso por sua contribuição à patologia, também deu importante contribuição à epidemiologia, ao tentar estabelecer nexo causal entre ocorrência de epidemias e desigualdades sociais e ao investigar epidemia de febre tifoide na região da Silésia, entre as atuais Polônia e República Tcheca, em 1848, liderando um movimento exigindo melhores condições de saúde para os trabalhadores

O século XIX foi marcado por muitas pesquisas visando comprovar a causa das doenças humanas e animais. O parasitologista francês Casimir Devaine (1812-1882), em 1850, pesquisava carneiros mortos por carbúnculo hemático e, ao examinar o sangue dos animais doentes, encontrou grande quantidade de bastonetes. Inoculou, então, esse sangue em animais sadios e constatou que eles desenvolveram a doença. Mas nem mesmo Devaine se convenceu de sua descoberta e a presença dos bastonetes foi considerada uma consequência da doença e não sua causa. Somente em 1876, Robert Koch (1843-1910), um médico alemão, conseguiu isolar a bactéria e reproduzi-la em meio de cultura, e ao inocular a bactéria isolada em animais sadios, esses adoeceram, comprovando que o bastonete descoberto por Devaine, anos atrás, era, de fato, o causador da doença. Koch descobriu, também, a forma esporulada da bactéria, que sobrevivia por muito tempo viável na natureza. Além de ter adquirido fama como descobridor da *Mycobacterium tuberculosis*, causadora da tuberculose humana, e por suas descobertas com o Carbúnculo Hemático, Koch foi responsável, também, por estabelecer os postulados da Teoria Microbiana (Postulados de Koch), em 1882, a partir de suas pesquisas com bacilos. De acordo com essa teoria, para que um agente fosse confirmado como causador de determinada doença, todos os seus postulados deviam de ser integralmente atendidos. Em 1976 esses postulados foram atualizados pelo epidemiologista estadunidense Alfred Evans (1917-1996), originando os Postulados de Evans, devido aos avanços científicos que ocorreram até então.

Fato notável do século XIX foi a criação do British State Veterinary Service, em 1865, em função da preocupação com a epidemia de peste bovina que assolava a Inglaterra. Nessa mesma época foram criadas normas visando o controle das doenças em animais e fortalecendo o poder dos veterinários.

O século XIX foi caracterizado, então, pela polêmica entre os que defendiam a teoria miasmática e a teoria do contágio, mas a explicação miasmática do processo saúde-doença foi dominante até o desenvolvimento da Teoria Germinal das Doenças Infecciosas de Pasteur, que revolucionou o meio científico da época. A teoria do contágio passou, então, a ser a explicação predominante para o processo saúde-enfermidade. Importante notar que muito da rejeição à teoria do contágio ocorria porque ela contrariava muitos interesses já que, muitas vezes, requeria a quarentena e a restrição das liberdades individuais e comerciais. Na verdade, até o final século XIX medidas oficiais mais generalistas, como o uso da quarentena, do cordão sanitário e o isolamento eram políticas oficiais de controle sanitário, previstas nas legislações da época. Somente com o desenvolvimento científico originado a partir daí que medidas mais racionais e específicas passaram a ser implementadas.

Como dito anteriormente, a grande virada que rompeu o paradigma miasmático está relacionada às descobertas do químico francês Louis Pasteur (1822-1895) que, em 1863, ao estudar a pedido dos vinicultores, o processo de fermentação de vinhos, descobriu como causa a presença de microrganismos. Além disso, descobriu que o aquecimento era capaz de destruir os microrganismos, num processo usado até hoje em dia conhecido como "pasteurização", em homenagem a seu nome. Depois disso, passou a estudar doenças em animais e conseguiu isolar o agente causador de doenças de bichos da seda, do carbúnculo hemático e da cólera aviária. Além disso, desenvolveu a primeira vacina contra raiva, que foi aplicada e salvou a vida de um menino em 1885.

Voltando ao Carbúnculo Hemático, Pasteur foi contratado pelo Ministério da Agricultura francês, em 1877, para tentar controlar a doença em bovinos e caprinos. Inicialmente tentou provocar a doença por via oral, colocando a bactéria no alimento do gado, não tendo tido sucesso. Num segundo momento colocou junto ao alimento contaminado, folhas grosseiras e gravetos, e os animais desenvolveram a doença. Isso ocorreu, porque eles causavam lesões na mucosa oral que permitiam a penetração do agente. Assim, ele associou a doença ao enterramento dos animais mortos no próprio pasto, muito comum à época e que era recomendado por Koch, e conseguiu descobrir que as minhocas revolviam a terra e possibilitavam que o agente etiológico chegasse à superfície, sendo ingerido pelo gado ao pastar. Pasteur, então, conseguiu controlar a doença ao sugerir que os animais mortos fossem enterrados longe das pastagens e que fossem evitados alimentos grosseiros que pudessem lesionar a mucosa oral.

Em relação ao século XIX é importante destacar, também, a realização de nove Conferências Sanitárias Internacionais, a partir de 1851, em que era discutida a disseminação em nível internacional das doenças infecciosas. Enquanto isso, no final do século XIX, o Brasil era assolado por doenças transmissíveis como a febre amarela e a tuberculose, que respondiam, em média, por um terço dos óbitos. Somente entre 1895 e 1897 a febre amarela foi responsável por 36% das mortes.

No final do século XIX o uso da epidemiologia para a comparação entre as frequências das doenças infecciosas entre subgrupos da população se disseminou.

A partir do início do século XX, devido aos grandes avanços científicos em áreas como microbiologia, fisiologia e patologia, além da identificação do ciclo biológico de diversas enfermidades, incluindo agente etiológico, hospedeiros e vetores, a visão coletiva de saúde e a epidemiologia foram sendo suplantadas pela visão individualista da saúde, a Medicina Científica. O famoso Relatório Flexner, publicado em 1910 pela Medical Education in the United States and Canadá e que fez muito sucesso na época, valorizava muito a Medicina Científica e influenciou fortemente as ações de saúde na época. Essa situação só veio mudar após a crise mundial de 1929, já que a chamada Medicina Científica é considerada cara e os países passaram por um delicado momento econômico, voltando os olhos para a visão coletiva de saúde e para a Medicina Social.

O século XX representou a consolidação da Epidemiologia como disciplina e como ciência, com destaque para a criação, nos Estados Unidos da América, da Johns Hopkins School of Hygiene and Tropical Medicine, em 1918, a qual serviu de modelo para a disseminação de escolas de saúde pública pelo mundo, patrocinadas pela Fundação Rockfeller.

Houve, ainda, avanços no uso da matemática, da estatística e da informática, definição de novas técnicas de amostragem e coleta de dados, definição de indicadores epidemiológicos universais, desenvolvimento de novos desenhos de estudos epidemiológicos (caso-controle, estudos de coorte, dentre outros), estudos sobre a multicausalidade (hospedeiro, agente, ambiente) e novas tecnologias, as quais propiciaram a existência da Epidemiologia Molecular tão utilizada atualmente. De uma epidemiologia incipiente, meramente descritiva, a ciência avança no século XX para a avaliação do risco, a qual ainda vigora, se aproximando cada vez mais das ciências humanas como a sociologia e a antropologia.

O século XXI desponta com a consolidação da epidemiologia molecular e com o desafio dos estudos epidemiológicos em doenças não infecciosas.

Em publicação clássica de 1984, Schwabe descreveu a prática da medicina veterinária em cinco fases, nas quais podemos acompanhar o avanço dos conhecimentos científicos e, consequentemente, da explicação do processo saúde-doença e da epidemiologia:

- **Fase mágica e de ações locais**: vai aproximadamente da pré-história ao século I d.C., acompanhando o início da domesticação dos animais pelos humanos. Dessa época há registros da tentativa de cura dos animais pelos povos sumérios, egípcios e gregos, envolvendo medidas individuais como tratamento médico e cirurgias, e medidas coletivas, como o uso de quarentena e o sacrifício de animais. Havia notável predomínio da percepção das doenças causadas por demônios, deuses ou pelo sobrenatural.

- **Fase militar:** iniciou-se aproximadamente no primeiro século depois de Cristo e perdurou pela Idade Média e o Renascimento até 1883, com o objetivo de cuidar dos cavalos que eram animais fundamentais para os exércitos à época. É dessa época o texto Hippiatrik sobre a saúde dos equinos. Caracterizada por pouco avanço em relação à fase anterior, com melhoria da infraestrutura e aperfeiçoamento de algumas técnicas, como a capacidade de diferenciar algumas doenças com base nos sinais e sintomas. Nessa fase houve predomínio da teoria miasmática e da metafísica.
- **Fase da polícia sanitária veterinária:** teve seu início em 1762, quando foi criada a primeira escola de veterinária, em Lyon, na França, e durou até o ano 1884. A criação da escola visava separar o estudo da medicina dos humanos e dos demais animais já que epidemias vinham dizimando as populações animais e trazendo grandes prejuízos econômicos. Nessa fase, foram criados os primeiros centros para tratamento animal e agregaram-se ao arsenal que já se tinha o uso da higiene e do controle do abate sanitário dos animais, além de ações de sensibilização dos criadores. Buscava-se, a partir daí, a saúde dos animais e dos humanos com os quais conviviam e que os consumiam. Ainda havia predomínio da teoria miasmática associada à sujeira de origem antrópica. Um dos principais fatores que influenciaram a criação da citada Escola de Lyon foi a epidemia de peste bovina que assolava a Europa do século XVIII, causando graves

prejuízos econômicos, especialmente pela alta mortalidade de ovinos e bovinos. Somente entre 1701 e 1714 metade do gado bovino francês foi a óbito pela peste.

- **Fase de campanhas**: começa no final do século XIX e vai até os anos 1960, com base nas descobertas da teoria do contágio e a revolução microbiológica de Koch, Pasteur e outros pesquisadores da época. Esse novo conhecimento permitia identificar o agente causador das enfermidades e, assim, direcionar ações de controle. No final do século XIX eram desenvolvidas campanhas em massa de controle de doenças dos animais. Essa foi uma fase de grande sucesso e possibilitou o adensamento da criação animal, originando as criações intensivas. No final do século XIX, em 1893, foi identificado pelo microbiologista Theobald Smith e pelo médico veterinário Fredrick Kilborne, ambos americanos, o vetor da febre bovina do Texas, o que é considerada a primeira identificação de um vetor de doença. Ao arsenal que já se tinha foram acrescentados a melhoria do diagnóstico e identificação causal, o uso de imunizantes, a terapia em escala coletiva com o advento dos antibióticos (já no século XX), o controle de vetores, práticas de educação em saúde para os produtores e o manejo ambiental visando controlar as doenças, como a drenagem das áreas alagadas. Nesse período houve a erradicação, na Inglaterra, de inúmeras doenças que afetavam os animais, como a peste bovina (1877), a pleuropneumonia (1898) e o mormo (1928). A título de curiosidade, em 2011 a peste bovina foi declarada erradicada do planeta, pela Organização Mundial de saúde Animal (OIE). Esse foi somente o segundo caso de doença erradicada no mundo todo, sendo a varíola humana o primeiro caso, em 1980.

- **Fase de vigilância e ações seletivas:** inicia-se nos anos 1960 com a percepção de que a simples descoberta do agente causal da enfermidade, muitas vezes, não é suficiente para o controle e erradicação da doença, sendo necessárias ações mais amplas, envolvendo a multicausalidade, agente, hospedeiro e ambiente, fatores determinantes e condicionantes. Estrutura-se nesse período o registro de dados epidemiológicos veterinários e a análise das enfermidades em nível populacional, com uso de monitoramento e vigilância.

Por fim é importante perceber que o desenvolvimento da medicina veterinária moderna esteve inicialmente ligado à questão econômica e não à questão da saúde e bem-estar dos animais.

REFERÊNCIAS

ALMEIDA FILHO, N; ROUQUAYROL, MZ. *Introdução à epidemiologia*. 4. ed. Rio de Janeiro: Guanabara Koogan, 2006.

ALMEIDA FILHO N; MEDRONHO, RA. *Formação histórica da epidemiologia*. In: MEDRONHO, RA *et al*. Epidemiologia. São Paulo: Atheneu, 2009. 3-12 p.

ALMEIRA FILHO, N *et al*. *A epidemiologia como ciência*. In: ALMEIDA FILHO, N; BARRETO, ML. Epidemiologia & saúde: fundamentos, métodos, aplicações. Rio de Janeiro: Guanabara Koogan, 2011. 3-4 p.

ARAÚJO, JD. *Polarização epidemiológica no Brasil*. Republicação. Epidemiol. Serv. Saúde 21(4), 2012. 533-538 p.

AYRES, JRCM. *Historical development of epidemiology and of the concepto of risk*. Rev Med 88(2), 2009. 71-79 p.

BACKES, MTS *et al*. *Conceitos de saúde e doença ao longo da história sob o olhar epidemiológico e antropológico*. Rev. enferm. UERJ. 17(1), 2009. 117p.

BARROS, H. *Evolução do Pensamento Epidemiológico*: o ser de uma disciplina Arquivos de medicina 20(4), 2006. 121-25 p.

BONITA, R *et al. Epidemiologia básica.* 2. ed. Washington, D. C.: Opas, 2008.

BOTELHO, JB. *História da medicina*: da abstração à materialidade. Manaus: Valer, 2004.

BRASIL. Ministério da Saúde. Fundação Nacional de Saúde. *Descentralização do controle de endemias.* Brasília-DF: Funasa, 1994.

CAMPOS, LMP. *La edición perdida de Quinto Tiberio Angelerio.* Fortvnatae 23, 2012. 113-133 p.

CÔRTES, JA. *Epidemiologia*: conceitos e princípios fundamentais. São Paulo, Livraria Varela, 1993.

FOUCAULT, M. *O nascimento da clínica.* 7. ed. Rio de Janeiro: Forense Universitária, 2015.

GENSINI, GF *et al. The concept of quarantine in history*: from plague to SARS. J Infect. 49(4), 2004. 257-261 p.

GORDIS, L. *Epidemiologia.* 4. ed. Rio de Janeiro: Revinter, 2010.

GURGEL, C. *Doenças e curas*: o Brasil nos primeiros séculos. 1. ed. São Paulo: Contexto, 2010.

MELO, JMS (editor). *A medicina e sua história.* Rio de Janeiro: Publicações Científicas, 1989.

PAN AMERICAN HEALTH ORGANIZATION. *World Health Organization.The challenge of epidemiology.* Issues and selected readings. Sci Pub 505. Washington – DC: USA, 1998.

PEREIRA, MG. *Epidemiologia*: teoria e prática. Rio de Janeiro: Guanabara Koogan, 2006.

REBOLLO, RA. *O legado hipocrático e sua fortuna no período greco-romano*: de Cós a Galeno. Scientiæ zudia 4(1), 2006. 45-82 p.

ROUQUAYROL, MZ. *Contribuição da epidemiologia.* In: Campos GWS. *et al.* Tratado de Saúde coletiva. São Paulo: Hucitec; Rio de Janeiro: FIOCRUZ, 2009. 319-373 p.

SCHWABE, CW. *Veterinary medicine and human health.* 3. ed. Baltimore: Williams & Wilkins, 1984.

SCLIAR, M. *Pequena história da epidemiologia.* In. Scliar M. et al (Org.). Saúde pública: histórias, políticas e revolta. São Paulo: Scipione, 2002. 25-44 p.

SCLIAR, M. *Do mágico ao social*: trajetória da saúde pública. 2. ed. São Paulo: Senac São Paulo, 2005.

SCLIAR, M *et al. Raízes históricas da epidemiologia.* In: Almeida Filho N; Barreto ML. Epidemiologia & saúde: fundamentos, métodos, aplicações. Rio de Janeiro: Guanabara Koogan, 2011, 5-23 p.

SILVA, LJ. *Em defesa do território*: quarentena e isolamento como medidas de proteção contra a introdução de doenças transmissíveis. In: Barcellos C. (Org.). Território, ambiente e saúde. Rio de Janeiro: FIOCRUZ, 2008. 77-88 p.

SOUTO, BGA. *Fundamentos epidemiológicos para a abordagem das doenças infecciosas.* Rev Med: Minas Gerais 19(4), 2009. 364-371 p.

THRUSFIELD, MV. *Epidemiologia veterinária.* São Paulo: Roca, 2004.

UJVARI, SC. *A história e suas epidemias:* a convivência do homem com os microorganismos. Rio de Janeiro: Senac Rio, Senac São Paulo, 2003.

UJVARI, SC. *A história da humanidade contada pelos vírus, bactérias, parasitas e ouros microrganismos.* 2. ed. São Paulo: Contexto, 2011.

3 DOENÇAS EM POPULAÇÕES ANIMAIS: HISTÓRIA NATURAL, DINÂMICA DE TRANSMISSÃO E PREVENÇÃO

Luciana Medeiros

3.1 Conceitos básicos em saúde e doença

É notável que indivíduos e populações adoeçam, e se compreende o processo de adoecimento como algo que perturba o estado de saúde. Logo, a doença é caracterizada pela ausência de saúde, tanto por disfunção de natureza fisiológica quanto psíquica. A Organização Mundial de Saúde (OMS) define a saúde como "...um completo bem-estar físico, mental e social, e não meramente a ausência de doença ou enfermidade". Essa alteração no estado de saúde pode levar os indivíduos à morte, recuperação, deficiências ou incapacidades funcionais.

Quando se aborda o processo saúde-doença, na forma clínica, normalmente existe a divisão prática entre o que se considera doente e o que se considera saudável. Entretanto, a doença é um processo que pode ser contado por sua "História Natural". Considerando o modelo de História Natural da Doença, proposto por Leavell e Clark, na metade do século XX, pode-se perceber que a saúde e a doença fazem parte de um processo contínuo. É importante ressaltar que, neste modelo "natural", não existe intervenção humana de modo a prevenir ou mitigar danos ocasionados pela doença. Nas fases da História Natural da Doença (Figura 1) pode ser observado o processo entre a fase de suscetibilidade à doença e seus possíveis desfechos após a fase residual.

Figura 1 – Modelo representativo das Fases da História Natural da Doença

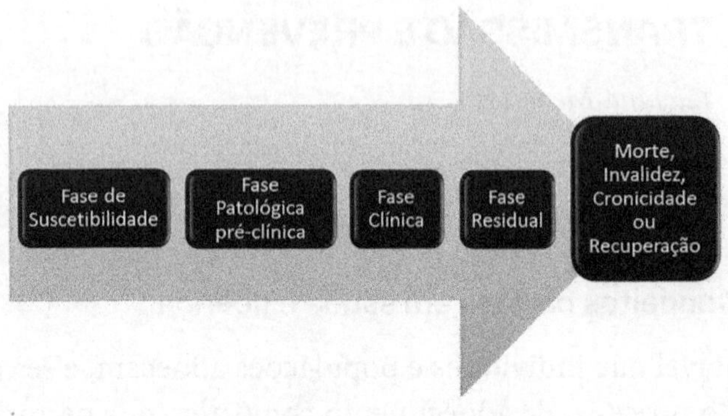

Fonte: elaborado pela autora (2024).

A fase de suscetibilidade corresponde aquela na qual o indivíduo apresenta condições de adoecer, mas não há a doença como, por exemplo, um rebanho não vacinado para febre aftosa, localizado em uma área de risco. Neste caso existem animais suscetíveis atrelados a uma real possibilidade de infecção. Na fase patológica pré-clínica o organismo já apresenta alterações patológicas, mas a doença ainda está no estágio de ausência de sintomatologia, que vai desde o início do processo patológico até o aparecimento de sintomas ou sinais da doença. É nesta fase que são realizados os rastreamentos, inquéritos ou *screenings*, a fim de detectar indivíduos doentes ou em risco de adoecer em uma população aparentemente sadia. Um exemplo é o teste de triagem para a Brucelose Bovina, com o Teste do Antígeno Acidificado Tamponado, que possui uma alta sensibilidade. Nos indivíduos identificados com resposta positiva neste teste podem ser realizados outros exames confirmatórios, como o teste do 2-Mercaptoetanol ou Fixação do Complemento, que possuem alta especificidade e que não podem ser utilizados em toda a população por dificuldades econômicas ou operacionais.

É importante ressaltar que na triagem são identificados indivíduos que não necessariamente irão desenvolver a doença, mas que entraram em contato com o agente infeccioso (expostos) e geraram uma resposta imune específica. Este fato é decorrente dos diferentes desfechos que um processo infeccioso pode levar, como manifestações subclínicas e inaparentes. O curso da doença pode ser subclínica e evoluir para a cura ou progredir para a fase clínica. A manifestação da enfermidade, quando se trata de doenças infecciosas, em grande parte dos casos, pode ser compreendida pelo símbolo da pirâmide, no qual grande parte dos animais infectados nunca desenvolverão a doença e somente uma pequena parcela da população doente é clinicamente diagnosticada (Figura 2).

Figura 2 – Pirâmide conceitual: distribuição de doenças em populações

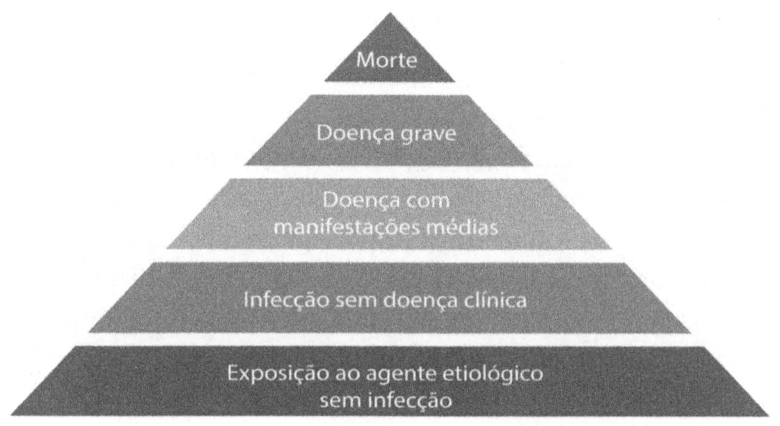

Fonte: elaborado pela autora (2024).

Nesta pirâmide pode ser observado em sua base que grande parte dos animais expostos a um agente etiológico não desenvolvem um processo infeccioso. Este fato pode ser decorrente de uma imunidade protetora gerada por exposição prévia, o que não exclui uma possível infecção futura. Outra possibilidade é que grande parte dos animais são infectados, mas por fatores diversos como suscetibilidade genética, não desenvolvem a doença com manifestações clínicas. No topo da pirâmide estão os animais com as manifestações clínicas da doença, com diferentes graus de severidade.

Pode se dizer que os animais diagnosticados como doentes estão na fase clínica da História Natural da Doença. Na fase clínica, a doença manifesta-se clinicamente, isto quer dizer que ela já se encontra em estágio avançado de maneira a ser observada e qualificada clinicamente em diferentes graus. O acometimento do organismo pode ser qualificado de acordo com o grau de gravidade do processo de adoecimento em manifestação leve, mediana, grave ou gravíssima.

Essa percepção irá depender do limiar clínico, que corresponde ao nível acima do qual a doença é exteriorizada. Uma limitação no diagnóstico de indivíduos doentes é que o limiar clínico pode variar de acordo com diversos fatores como a natureza da doença, características dos pacientes, capacidade do observador, condições de observação e tecnologias diagnósticas empregadas. Já na fase residual se a doença não progrediu até a morte ou não houve cura completa, frequentemente deixa sequelas atreladas ao curso de sua progressão.

3.2 Entendendo como as doenças ocorrem

A investigação de doenças pressupõe que elas não ocorrem ao acaso, e que se podem identificar fatores relacionados a sua ocorrência. Deve se considerar a existência de múltiplos fatores conhecidos e desconhecidos que interagem entre si nesta relação causal. A identificação de relações causais serve para reduzir a frequência da doença em populações, levando em consideração sua distribuição temporal e espacial.

No processo de amadurecimento da humanidade pode se observar a mudança de padrão de pensamentos relacionados às causas das doenças. A princípio pensava-se que as doenças eram ocasionadas por forças sobrenaturais (divinas) como punição a alguns tipos de comportamentos. Com a percepção da influência ambiental na ocorrência de doenças surgiu a teoria dos "miasmas" que, erroneamente, relacionava as emanações da decomposição da matéria orgânica com a ocorrência de doenças. O grande salto surgiu com a fase microbiológica, na qual Pasteur identificou microrganismos como agentes de deterioração de alimentos e causadores de doenças. Robert Koch, no final do século XIX, por meios dos seus postulados, afirmou que microrganismos eram os agentes etiológicos causadores de doenças. Entretanto, a estrutura rígida dos postulados não permitia trabalhar com a multicausalidade das doenças. Um exemplo da multicausalidade em doenças pode ser observado na Tuberculose Bovina (Figura 3), a qual existe a necessidade de interação entre diversos fatores para que se tenha manifestação clínica da enfermidade.

Figura 3 – Fatores que influenciam a ocorrência de tuberculose bovina causada por *Mycobacterium bovis*

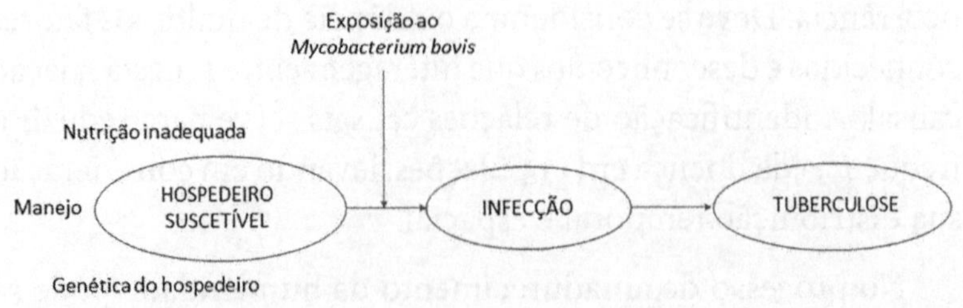

Fonte: elaborado pela autora (2024).

A teoria vigente da multicausalidade foi reforçada pelos Postulados de Henle, descritos em 1976. A principal contribuição foi a consideração da proporção de indivíduos doentes entre os expostos em comparação com os não expostos ao suposto fator de risco. Neste caso, existe uma avaliação estatística que pode demonstrar uma associação entre a exposição a um fator e a ocorrência da doença.

A qualificação das associações como causais ou não causais, na ocorrência de doenças, permite manipular os determinantes para diminuir a frequência das mesmas. É importante enfatizar que a correta avaliação dos determinantes depende da qualidade da coleta de dados para posterior avaliação qualitativa e quantitativa.

3.2.1 Dinâmica de transmissão de enfermidades infecciosas

Indivíduos podem ficar doentes por processos infecciosos ou não infecciosos. O que caracteriza um processo infeccioso é a entrada e multiplicação de microrganismo em um hospedeiro suscetível. Os processos não infecciosos são influenciados, principalmente, por componentes genéticos e do ambiente. Neste caso, um cachorro com diabetes não será capaz de transmitir a doença para outros animais, pois não é uma doença de caráter infeccioso. É evidente que o componente genético não pode ser subestimado em relação à transferência de genes de suscetibilidade a doenças entre as populações. Entretanto, este não será o escopo deste capítulo e sim o enfoque na dinâmica de transmissão de doenças infecciosas.

A transmissão de um agente etiológico a um hospedeiro suscetível é o ponto-chave da continuidade da existência do próprio microrganismo. Para que uma espécie possa manter a taxa de reprodução básica (R0), a unidade infecciosa deve ser no mínimo igual a 1, logo, um indivíduo infectado deve ser capaz de infectar pelo menos um novo suscetível para que a doença possa se manter em uma população. Nos casos em que a R0 é <1 a doença tende a desaparecer, já que o número de indivíduos infectados não é capaz de infectar a mesma quantidade. Quando a R0 é > 1 significa que um indivíduo infectado consegue infectar mais de um indivíduo e o número de casos de doentes tende a aumentar em uma população (Figura 4). Nesta situação, o número de casos de animais doentes irá aumentar progressivamente na população, e, se estiver acima do nível esperado, caracterizará uma epidemia progressiva.

Figura 4 – Progressão da doença na população, considerando a taxa de transmissão básica de um agente etiológico

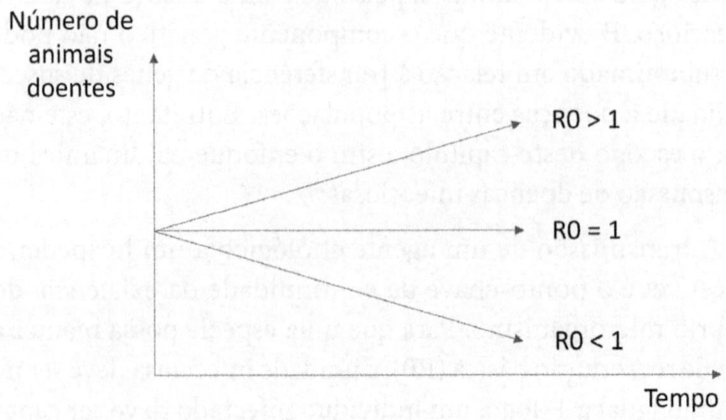

Fonte: elaborado pela autora (2024).

De maneira a prevenir o acontecimento de epidemias e controlar processos epidêmicos vigentes, se faz necessário entender os conceitos das inter-relações entre agente-hospedeiro-ambiente, interação com os determinantes das doenças, imunidade de rebanho e multicausalidade. Existem diversos modelos que permitem a análise destas interações, cada um com vantagens e desvantagens. O modelo mais simples e amplamente utilizado é o da Tríade Epidemiológica, no qual se permite alocar os três componentes do sistema: agente-hospedeiro-ambiente. Neste modelo é possível demonstrar os diferentes parâmetros que influenciam a ocorrência da doença levando em consideração os três componentes da Tríade (Figura 5).

Figura 5 – Tríade Epidemiológica, com exemplos de parâmetros que influenciam a ocorrência de doenças

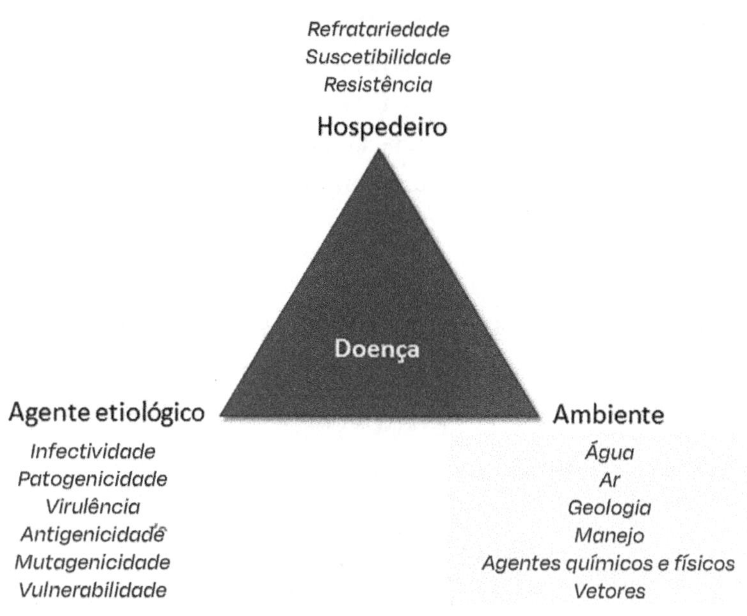

Fonte: elaborado pela autora (2024).

A criação e a utilização de modelos de representação, para conceber relações entre eventos, evidencia possibilidades de intervenção dirigidas às populações. Mesmo sendo um modelo simples, o conhecimento dos componentes da tríade é importante para a prevenção e o controle de doenças. Medidas direcionadas aos animais (vacinação, nutrição e quimioprofilaxia), agente etiológico (uso de agentes químicos e biológicos), ambiente (rotação de pastagens, vassoura de fogo e drenagem de alagadiços) permitem diminuir a probabilidade de ocorrência de doenças.

A interação entre fatores do hospedeiro, ambiente e agente etiológico mostram a complexidade do sistema no qual doenças ocorrem. A Figura 6 demonstra uma lista de fatores que influenciam na ocorrência da leptospirose em bovinos. Os diferentes fatores interagem entre si, entretanto, a presença da bactéria é causa necessária para que o animal tenha a doença. É importante perceber que somente a presença do agente etiológico não é determinante para que aconteça a doença. Os outros fatores que interagem com a causa necessária são considerados causas componentes. A associação entre a causa necessária e as causas componentes leva a um conjunto de causa suficiente, na qual existem as condições que ocasionarão a doença.

Figura 6 – Causa necessária e causas componentes para ocasionar a leptospirose bovina

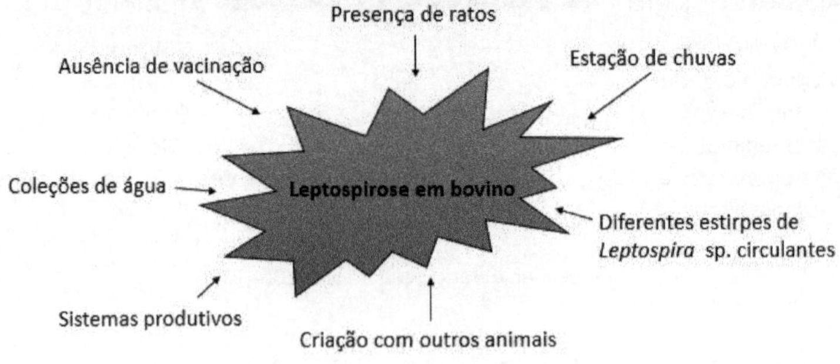

Fonte: elaborado pela autora (2024).

3.2.2 Conceituando hospedeiros, vetores e fômites

Considerando que o agente etiológico irá circular entre hospedeiros é importante caracterizá-los de acordo com o ciclo biológico da doença. Basicamente um hospedeiro é o animal vertebrado passível de infecção abrigando e mantendo um agente infeccioso. No Quadro 1 estão algumas das principais definições de hospedeiros.

Quadro 1 – Principais definições de hospedeiros

hospedeiro	Definição
Definitivo	Hospedeiro no qual o agente etiológico desenvolve a fase de reprodução sexuada.
Intermediário	Hospedeiro no qual o agente etiológico se desenvolve, podendo ter reprodução assexuada.
Paratênico	Hospedeiro no qual o agente etiológico é transferido mecanicamente, sem desenvolvimento.
Incidental	Também conhecido como acidental, pois não transmite o agente etiológico para outros animais.

Todos os hospedeiros nos quais o agente infeccioso vive, se multiplica e pode ser transmitido a outros hospedeiros suscetíveis, podem ser chamados de reservatórios ou fontes de infecção. A importância epidemiológica dos reservatórios na manutenção da doença pode variar de acordo com o ciclo biológico da doença. Por exemplo, a *Leishmania* spp. infecta e se multiplica em humanos, mas estes não são considerados reservatórios importantes para disseminação da doença, já o cachorro é reconhecidamente um reservatório importante na propagação da leishmaniose visceral.

Quando nos referimos a objetos inanimados que fazem parte da transmissão das doenças, como luvas ou equipamentos, utilizamos o termo "fômite". Os fômites são de extrema importância na veiculação de agentes infecciosos. Por exemplo, o uso de teteiras sem prévia higienização antes da ordenha pode veicular bactérias causadoras de mastite, como *Streptococcus agalactiae,* em vacas sadias e suscetíveis.

Quando há o envolvimento de animais invertebrados na transmissão de agentes infecciosos para animais vertebrados o termo "vetor" é utilizado. Considerando-se a capacidade de haver, ou não, o desenvolvimento e/ou multiplicação do agente infeccioso no vetor, este pode ser classificado como vetor biológico ou mecânico, respectivamente. Uma enfermidade pode ser transmitida entre hospedeiros, por vetores e/ou fômites ao mesmo tempo (Figura 7).

Figura 7 – Exemplos de hospedeiros, vetores, fômites relacionados à transmissão do vírus da anemia infecciosa equina (AIE)

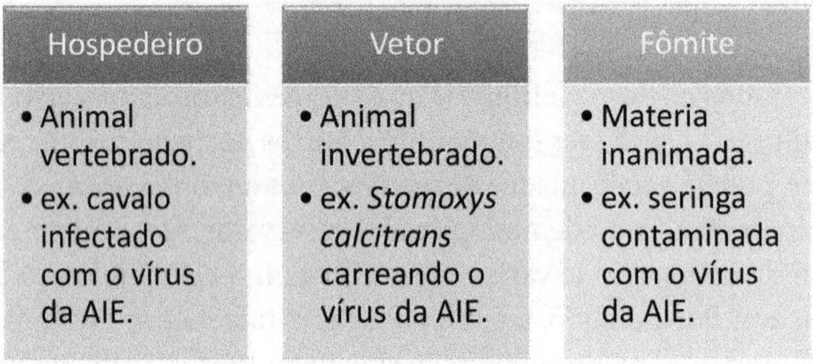

Hospedeiro	Vetor	Fômite
• Animal vertebrado. • ex. cavalo infectado com o vírus da AIE.	• Animal invertebrado. • ex. *Stomoxys calcitrans* carreando o vírus da AIE.	• Materia inanimada. • ex. seringa contaminada com o vírus da AIE.

Fonte: elaborado pela autora (2024).

A circulação de enfermidades em populações irá depender de diversos fatores relacionados com o hospedeiro, agente etiológico e ambiente, que podem aumentar ou diminuir a probabilidade de dispersão do agente infeccioso. O processo infeccioso pode ser encarado como algo cíclico, no qual o agente etiológico infecta um hospedeiro suscetível por meio de uma porta de entrada, se multiplica, é eliminado por uma porta de saída e atinge outro hospedeiro suscetível por uma via de transmissão (Figura 8).

Figura 8 – Modelo de transmissão de doenças infecciosas entre hospedeiros

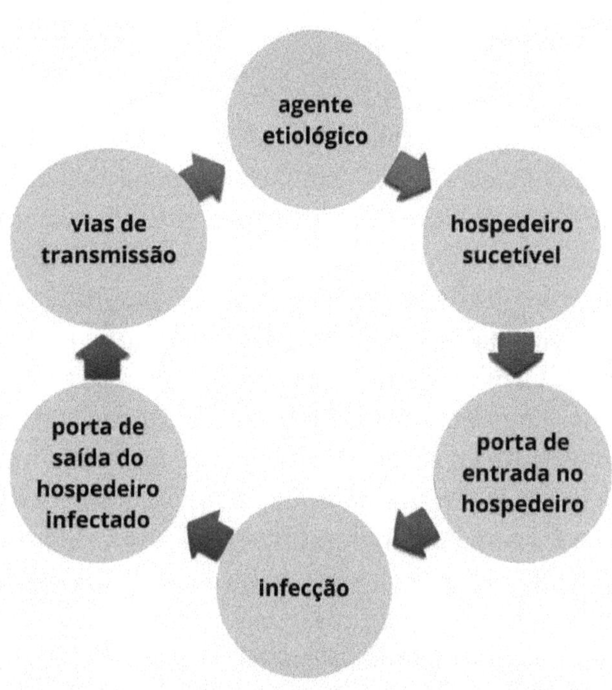

Fonte: elaborado pela autora (2024).

3.2.3 Fatores relacionados ao hospedeiro

Para que ocorra a infecção, o hospedeiro deve ser suscetível, ou seja, o animal não pode ser naturalmente resistente ou imune ao agente etiológico, consequentemente podendo ser infectado. A resistência pode ser algo natural, geralmente associada a características anatômicas e fisiológicas do animal, ou específica quando está associada à presença de resposta imunológica ativa ou passiva. A suscetibilidade de um hospedeiro não é algo fixo e pode variar de acordo com seu estado nutricional, estresse, idade, gênero, dentre outros fatores. Adicionalmente dentro de uma mesma espécie podem existir variações de suscetibilidade atrelada a fatores genéticos.

Entre a infecção de um hospedeiro suscetível e a subsequente eliminação do agente etiológico existe um espaço de tempo. Este período é chamado de pré-patente para parasitas, de latência para bactérias e de fase de eclipse para vírus. O período entre a infecção e o início dos sinais clínicos é chamado de período de incubação. Por exemplo, o período de incubação da raiva em cães é, normalmente, de três a oito semanas, entretanto, a presença de vírus na saliva pode ser detectada de dois a sete dias antes do aparecimento dos sinais clínicos. É importante perceber que a eliminação do agente etiológico não necessariamente está atrelada à clínica da enfermidade, pois além dos períodos citados acima existem infecções que são subclínicas. Esta situação é muito comum na mastite bovina, na qual a maioria dos casos não são clinicamente identificados, e a percepção da doença se dá por meio da queda de produção leiteira e métodos diagnósticos específicos, como o *California Mastitis Test* (CMT).

Estes períodos podem variar muito entre hospedeiros e entre diferentes agentes etiológicos. Entretanto, a frequência de distribuição de períodos de incubação segue uma distribuição log-normal. Logo, para uma determinada infecção em um hospedeiro específico um padrão de variação é esperado. Considerando-se novamente a raiva em cães, a maioria dos animais irá apresentar um período de incubação de 3-8 semanas, entretanto, extremos variando de 10 dias a 6 meses podem ser observados em menor número (Figura 9).

Figura 9 – Distribuição log-normal da frequência do período de incubação da raiva em cães infectados

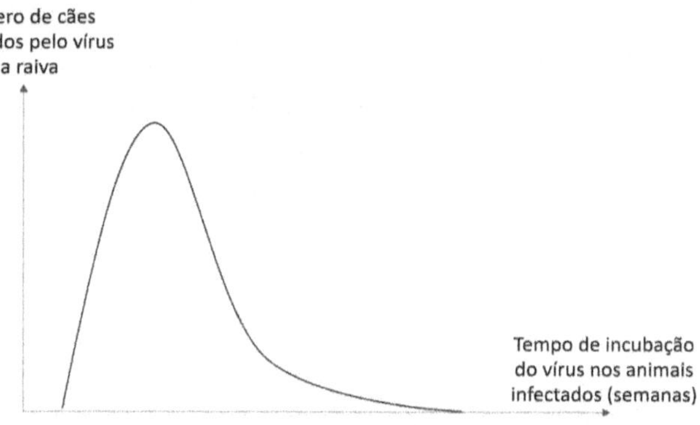

Fonte: elaborado pela autora (2024).

Existem doenças com período de incubação mais curto e outras com períodos mais longos. Em geral doenças com período de incubação curto tendem a ser mais agudas, evoluindo rapidamente para cura ou para o óbito. Neste caso, a transmissão entre hospedeiros suscetíveis deve ser rápida para perpetuar o agente etiológico em uma comunidade, e uma alta densidade populacional contribui para a disseminação e continuidade da enfermidade. Logo, percebe-se a importância de manter a sanidade de sistemas produtivos animais, principalmente nos sistemas intensivos, nos quais a taxa de contato entre animais suscetíveis é mais alta e permite a rápida dispersão de agentes etiológicos.

3.2.3.1 Faixa de hospedeiros

Alguns agentes infecciosos podem infectar mais de um hospedeiro durante seu ciclo biológico. Esta amplitude de possíveis hospedeiros é chamada de faixa de hospedeiros, e pode ser única, limitada ou ampla (Quadro 2). As doenças que circulam em apenas uma espécie de hospedeiro são consideradas de faixa única. As zoonoses, por exemplo, têm a faixa de hospedeiros limitada ou ampla, pois são enfermidades naturalmente transmitidas entre os homens e animais vertebrados, possuindo obrigatoriamente mais de um hospedeiro. A infecção em mais de um tipo de hospedeiro não significa, necessariamente, que irá levar os animais a desenvolver a doença com sinais clínicos similares. Em alguns casos como a leptospirose, por exemplo, a infecção por um determinado *sorovar Leptospira* sp. pode determinar uma infecção crônica inaparente em capivaras e outros roedores, e infecção aguda grave em seres humanos.

Quadro 2 – Exemplos de doenças e respectivas faixas de hospedeiros

Doença	**Faixa de hospedeiros**		
	Única	**Limitada**	**Ampla**
Febre suína clássica	☹		
Febre aftosa		☹	
Brucelose		☹	
Tuberculose			☹
Leptospirose			☹

A faixa de hospedeiros única permite um controle melhor da ocorrência de doenças, principalmente quando existem medidas preventivas eficazes como a vacinação. A amplitude da faixa de hospedeiros pode dificultar o controle de algumas doenças infecciosas, já que a manutenção da infecção é facilitada pela presença de vários hospedeiros que podem transmitir o mesmo agente infeccioso. Por exemplo, a tuberculose bovina, na Inglaterra, vem sendo alvo de controle há quase um século, e apesar da diminuição da prevalência da enfermidade em rebanhos bovinos até o final do século XX, a partir da década de 1990 foi observada a presença de reservatórios silvestres, como o texugo (*badger*), na disseminação de *Mycobacterium bovis* para espécies domésticas, como os próprios bovinos. Quando se trata de reservatórios silvestres o controle de enfermidades humanas e animais é ainda mais complexo e limitado, pois políticas de controle que envolvam as alterações de manejo, teste e abate de animais reativos, geralmente, não podem ser aplicadas em espécies selvagens devido às leis de conservação de fauna.

3.2.4 Modos de transmissão

Os microrganismos podem ser transmitidos de forma vertical ou horizontal. Na forma vertical existe a passagem do agente etiológico da mãe para o filho durante a gravidez, no parto ou na primeira semana de vida. Na forma horizontal o agente etiológico é transmitido diretamente ou indiretamente de um animal infectado a um animal suscetível. Os ovos podem sofrer contaminação tanto de forma vertical quanto horizontal, quando a infecção ocorre no tecido reprodutivo ou quando a contaminação ocorre após a formação da casca respectivamente.

A transmissão horizontal direta é caracterizada quando existe contato físico entre o hospedeiro infectado e o suscetível (aerossóis na tuberculose bovina) ou quando existe o contato com secreções ou excreções (fezes infectadas pelo vírus da Parvovirose Canina podem infectar um cão suscetível).

A transmissão indireta pode acontecer de diversas maneiras (Figura 10), e necessita de um veículo vivo ou inanimado que seja o vínculo entre hospedeiro infectado e suscetível, como no caso dos insetos que têm papel de vetores na transmissão da Parvovirose Canina.

Figura 10 – Exemplos de vias de transmissão indireta de agentes infecciosos

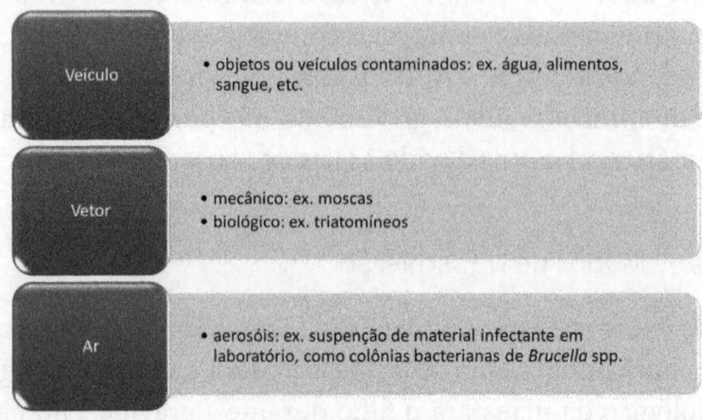

Veículo
• objetos ou veículos contaminados: ex. água, alimentos, sangue, etc.
Vetor
• mecânico: ex. moscas
• biológico: ex. triatomíneos
Ar
• aerosóis: ex. suspenção de material infectante em laboratório, como colônias bacterianas de *Brucella* spp.

Fonte: elaborado pela autora (2024).

A transmissão entre hospedeiros tende a seguir uma lógica, onde o hospedeiro infectado elimina o agente infeccioso para que este possa acometer um hospedeiro suscetível. Este caminho tem uma porta de saída, uma via de transmissão e uma porta de entrada.

Normalmente a porta de saída de um agente etiológico no hospedeiro infectado é a mesma porta de entrada no hospedeiro suscetível. Logo, agentes que têm como porta de entrada a via respiratória tendem a ter como porta de saída a mesma via. Observem que isto é uma tendência e não uma regra como no caso da brucelose em bovinos doentes, por exemplo, onde a principal porta de saída da *Brucella* spp. é a reprodutiva, por meio de restos placentários decorrentes de abortamentos, e a principal porta de entrada em bovinos suscetíveis é a via digestiva, por meio de consumo de pastagens contaminadas por restos placentários.

As principais portas de entrada e de saída de agentes infecciosos são os sistemas respiratório e digestivo, sangue, pele e mucosas. O modo como os agentes infecciosos percorrem esse caminho irá depender do ciclo biológico do agente infeccioso, bem como do sistema produtivo, entre outros fatores ambientais e socioeconômicos. Este fato se torna ainda evidente quando uma mesma enfermidade pode ser transmitida por diversas vias, como a tuberculose bovina. Em sistemas de criação intensiva a taxa de contato entre animais aumenta a probabilidade de transmissão de aerossóis contendo *M. bovis* leva à transmissão aérea da enfermidade. A mesma doença pode ser transmitida por ingestão via leite contaminado, levando à ocorrência de lesões extrapulmonares. Neste caso, a doença causada pelo mesmo agente etiológico apresentará manifestações clínicas diferentes e estará estreitamente relacionada com a porta de entrada do agente infeccioso e com sua respectiva via de transmissão (Figura 11). Deve ser destacado que as medidas de controle para tuberculose bovina devem ser pluralizadas, baseadas nas diferentes formas de transmissão da doença.

Figura 11 – Diferentes vias de transmissão na infecção de bovinos por *M. bovis*

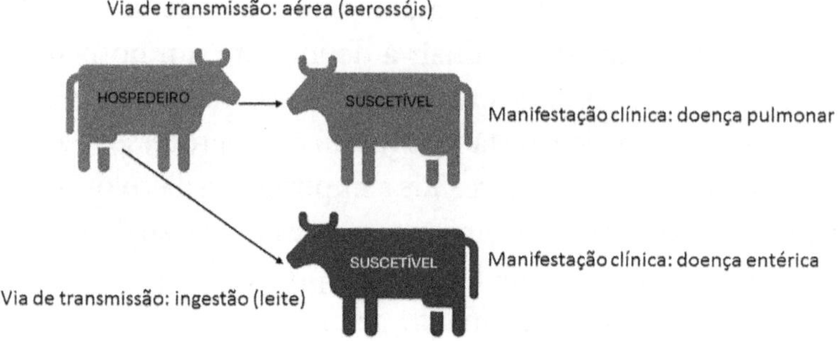

Fonte: elaborado pela autora (2024).

A transmissão venérea de doenças ocorre durante o coito, ou durante a utilização de técnicas bioreprodutivas e, normalmente, por necessitar da interação sexual, se disseminam mais lentamente na população quando em comparação com a transmissão aérea. Micoses e doenças causadas por agentes infecciosos eliminados pela superfície do corpo, como doenças vesiculares, são transmitidas por contato sem, necessariamente, a participação de fatores de transmissão como vetores ou fômites. Entretanto, algum grau de contato ou lesão é necessário para que os agentes etiológicos possam ser transmitidos por essa via.

A transmissão iatrogênica é aquela que acontece durante uma prática clínica ou cirúrgica e está atrelada ao envolvimento humano. Médicos veterinários podem introduzir o patógeno por meio de instrumentos contaminados em um procedimento cirúrgico ou levar à contaminação, simplesmente, por não fazer a antissepsia adequada da pele do animal antes do procedimento. Pessoas envolvidas no manejo de animais podem ainda levar à introdução de agentes etiológicos por vacinas ou preparações terapêuticas contaminadas.

3.2.5 Fatores relacionados aos patógenos

A patogenicidade de um microrganismo pode ser definida como a capacidade de produzir a doença em um hospedeiro suscetível. No entanto, nem todos os microrganismos que colonizam um hospedeiro estão associados com processos patológicos. Atualmente se compreende a importância da colonização do hospedeiro por microrganismos para estimulação do sistema imunológico, absorção de nutrientes, produção de compostos como vitaminas, preenchimento de nichos, evitando infecção por agentes patogênicos, dentre outros fatores.

O conjunto de microrganismos frequentemente encontrados no organismo de indivíduos saudáveis é chamado de microbiota. Esta microbiota é decorrente das interações do hospedeiro com o ambiente que ele vive, e em um indivíduo saudável as associações tentem a ser positivas para ambos. O problema surge quando por alguma razão o hospedeiro apresenta uma imunodeficiência, ocasionada por estresse, terapias com drogas ou doenças de base. Neste cenário, microrganismos que a princípio não ocasionariam doenças podem se tornar patógenos oportunistas. Um bom exemplo é a *Escherichia coli*, bactéria da microbiota intestinal de bezerros, causando diarreia neonatal em animais que não receberam o colostro adequadamente.

De acordo com a gravidade da doença causada, o microrganismo pode ser caracterizado com maior ou menor virulência. A virulência está relacionada com a capacidade de produzir casos graves ou letais. A raiva é uma doença infecciosa que tem a clínica evidente e que, na grande maioria dos casos, leva a morte, tendo, portanto, uma alta virulência. A virulência pode variar, inclusive, dentro da mesma espécie de microrganismo, por exemplo, estirpes de *Staphylococcus aureus* resistentes à meticilina apresentam resistência a múltiplos antibióticos podendo levar a infecções graves.

Os microrganismos também podem ser classificados quanto a sua infectividade, que é a capacidade de penetrar e se multiplicar em um hospedeiro e está relacionada com a quantidade necessária de um patógeno para iniciar a infecção. Um agente com alta infectividade, como o vírus da Febre Aftosa, leva à rápida difusão da doença entre hospedeiros suscetíveis e o controle de focos necessita de medidas que visam conter a disseminação do microrganismo, uma vez que uma pequena quantidade de cópias virais já é suficiente para estabelecer infecção.

A disseminação do microrganismo em uma população também depende de sua estabilidade fora do hospedeiro. A estabilidade está relacionada com a capacidade do agente de se manter infectante. Estruturas como cápsula, biofilme, cistos e esporos influenciam na estabilidade contra resposta imunológica do hospedeiro e condições ambientais. Agentes produtores de esporos, como *Clostridium tetani* conseguem sobreviver por longos períodos no ambiente, mesmo em condições adversas, como a baixa umidade e incidência direta de luz solar. Já outros, como a *Leptospira* sp., são facilmente inativados por ressecamento e agentes químicos comuns.

De acordo com a complexidade antigênica dos microrganismos, estes podem ser mais ou menos antigênicos. A antigenicidade está associada com a capacidade do microrganismo de induzir respostas imunes no hospedeiro. Essa característica é importante, pois muitas respostas imunes podem proteger o hospedeiro contra futuras infecções. O conhecimento desta propriedade permite também a elaboração de vacinas a serem utilizadas como medida profilática de enfermidades.

3.3 Prevenção de doenças

Entendendo como os animais ficam doentes e como se dá a dinâmica de transmissão de enfermidades, o médico veterinário pode propor medidas preventivas que visam evitar o agravo à saúde e minimizar seu dano. As medidas preventivas devem levar em consideração a natureza multifatorial das doenças e serem direcionadas aos diferentes elementos que compõem sua causa suficiente. Medidas inespecíficas são amplamente utilizadas de maneira a promover o bem-estar de populações humanas e animais, já as medidas específicas visam atitudes que lidam com cada enfermidade em particular.

As medidas preventivas podem ser classificadas de diversas formas, contudo a melhor maneira de classificá-las leva em consideração a história natural da doença. Deste modo podem ser qualificadas em medidas de prevenção Primária, Secundária e Terciária (Figura 12). As medidas primárias são direcionadas à prevenção da doença, as secundárias, após o início da doença, previnem a extensão do dano, e as terciárias visam a reabilitação do doente. Por exemplo, na prevenção da ocorrência da leptospirose em equinos, uma medida primária seria o controle de reservatórios, como roedores. Apesar de ser uma medida ampla de saneamento ambiental, também reduz o risco de exposição dos equinos às estirpes bacterianas associadas à doença. Como medida secundária, para prevenir a evolução da doença, são aplicados antibióticos nos animais diagnosticados como doentes. Os usos de medidas terciárias visam a reabilitação de equinos como, por exemplo, aqueles que desenvolveram uveíte recorrente equina, uma reação imunomediada e que pode levar à perda da visão. Estas incluem treinamentos dos animais com perda de visão e melhoria/adaptação das condições de manejo do deficiente.

Figura 12 – Exemplos de medidas preventivas primárias, secundárias e terciárias

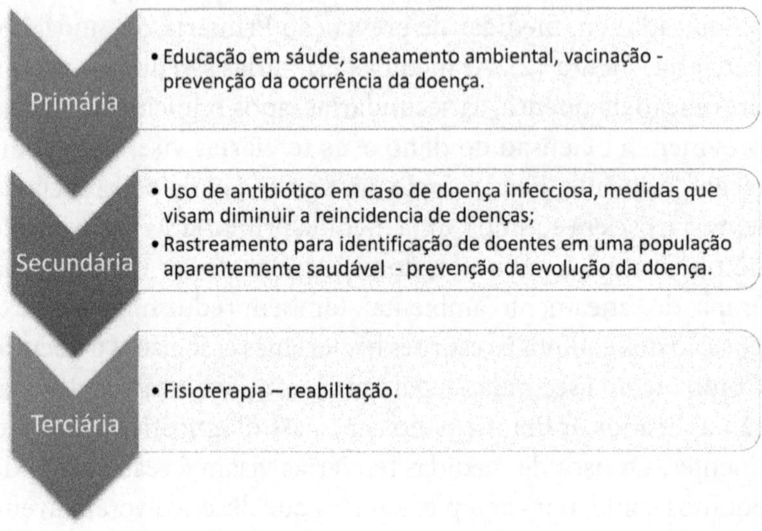

Fonte: elaborado pela autora (2024).

Em uma sociedade moderna existe a preocupação em avaliar a necessidade do uso de recursos humanos e financeiros para a prevenção de doenças. Em diversos casos, para promover a sanidade e o desenvolvimento agropecuário, são instituídos programas oficiais de controle e erradicação de enfermidades dos animais. Após a introdução de doenças em rebanhos animais, os custos relacionados a sua erradicação podem ser exorbitantes. Neste cenário a prevenção da ocorrência de enfermidades é reconhecidamente a alternativa com melhor custo-benefício, quando comparada ao tratamento e minimização dos danos.

REFERÊNCIAS

ALBUQUERQUE, NF *et al. The role of capybaras as carriers of leptospires in periurban and rural areas in the western Amazon*. Acta Tropica 7, 2017. 57-61 p.

MEDEIROS, LM. *Análise de custo-efetividade de protocolos de diagnóstico da tuberculose bovina*. Tese (Doutorado em Medicina Veterinária) – Faculdade de Medicina Veterinária da UFF. Universidade Federal Fluminense, 2013.

MEDRONHO, RA. Casualidade em saúde. In: MEDRONHO, RA *et al. Epidemiologia*. 2. ed. São Paulo: Atheneu, 2008.

MEGRID, J *et al.* Aspectos epidemiológicos da relação hospedeiro-parasita. In: MEGRID, J *et al. Doenças Infecciosas em Animais de Produção e de Companhia*. 1. ed. Rio de Janeiro: Rocca, 2016.

MEGRID, J. *et al.* Raiva. In: MEGRID, J. *et al. Doenças Infecciosas em Animais de Produção e de Companhia*. 1. ed. Rio de Janeiro: Rocca, 2016.

PEREIRA, MG. *Epidemiologia*: teoria e prática. Rio de Janeiro: Guanabara Koogan, 1995.

PFEIFFER, DU. Basic Concepts of Veterinary Epidemiology. In: PFEIFFER, DU. *Veterinary Epidemiology*: An Introduction. 1. ed. London: University of London, 2009.

THOEN, CO *et al.* The Fall and Rise of Bovine Tuberculosis in Great Britan. In: THOEN, CO *et al. Mycobacterium bovis* Infection in Animals and Humans. 2. ed. Massachusetts: Blackwell Publishers, 2006.

4 INDICADORES EPIDEMIOLÓGICOS

Renata Rabello

Segundo a Organização Mundial de Saúde (OMS), a epidemiologia é uma ciência que estuda a distribuição e determinantes de estados ou eventos ligados à presença ou ausência de saúde e suas aplicações para controle de doenças e outros agravos. Outros autores definem a epidemiologia como ciência que estuda fatores que determinam a frequência e a distribuição das doenças e fatores de exposição na população. Em outras palavras, quantifica ou mede a frequência com que problemas ou situações de saúde ocorrem em agrupamentos populacionais.

Para atingir este propósito, algumas ferramentas são utilizadas por profissionais de saúde. Entre elas, destacam-se os indicadores de saúde ou epidemiológicos que tem como função principal medir o tamanho e a gravidade de problemas de saúde. O termo "Indicadores" se refere a uma situação específica verificada na população humana, animal ou no meio ambiente, em um intervalo de tempo determinado, ou seja, população (quem?), espaço (onde?) e tempo (quando?) devem ser delimitados e identificados adequadamente, pois as informações se referem a estes.

Neste capítulo, trataremos dos usos e aplicações dos indicadores epidemiológicos como instrumentos específicos aplicados na rotina da medicina veterinária com enfoque na saúde pública.

4.1 Conceitos básicos

Indicador é um termo amplo e abrangente utilizado para designar qualquer medida contada ou calculada para evidenciar uma situação de saúde. São construídos a partir de observações, principalmente quantitativas e devem ser calculados da mesma maneira em diversos lugares, permitindo comparações entre distintas unidades geográficas (municípios, estados, países).

Em uma situação hipotética, um hospital veterinário realiza cerca de 500 atendimentos por mês, incluindo consultas especializadas e cirurgias. Um profissional tem interesse em estudar os principais motivos que levam os tutores a procurar este serviço de saúde. Por esta razão, o mesmo reúne alguns acadêmicos do curso de medicina veterinária para apoiar a realização do estudo, e se depara com a seguinte questão: como obter esses dados?

Alguns conceitos gerais serão apresentados no Quadro 1, pois são constantemente utilizados na epidemiologia e serão abordados neste capítulo.

Quadro 1 – Apresentação de conceitos relacionados a indicadores epidemiológicos e suas respectivas definições

CONCEITO	DEFINIÇÃO
População	Conjunto de indivíduos expostos à situação de saúde avaliada como, por exemplo, contrair doenças em um espaço e intervalo de tempo delimitado.
Índices	Medida multidimensional que integra vários aspectos de um evento (saúde ou doença). Uso mais restrito, tem em sua composição medidas de dimensões diferentes. Ex.: índice de Massa corporal (Peso x altura); número de atropelamentos de animais por número de carros na frota; número de leitos hospitalares por indivíduos da população.
Proporção	Medida matemática que varia de 0 a 1. O numerador da fração é um subconjunto do denominador, mais amplo. Pode ou não expressão risco ou probabilidade. Uma fração é constituída por um numerador (frequência absoluta) e um denominador (população em risco). Ex.: mortalidade proporcional.
Coeficientes	São medidas do tipo proporção que expressam risco ou magnitude de um evento. Ex.: Incidência e Prevalência.
Taxas	Restringe-se o uso à ocorrência de eventos incidentes por animal-tempo. Numerador: número de animais que desenvolvem um evento incidente. Denominador: dimensão tempo. Expressa a magnitude da mudança/tempo tendência de evento incidente em um período. Ex.: As taxas de mortalidade por doenças imunopreviníveis estão diminuindo nos últimos anos.
Razões	Relação entre duas magnitudes da mesma natureza e unidade de mensuração que pertencem a categorias mutuamente excludentes. (Numerador > Denominador). Ex.: Incidência em expostos: não expostos (risco relativo).

Retornando ao exemplo, se o profissional tem interesse em estudar a população animal atendida no último ano neste hospital veterinário, delimitou-se a população, o local do estudo e o intervalo de tempo em questão. Se 500 atendimentos são realizados mensalmente, em doze meses serão contabilizados cerca de 6.000 atendimentos no total.

Ao se verificar os prontuários desses animais, observa-se que 3.500 atendimentos se referem a cirurgias realizadas no hospital, dentre elas, destacam-se a castração, mastectomia e cirurgias ortopédicas, totalizando 1.500, 850 e 430, respectivamente. Outros tipos de cirurgias alcançam 720 atendimentos.

Visando avaliar a situação de saúde desta população específica, atendida no hospital veterinário, devemos pensar em estratégias práticas para alcançar os objetivos propostos no exemplo. O uso de indicadores epidemiológicos permite interpretar os dados coletados dos prontuários, utilizando os conceitos apresentados acima.

4.2 Valores absolutos x valores relativos

Valores absolutos e relativos podem ser utilizados como indicadores, todavia, a interpretação do primeiro exige cautela, pois não leva em consideração o tamanho da população estudada.

Indicadores expressos em números absolutos se referem a dados coletados diretamente da fonte de dados sem nenhuma operação além da contagem propriamente dita. Alguns exemplos de indicadores expressos em números absolutos são a contagem do número de novos casos de leptospirose humana no estado do Rio de Janeiro em 2020, dimensionar as demandas de insumos, de recursos terapêuticos e profiláticos de um hospital veterinário ou laboratório de análises clínicas, ou seja, expressar numericamente a quantidade de material de laboratório necessário para realização de atividades básicas.

Partindo dos dados obtidos sobre os principais atendimentos cirúrgicos realizados no hospital veterinário do exemplo, podem-se calcular os seguintes indicadores absolutos, conforme apresentado no Quadro 2.

Quadro 2 – Indicadores absolutos calculados sobre o número de atendimentos cirúrgicos realizados no hospital veterinário, no período estudado

INDICADOR	QUANTIDADE
Número total de cirurgias de castração realizadas em doze meses.	1.500 cirurgias
Número total de cirurgias ortopédicas realizadas em doze meses.	850 cirurgias
Número total de cirurgias de mastectomia realizadas em doze meses.	430 cirurgias

Observa-se que o indicador absoluto é calculado de modo simplificado e rápido, mas deve ser usado com cautela, pois não é adequado para comparar populações diferentes, e não favorece a interpretação adequada do perfil de atendimentos realizados pelo hospital veterinário no período. Por esta razão se prefere trabalhar com indicadores relativos derivados destes indicadores absolutos, como observado no Quadro 3.

Quadro 3 – Indicadores relativos calculados a partir do número de atendimentos cirúrgicos realizados no hospital veterinário, no período estudado

INDICADOR	RESULTADO
Proporção de cirurgias de castração realizadas em doze meses, em relação ao total de atendimentos.	(1.500 : 6.000) *100 = 25%
Proporção de cirurgias de castração realizadas em doze meses, em relação ao total de cirurgias.	(1.500 : 3.500) *100 = 42,8%
Proporção de cirurgias ortopédicas realizadas em doze meses, em relação ao total de atendimentos.	(850 : 6.000) *100 = 14,2%
Proporção de cirurgias ortopédicas realizadas em doze meses, em relação ao total de cirurgias.	(850 : 3.500) *100= 24,3%
Proporção de cirurgias de mastectomia realizadas em doze meses, em relação ao total de atendimentos.	(430 : 6.000) *100= 7,2%
Proporção de cirurgias de mastectomia realizadas em doze meses, em relação ao total de cirurgias.	(430 : 3.500) *100 =12,3%

Observa-se que o uso de valores relativos permite interpretar os dados obtidos de acordo com a população comparada, ou seja, no exemplo, a população poderia ser o número total de atendimentos realizados (6.000) ou o número total de cirurgias realizadas (3.500) no mesmo período. Ambas permitem medir a frequência de cirurgias realizadas no hospital no intervalo de tempo, permitindo ainda realizar comparações sobre os atendimentos realizados pelo mesmo hospital veterinário em diferentes intervalos de tempo, ou entre diferentes hospitais veterinários neste mesmo período de tempo.

4.3 Morbidade e indicadores de risco

São indicadores frequentemente utilizados em estudos epidemiológicos que observam e acompanham grupos de indivíduos durante um período de tempo, em que sua composição sofre alterações naturais de entrada e saída de indivíduos. Refere-se à taxa de portadores de uma determinada doença em relação a população total estudada, em determinado local e em determinado momento. A morbidade, representada pelos conceitos de prevalência e incidência, apresentam o comportamento das doenças e dos agravos à saúde na população.

Pode ser exemplificado como a taxa de bovinos portadores de brucelose em um município brasileiro, no ano de 2022. Ou seja, esta proporção tem no numerador o número de bovinos diagnosticados com brucelose no rebanho em questão, no ano de 2022, e no denominador a população total de bovinos sob o risco de contrair a enfermidade no mesmo ano.

Em outro exemplo, podemos considerar que naquele mesmo hospital veterinário, uma especialista em medicina de felinos observou, nos últimos três meses, um aumento considerável no número de atendimentos de felinos com diagnóstico de esporotricose. No Quadro 4, apresenta-se o número de felinos com esporotricose diagnosticados nos últimos 12 meses.

Quadro 4 – Número de casos de esporotricose felina diagnosticados no hospital de veterinário nos últimos 12 meses

Mês	1	2	3	4	5	6	7	8	9	10	11	12	**Total**
Casos	2	5	0	1	2	4	2	5	5	10	25	40	**101**

Observa-se claramente o aumento expressivo no número de casos de esporotricose diagnosticados no hospital veterinário. Ao pensarmos em indicadores relativos a população de felinos atendida pelo hospital, ou até a população de felinos da comunidade, atendida pelo hospital veterinário, também deve ser levada em consideração. Se a população de felinos estimada para o município atendido por este hospital veterinário for de cerca de 800 animais, podemos calcular alguns indicadores de risco associados à esporotricose em felinos.

Indicadores de risco expressam a relação entre doença, óbito por uma dada doença ou indivíduos portadores de uma condição relacionada à saúde, e o conjunto de membros da população. Dessa forma, esta relação equivale ao cálculo da probabilidade de uma ocorrência, constitui a expressão geral e simplificada do risco.

Entende-se como risco, a probabilidade de ocorrência de um resultado desfavorável, de um dado ou de um fenômeno indesejado. Desta forma, estima-se o risco ou probabilidade de que uma doença exista através dos coeficientes de incidência e prevalência. Estas medidas de frequência de doença estão associadas ao espaço e ao tempo.

4.3.1 Prevalência

Indicador epidemiológico que expressa a medida de frequência de ocorrência de doença. O coeficiente de prevalência é útil para medir a magnitude de uma doença na população e aplicado somente a um ponto do tempo. Neste indicador, o numerador se refere ao número de casos e o denominador à população em risco.

Para calcular a prevalência em um único momento do tempo utiliza-se a taxa ou coeficiente de prevalência como indicador epidemiológico, que pode ser facilmente interpretado.

P = Número de casos / População em risco x 10^n

Nem sempre os dados sobre população em risco estão disponíveis. Por isso, em algumas situações, a população total da área estudada é utilizada como uma aproximação.

O coeficiente de prevalência é frequentemente expresso como casos por 100(%) ou por 1.000(%) indivíduos, ou seja, a potência de 10^n utilizada dependerá do tamanho da população estudada. Na medicina veterinária, na maioria das vezes, trabalha-se com populações pequenas, assim, quanto menor a população, menor o "n" desta potência.

Se o dado for coletado para um ponto específico de tempo, "P" é a taxa de prevalência pontual. Algumas vezes é mais conveniente utilizar a "taxa de prevalência no período", calculada como o número total de animais que tiveram a doença em um determinado período de tempo dividido pela população em risco de ter a doença no meio desse período.

Para calcularmos o coeficiente de prevalência de esporotricose, no último ano, temos:

*I = 101/800 = 0.12625 * 100 =* **12.625**

Ou seja, cerca de 12% da população felina do município foi diagnosticada com esporotricose, no último ano. Esta interpretação é estática, pois se refere a um único momento do tempo.

Alguns fatores que podem influenciar o indicador de prevalência são apresentados no Quadro 5.

Quadro 5 – Fatores que podem influenciar o indicador de prevalência

Aumentam a prevalência	**Diminuem a prevalência**
Maior duração da doença.	Menor duração da doença.
Aumento da sobrevida, mesmo sem a cura.	Maior letalidade da doença.
Aumento de novos casos (incidência).	Redução de novos casos.
Saída de animais sadios e entrada de animais suscetíveis ou doentes.	Saída de animais suscetíveis ou doentes.
Melhora no sistema de registro ou dos recursos diagnósticos.	Aumento da taxa de cura da doença.

Fonte: adaptado de Bonita *et al.* (2010).

4.3.2 Incidência

Refere-se à velocidade com que novos eventos ocorrem em uma determinada população. Este indicador leva em conta o período de tempo em que os indivíduos estão livres da doença, ou seja, em risco de desenvolvê-la.

Se um profissional deseja investigar o histórico de casos de esporotricose diagnosticados no hospital veterinário nos últimos 10 anos, ele pode se deparar com os seguintes dados, conforme apresentado no Quadro 6:

Quadro 6 – Número de casos de esporotricose felina diagnosticados no hospital de veterinário nos últimos 10 anos

Anos	1	2	3	4	5	6	7	8	9	10	**Total**
Casos	2	4	1	5	15	45	5	70	85	101	333

Para medir e avaliar o risco de um indivíduo adoecer em uma determinada população, em um período de tempo, utiliza-se a taxa ou coeficiente de incidência como indicador epidemiológico:

I = Número de casos novos no período/ População em risco no período x 10^n

Para calcular o coeficiente de incidência precisamos obter informações sobre a população de felinos sob o risco de adoecer. No exemplo anterior, estimamos a população em 800 animais, e pensando em um grupo estável, com migrações equilibradas, esta média estaria mantida para os anos estudados.

Na Figura 1, apresenta-se a curva de incidência acumulada de esporotricose no período estudado.

Figura 1 – Curva de incidência acumulada de esporotricose em felinos em uma área determinada e um período delimitado

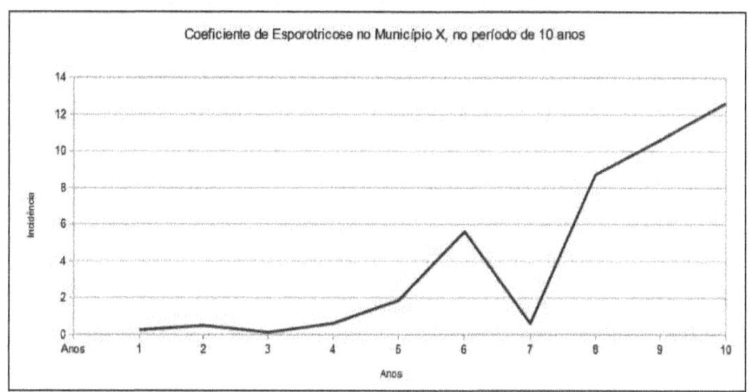

Fonte: elaborado pela autora (2024).

A interpretação deste gráfico permite observar que a incidência de esporotricose nos primeiros cinco anos estudados era baixa, e uma tendência de crescimento é visualizada nos últimos três anos. O coeficiente de incidência não é um bom indicador para se estudar as causas da doença, mas é útil para se medir o impacto da doença na população, avaliando-se a dinâmica de infecções que podem estar aumentando ou diminuindo ao longo do tempo.

A observação da frequência e da distribuição da esporotricose, sob a forma de coeficientes de prevalência e incidência informa a magnitude e a importância desta enfermidade para a população de felinos e humanos, por se tratar de uma zoonose emergente.

A prevalência depende da incidência e da duração da doença. Se a prevalência é baixa e não varia de forma significativa com o tempo, pode ser calculada da seguinte forma:

P = Incidência x duração média da doença

A incidência acumulada de uma doença depende da densidade de incidência e da duração do acompanhamento. Quando a densidade de incidência é baixa ou quando o período de acompanhamento é curto, a incidência acumulada é uma boa aproximação da densidade de incidência.

4.3.3 Taxa de ataque

Nos casos de doenças graves ou agravos de natureza aguda, que coloquem em risco toda a população ou parte dela por um período limitado, a incidência recebe a denominação de taxa de ataque.

Este indicador é utilizado com frequência na medicina veterinária e pode ser exemplificado pelos estudos de surtos de toxinfecção alimentar. No exemplo abaixo se apresenta um exemplo fictício.

Em um congresso de especialistas, um total de 150 pessoas participou do evento. No primeiro dia foi servido um almoço de confraternização para os congressistas e todos usufruíram deste momento. Duas horas após a refeição, 95 pessoas apresentaram sintomas associados à gastroenterite. Com essas informações podemos calcular a taxa de ataque que se refere à proporção de indivíduos que adoecem, quando expostos a um fator pontual, como a ingestão de alimentos contaminados.

O cálculo da taxa de ataque apresenta-se a seguir:

TA = Casos de Gastroenterite / População exposta = 95/150* 100 = 63,3%

Podemos interpretar este resultado como 63% dos participantes do evento foram acometidos pelo surto de toxinfecção alimentar.

Dentro de uma investigação epidemiológica sobre as causas deste surto, devemos ter acesso a informações como os alimentos utilizados, coleta de materiais utilizados para o preparo desses alimentos e outros aspectos importantes que podem ser consultados no material disponível no site: Fonte: http://bvsms.saude.gov.br/bvs/publicacoes/modulo_principios_epidemiologia_5.pdf

A taxa de ataque é um coeficiente ou taxa de incidência de uma determinada doença para um grupo de indivíduos expostos ao mesmo risco, limitadas a uma área bem definida. É muito útil para investigar e analisar surtos de doenças ou agravos à saúde em locais fechados ou restritos.

A taxa de ataque chamada de secundária é a medida de frequência de casos novos de uma doença entre contatos de casos conhecidos. E, seu cálculo ocorrerá da seguinte forma:

TAsec = Número de casos entre contatos de casos primários em um intervalo de tempo / Número total de contatos x 100

4.4 Mortalidade

Na saúde humana, epidemiologistas utilizam informações rotineiramente coletadas sobre óbitos e suas causas que são registrados nas declarações ou atestados de óbitos. Na medicina veterinária, este registro não ocorre com a mesma qualidade e frequência, o que dificulta a investigação sobre o estado da saúde de uma população animal, e as prováveis causas de óbitos associadas.

4.4.1 Taxa de mortalidade geral

No hospital veterinário fictício do exemplo anterior, pretende-se verificar o número de óbitos que ocorreram no estabelecimento nos últimos 10 anos. Dessa forma, calcula-se a taxa de mortalidade geral (ou coeficiente de mortalidade geral), que é um indicador calculado da seguinte forma:

Taxa de mortalidade geral = Número de óbitos no período / População no meio do período x 10^n

Número de óbitos no período = 100

População no meio do período = 1000

100/1000 = 0.1 x 100 = 10%

Significa dizer que a taxa de mortalidade geral do hospital veterinário nos últimos 10 anos foi de 10%.

A principal desvantagem da taxa de mortalidade geral é o fato de não levar em conta que o risco de morrer varia conforme o sexo, idade, raça, porte do animal, entre outros fatores. Não se deve utilizar esse coeficiente para comparar diferentes períodos de tempo ou diferentes áreas geográficas, uma vez que o tamanho e o perfil da população podem variar consideravelmente.

Em outra situação hipotética, um rebanho caprino está sendo avaliado por um médico veterinário e um zootecnista que pretendem avaliar a prolificidade e a mortalidade desses animais no ano de 2021.

Um sistema de reprodução adequado determina em grande parte a eficiência de um sistema de produção animal, influenciando a produção das fêmeas e crescimentos das crias. A prolificidade (número de cabritos nascido por fêmea parida) é uma das características mais importantes para determinação da eficiência do sistema, pois está diretamente relacionada com a viabilidade econômica da exploração do rebanho. Esta característica é afetada por condições ambientais, maturidade fisiológica e condições físicas das fêmeas. Já a mortalidade está associada, além dos fatores citados, à taxa de sobrevivência pré-desmame (partos múltiplos e peso).

No Quadro 7 são apresentados os indicadores relacionados à prolificidade e mortalidade pós-parto do rebanho caprino avaliado.

Quadro 7 – Indicadores zootécnicos do rebanho de caprinos no ano de 2021

Estação de parto	Número de cabras	Partos		Tipos de parto		
		Normal	Natimorto	Simples	Duplo	Triplo
Agosto a outubro	58	37/58 (63,8%)	21/58 (36,2%)	40/58 (68,9%)	18/58 (31,1%)	0
Novembro a janeiro	35	30/35 (85,7%)	05/35 (14,3%)	32/35 (91,4%)	03/35 (8,6%)	0

No Quadro 7 observam-se alguns exemplos de indicadores epidemiológicos absolutos como o número total de cabras por estação de parto, e relativos como a taxa de natimortos que foi de 36,2% no período de agosto a outubro, e de 14,3% no período de novembro a janeiro. Outro indicador calculado foi a proporção de partos duplos, observados nos dois períodos que variaram de 31,1% a 8,6%, respectivamente, e que poderiam estar associados a uma maior taxa de partos natimortos.

Indicadores de mortalidade referem-se ao conjunto de indivíduos que morreram em um dado intervalo de tempo. Representa o risco ou probabilidade que qualquer indivíduo na população apresenta de poder vir a óbito em decorrência de uma determinada doença. O cálculo de taxas ou coeficientes de mortalidade representa o impacto que os óbitos apresentam em certa população.

4.4.2 Mortalidade proporcional

Refere-se ao total de óbitos por uma determinada causa, dividido pelo total de óbitos por todas as causas no mesmo período, expressos por 100 (%) ou 1000 (%0).

Este indicador pode ser útil, por exemplo, para investigar a influência dos óbitos de fêmeas no rebanho bovino de uma propriedade rural em consequência de problemas no parto. Neste exemplo, o numerador seria o número de fêmeas que vieram a óbito por problemas no parto, e o denominador seria o número total de óbitos de fêmeas.

4.4.3 Mortalidade específica por causas

Permite conhecer os riscos de morrer por uma determinada causa e, por consequência, orientar medidas de prevenção específicas. Relaciona o número de óbitos por uma determinada causa pela população exposta. As causas de morte podem ser subdivididas em grupos específicos como as causas externas (acidentais, violência), grupos de doenças zoonóticas de notificação obrigatória ao serviço de saúde, entre outras.

No mesmo hospital do exemplo anterior, pretende-se verificar as principais causas de óbitos que ocorreram no estabelecimento nos últimos 10 anos. Dessa forma, calcula-se a taxa de mortalidade por causas (ou coeficiente de mortalidade por causas).

Taxa de mortalidade por causas = Número de óbitos por determinada causa no período / População no meio do período x 10^n

As três principais causas de óbito dos animais atendidos pelo hospital veterinário são:

- **1º infecciosas = 76 óbitos**
- **2º Neoplasias = 27 óbitos**
- **3º Traumática = 23 óbitos**

População no meio do período = 1000

- *Taxa de mortalidade por doenças infecciosas:*
  $76/1000x\ 10^2 = 0{,}076 \times 100 = 7{,}6\%$

- *Taxa de mortalidade por neoplasias:*
  $27/1000 \times 10^2 = 0{,}027 \times 100 = 2{,}7\%$

- *Taxa de mortalidade por traumatismos:*
  $23/1000 \times 10^2 = 0{,}023 \times 100 = 2{,}3\%$

Estes resultados informam que as doenças infecciosas são responsáveis por 7,6% dos óbitos no hospital veterinário no período, seguido pelas neoplasias (2,7%) e traumatismos (2,3%).

4.4.4 Letalidade

A taxa de letalidade relaciona o número de óbitos por determinada causa e o número de indivíduos acometidos pela enfermidade. Está relacionada à gravidade da doença e, no caso das doenças infectoparasitárias, à virulência do agente etiológico.

Número de óbitos pela doença em determinada área e período / Número total de animais diagnosticados com a doença na mesma área e período x 100.

Um exemplo clássico nas doenças infecciosas é a raiva que apresenta aproximadamente 100% de letalidade, pois quase todos os indivíduos infectados morrem em virtude da doença, dada a sua gravidade.

O cálculo de taxas e coeficientes de morbidade e mortalidade são tarefas essenciais da vigilância epidemiológica e controle de doenças. Estes indicadores são constantemente utilizados na saúde pública, e permitem avaliar as ações de saneamento e a eficácia e impacto de medidas de prevenção e controle adotadas. Exemplo disso são os casos de esporotricose felina notificados pelo serviço de saúde municipal. Indicadores de morbidade permitem identificar a situação epidemiológica da doença, e propor medidas de controle efetivas direcionadas. Os indicadores de mortalidade relacionados à mesma doença, também são úteis para este propósito, pois alertam a população humana sobre os riscos da zoonose, e mantêm o serviço de diagnóstico atento para ocorrência de novos casos (incidentes).

4.5 Considerações finais

Observamos no decorrer deste capítulo os diversos usos e aplicações dos indicadores epidemiológicos na medicina veterinária. Diversos exemplos práticos poderiam ser apresentados, mas o objetivo deste material didático é estimular os leitores a buscar na sua rotina de estudos e trabalho as aplicações realmente úteis para cada atividade.

A epidemiologia vista como ciência produtora de conhecimento, faz uso dos indicadores epidemiológicos como ferramenta prática que permite estabelecer relações causais e descrever a situação doença, desde que os dados respondam as questões chaves: Onde?; Quando?; Quantos indivíduos?; Como? Dessa forma, os resultados podem estimar o impacto econômico associado à situação estudada, auxiliar no planejamento de intervenções programáticas visando o controle, prevenção e a tomada de decisões por parte dos gestores, e na avaliação das estratégias implementadas ao longo do tempo.

O produto final da construção de indicadores epidemiológicos é gerar informações sobre a saúde de uma determinada população, conhecer a realidade desta, suas inter-relações no ambiente, suas características sociais entre outros. Indicadores epidemiológicos norteiam o gerenciamento, avaliação e planejamento das ações na saúde, de modo a permitir e justificar mudanças nos processos já estabelecidos e, por consequência, nos resultados alcançados.

> Os indicadores epidemiológicos são usados como ferramenta para identificar, monitorar, avaliar ações e subsidiar as decisões do gestor. Através deles é possível identificar áreas de risco e evidenciar tendências. Além destes aspectos, é importante salientar que o acompanhamento dos resultados obtidos fortalece a equipe e auxilia no direcionamento das atividades, evitando, assim, o desperdício de tempo e esforços em ações não efetivas. A informação é subsídio para o planejamento de uma equipe de trabalho.

REFERÊNCIAS

ALMEIDA FILHO, N; BARRETO, ML. *Epidemiologia e Saúde*: fundamentos, métodos e aplicações. São Paulo: Guanabara Koogan (Grupo Gen), 2011.

AYRES, JRCM. *Sobre o Risco*: para compreender a epidemiologia. 2. ed. São Paulo: HUCITEC, 2002.

BONITA, R *et al. Epidemiologia Básica*. 2. ed. São Paulo: Santos, 2010.

MEDRONHO, RA *et al. Epidemiologia*. 2. ed. São Paulo: Atheneu, 2008.

MERCHÁN-HAMANN, E. *et al. Terminologia das medidas e indicadores em epidemiologia*: subsídios para uma possível padronização da nomenclatura. Informe Epidemiológico do SUS 9(4): 273 - 284, 2000.

PEREIRA, M.G. *Epidemiologia*: Teoria e prática. São Paulo: Guanabara Koogan (Grupo Gen), 1995.

ROUQUAUROL, MZ; ALMEIDA FILHO, N. *Introdução à epidemiologia*. 4. ed. São Paulo: Guanabara Koogan (Grupo Gen), 2006.

THRUSFIELD, M. *Epidemiologia Veterinária*. 2. ed. São Paulo: Roca, 2004.

5 DISTRIBUIÇÃO TEMPORAL DAS DOENÇAS

Gabriel Martins e Luciana Medeiros

5.1 Quantificação da doença e seu tempo

É de notório saber que doenças acometem populações em um determinado espaço geográfico e em um determinado tempo. A quantificação do número de casos, quando associada a sua distribuição temporal e espacial permite entender a dinâmica de início, continuidade e fim de um processo epidêmico ou endêmico. De forma a complementar, nós podemos encontrar em outros documentos os termos epizootia ou enzootia, que são referentes aos processos epidêmicos e endêmicos de doenças, mas circulantes somente nas populações animais. Outro conceito importante e muito utilizado em epidemiologia é o de pandemia, que são as epidemias que atingem diversos países e continentes, como no caso das infecções pelo vírus influenza em diferentes espécies, inclusive, nos humanos.

Conforme visto no capítulo anterior, as medidas de frequência de doenças servem para dizer quantas vezes determinado evento ocorre em um período, para uma determinada população. Medidas de incidência demonstram o número de novos casos em uma população inicialmente exposta ao risco, enquanto que a prevalência demonstra o número de casos totais de uma doença considerando casos novos e antigos. A escolha da medida de frequência dependerá de fatores relacionados tanto à dinâmica da enfermidade, fatores técnicos, quanto à disponibilidade financeira para executar o levantamento em questão.

A frequência de casos de doença na população de uma região pode permitir a detecção de tendências temporais, o que é muito útil para prever se haverá um aumento ou diminuição de casos, e desta forma implementar medidas de controle. O tempo para identificar uma tendência irá variar de acordo com a doença, pois existem características na dinâmica de transmissão atreladas à estação do ano, ao número de suscetíveis na população entre outros fatores que serão abordados pontualmente no decorrer deste capítulo.

5.2 Disposição de valores – gráficos de tendência temporal

Se a finalidade é detectar uma tendência temporal, é importante se questionar a respeito de quanto tempo deve se observar a frequência de uma doença para poder prever seu comportamento? Esta pergunta é de difícil resposta, pois diferentes fatores interferem nesta temática. Doenças novas em uma população, muitas vezes, ainda não possuem sua ecologia completamente compreendida, doenças crônicas necessitam de um tempo maior de acompanhamento, enfermidades associadas a vetores, muitas vezes, estão associadas à sazonalidade. Entender a dinâmica de transmissão das doenças pode ajudar a estipular um prazo para esta observação de tendência e prever o que é esperado e o que é inesperado nos padrões de frequência. Este tempo de observação se traduz em descrição de tendências distintas. Neste capítulo abordaremos quatro tipos principais de tendências: irregulares (ou de curta duração), sazonais, cíclicas e seculares.

Independentemente do tipo de tendência estudada a representação gráfica do número de doentes em uma população deve ser disposta e alocada em um gráfico que dispõe no seu eixo horizontal o tempo (em semanas, meses, anos, décadas ou outra unidade de tempo) e no seu eixo vertical o número de novos casos referentes àquele período. Na Figura 1 pode se observar os componentes de uma curva epidêmica clássica, delineada de forma simétrica. Nesta curva uma enfermidade hipotética acomete uma população suscetível, e à medida que a infecção se alastra na população a linha que indica o número de casos por tempo ultrapassa o limite do que é considerado endêmico até chegar ao ponto culminante e regredir, podendo desaparecer ou se tornar endêmica.

Figura 1 – Curva epidêmica clássica e seus elementos básicos

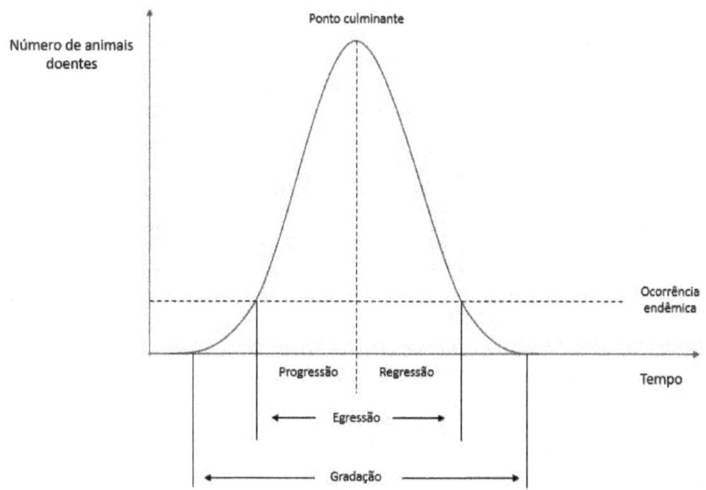

Fonte: elaborado pelos autores (2024).

Existem diversos fatores que afetam o formato da curva epidêmica, como o período de incubação da doença, a infectividade do agente etiológico, número de suscetíveis, taxa de contato ou densidade populacional ou a taxa de reprodução básica de um agente etiológico (R0). No caso da R0, quanto maior esta taxa mais rapidamente a enfermidade se transmitirá entre suscetíveis e o ponto culminante da curva epidêmica será deslocado para esquerda do gráfico (Figura 2).

Figura 2 – Exemplos de curvas epidêmicas considerando R0 distintas

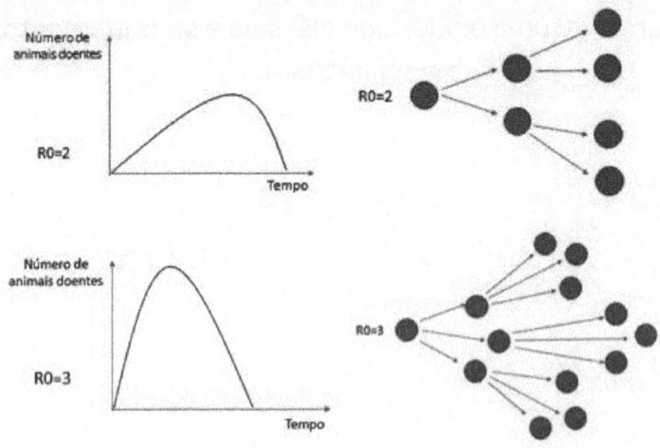

Fonte: elaborado pelos autores (2024).

Nos casos nos quais a doença está estável e a R0 é igual a 1, a enfermidade é considerada endêmica e a sua frequência esperada (Figura 3).

Figura 3 – Exemplo de curva epidêmica considerando R0 igual a 1

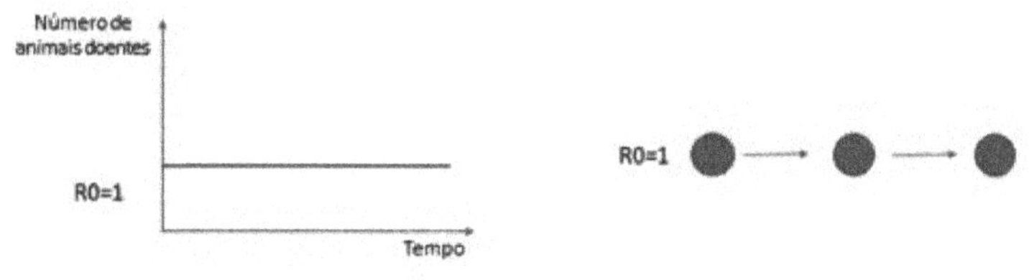

Fonte: elaborado pelos autores (2024).

As doenças são chamadas de endêmicas, quando um grupo populacional de uma área geográfica conhecida apresenta um padrão de ocorrência estável. Por exemplo, a leptospirose em cães apresentou uma alta prevalência nos EUA, nos últimos 20 anos, entretanto, como esta alta frequência é esperada, a doença é caracterizada como endêmica em algumas regiões.

Caso ocorram mudanças nas condições do hospedeiro, do agente ou do ambiente, uma doença endêmica poderá se tornar epidêmica. Por exemplo, no caso da leishmaniose canina, o aumento dos índices pluviométricos leva a condições propícias para o aumento da circulação do vetor, ampliando a taxa de transmissão da infecção.

Nos países temperados, a influência do ambiente na ocorrência de doenças infecciosas como a leptospirose e leishmaniose é mais impactante na dinâmica das doenças, fato que não ocorre, necessariamente, em ambientes tropicais, onde tais condições do ambiente se mantêm muito similares ao longo do ano, com manutenção dos reservatórios e vetores ao longo de todo o ano, com picos em determinados momentos, como nos meses de aumento dos índices pluviométricos.

Quando não se consegue prever as alterações nas frequências de agravos à saúde, a variação é considerada irregular ou epidêmica. Uma alteração imprevisível não está, necessariamente, atrelada a um grande número de casos. Por exemplo, o Brasil conseguiu alcançar a erradicação de febre aftosa (FA) em território nacional, logo, se apenas um animal for diagnosticado como doente para FA podemos definir este caso como uma epidemia, já que mesmo em baixa ocorrência este não é esperado. Tanto uma ocorrência endêmica quanto uma epidêmica podem ser modificadas em decorrência de alterações relacionadas ao agente etiológico, hospedeiro e ambiente (Figura 4).

Figura 4 – Conceitos de epidemia e endemia: inter-relação

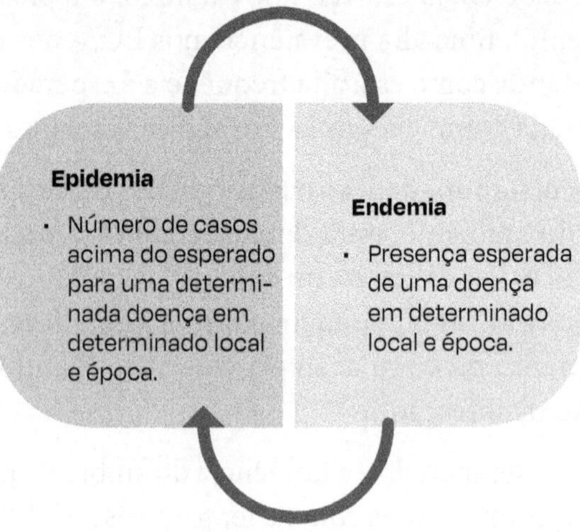

Fonte: elaborado pelos autores (2024).

5.3 Tendências na distribuição temporal da doença

Imagine que você é designado para auxiliar no controle de uma determinada doença infecciosa, como raiva em um rebanho de gado leite, ou leptospirose em cães de uma área urbana. Você sabe que estas enfermidades são influenciadas por diversos fatores, como a taxa de reservatórios selvagens ou sinantrópicos e as condições ambientais. Entretanto, estas informações podem ser difíceis de serem acessadas, ou mesmo inexistentes no contexto em que você trabalha. Assim, a primeira pergunta intuitiva que se faz é: qual foi o número de casos desta doença no último ano? Em seguida, o raciocínio lhe leva para o segundo questionamento: este comportamento recente irá se repetir no futuro?

Mais que rever as medidas do ano anterior, o médico veterinário almeja prever a casuística no grupo de animais que se trabalha, mas para isso é necessário que se estude a movimentação do número de casos no tempo. Para tal, a análise de séries temporais utiliza diversos conhecimentos, epidemiológicos e estatísticos, para antever resultados e intervir na prevenção dos agravos. Em epidemiologia, a intenção de prever os eventos futuros está longe de ser apenas mera curiosidade, mas de fato estamos lidando com questões de vida ou morte de um animal e, por vezes, rebanhos. Além disso, outros fatores como os prejuízos econômicos gerados pelos agravos, e o caráter zoonótico que algumas enfermidades representam são fortes alicerces para que haja esforços na prevenção e na redução da carga de doenças em uma população.

Quando se pensa na análise de séries temporais, supomos que haja um sistema causal relativamente constante, relacionado com o tempo, que tinha influência sobre os dados no passado e que pode continuar a fazê-lo no futuro. Este sistema causal, em geral, atua criando padrões não aleatórios que podem ser detectados, por exemplo, por meio de um gráfico, ou mediante um tratamento estatístico. Assim, esses padrões são traduzidos como tendências na série temporal, e a observação deste fenômeno passado permite fazer previsões e, consequentemente, orientar na tomada de decisões. Define-se tendência como uma dinâmica prolongada em uma série ordenada.

A partir deste momento vamos analisar alguns perfis de tendências que são vistas durante as análises das séries temporais. Estas tendências podem apresentar padrões distintos, como decrescente, assim como crescente ou estacionária. De maneira mais aplicada, uma série temporal tende a apresentar trechos com diferentes tendências.

Na Figura 5 podemos observar uma série temporal de tendência decrescente. Se olharmos mais de perto é possível identificar uma alternância entre o aumento e a diminuição do número de casos da doença entre os diferentes períodos do ano. Essa alternância é comumente observada para diversas séries temporais, uma vez que diferentes fatores podem influenciar na ocorrência das infecções, como o clima, a população de animais reservatórios e o manejo dos animais. No entanto, se afastarmos o nosso olhar e nos concentrarmos nos casos, ao longo dos anos, será possível identificar a tendência decrescente do gráfico. Essa percepção do tempo é importante para que o observador desenvolva o senso analítico e crítico para a interpretação das séries temporais.

Figura 5 – Distribuição dos casos de raiva em bovinos de Minas Gerais entre os anos de 2006 a 2012

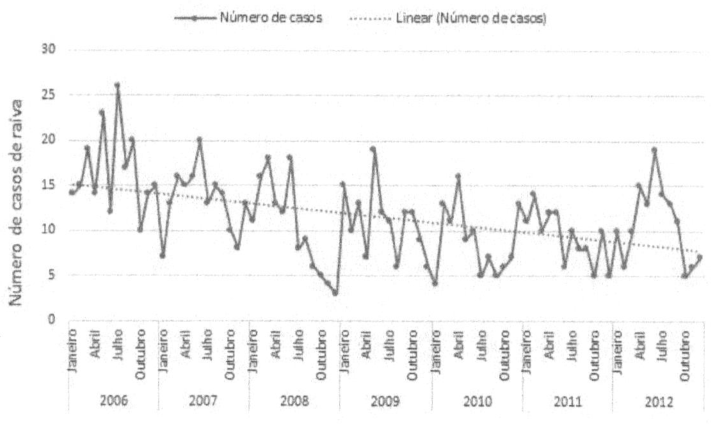

Fonte: elaborado pelos autores (2024).

Existem diversos elementos da análise de séries temporais (incluindo as tendências) e sua definição tem suporte na apresentação gráfica. O gráfico é o primeiro passo para compreender os processos subjacentes às medidas sequenciais ordenadas temporalmente. Esse primeiro passo é importantíssimo e não deve ser subestimado. Muitas informações podem ser tomadas a partir da análise gráfica da série temporal e, sabendo-se o que se procura, pode-se partir para os métodos práticos de análise.

É importante ressaltar que na análise de uma série temporal, primeiramente deseja-se modelar o fenômeno, para que, a partir daí se descreva o comportamento da série, se faça estimativas e, finalmente, se avalie que fatores influenciaram no comportamento da mesma. O objetivo final é definir relações de causa e efeito. Para tal, um volume considerável de teorias matemáticas e técnicas estatísticas estão disponíveis para explicar os padrões de doenças (por exemplo, Bailey, 1975), mas este não será o foco deste capítulo.

5.3.1 Tendências de curta duração (irregulares)

As tendências de curta duração ou irregulares são em sua essência epidemias. Por meio de avaliações estatísticas, que não são o escopo deste capítulo, é possível enquadrar um acontecimento como sendo previsível ou não previsível.

Em relação às fontes de infecção, velocidade de propagação e desaparecimento, as epidemias podem ser classificadas como de fonte comum ou propagativas. Na epidemia de fonte propagativa o contato animal-animal permite a transmissão de doenças bacterianas, virais, fúngicas e parasitárias. Usualmente, após o aumento do número de casos ocorre uma tendência à estabilização como, por exemplo, em epidemias de influenza. Esta estabilidade pode ser quebrada com o aumento de número de susceptíveis em uma população, entre outros fatores. Já na epidemia de fonte comum, ocorre um aumento e diminuição rápida do número de casos, ocasionada por uma infecção em massa por uma fonte de infecção comum, como água ou alimento (Figura 6).

Figura 6 – Exemplos gráficos de epidemias de fonte comum e progressiva

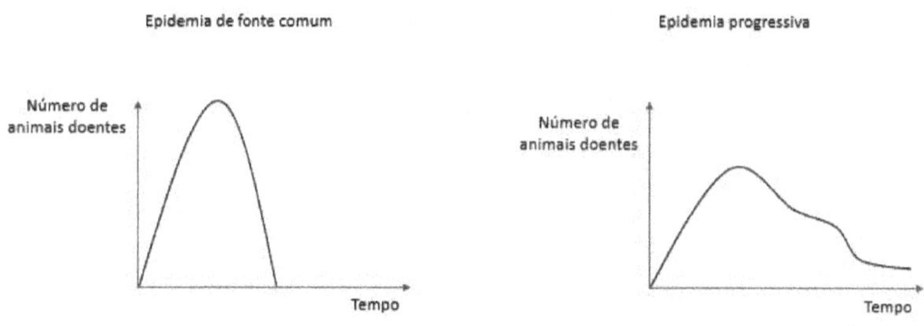

Fonte: elaborado pelos autores (2024).

Um caso clássico de epidemia de fonte comum é o uso de silagem mal elaborada, que pode levar a surtos de botulismo epizoótico em rebanhos bovinos. O Botulismo é a intoxicação alimentar causada pela neurotoxina produzida pelo *Clostridium botulinum*. A presença desta toxina em alimentos leva à paralisia flácida ou completa da musculatura esquelética podendo levar ao óbito. A ocorrência de enfermidades, principalmente as que levam ao óbito, além de afetar numericamente uma população pode alterar padrões de imunidade e idade.

É importante destacar que, muitas vezes, os conceitos de surto e epidemia são utilizados como sinônimos, mas, na verdade, surto é um tipo de epidemia (número de casos acima do esperado) espacialmente restrita em que os casos são epidemiologicamente relacionados. Além do caso acima citado, relacionado à ingestão de toxina botulínica, podemos usar como exemplos um surto de febre aftosa em uma propriedade rural ou de gastroenterite infecciosa em um canil.

Os casos de Mormo em equídeos no Brasil também são exemplos aplicáveis a esse contexto das tendências de curta duração. Esta enfermidade bacteriana causa, em sua maioria, infecções agudas, com elevada taxa de letalidade. Curiosamente, o Mormo chamava muito a atenção das autoridades da vigilância, na primeira metade do século XX, com surtos associados, principalmente à aglomeração de animais, como nas empresas de bonde e nas forças armadas. A partir do final dos anos de 1960 a doença foi controlada e permaneceu sem notificação durante décadas. No entanto, no ano de 1999 a doença reapareceu nos plantéis nordestinos na forma de surtos (Figura 7), comportamento que se mantém em diferentes estados do nosso país. Além disso, as autoridades internacionais consideram o Brasil como endêmico para a enfermidade.

Figura 7 – Casos confirmados de Mormo em equídeos no Brasil entre 1908* e 2015

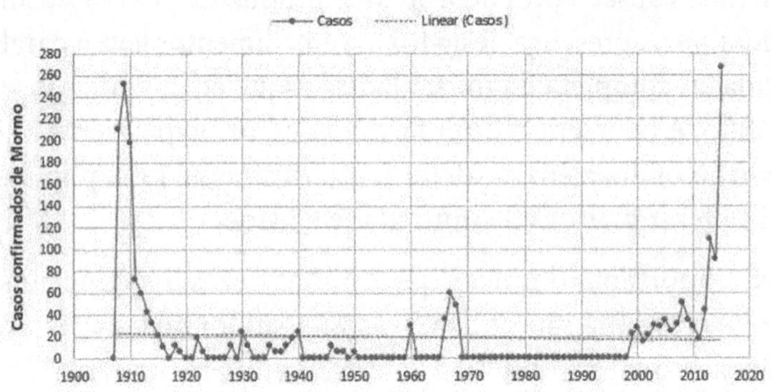

* Os dados anteriores a 1999 não foram obtidos dos órgãos oficiais.

Fonte: elaborado pelos autores (2024).

Uma ferramenta que pode ajudar a prever o comportamento de doenças no decorrer de um ano é o diagrama de controle. A construção do diagrama de controle leva em consideração a ocorrência da doença durante o ano. Os dados de diversos anos são coletados em sequência, preferencialmente evitando anos epidêmicos. O tempo de coleta de dados varia de acordo com a doença, entretanto um período de 10 anos é desejado. O diagrama é utilizado para identificar se uma doença é epidêmica ou endêmica, de acordo com os limites superiores estabelecidos para cada mês do ano ou semana epidemiológica. Os diagramas de controle possuem três linhas: limite superior do canal endêmico, valores centrais e limite inferior do canal endêmico (Figura 8).

Figura 8 – Diagrama de controle fictício da distribuição mensal (janeiro a dezembro) de casos de leptospirose em cães domiciliados, ao longo de um ano, em Rio Branco-Acre

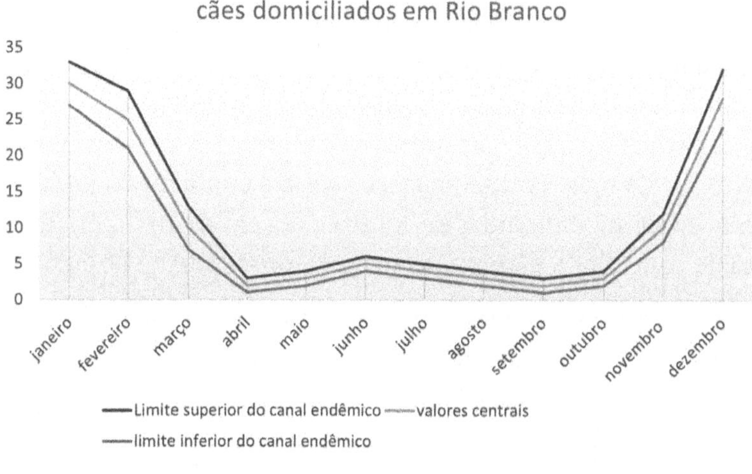

Fonte: elaborado pelos autores (2024).

Os valores centrais podem ser calculados a partir da média de valores de frequência da doença para cada mês do ano ou semana epidemiológica. A partir da média de cada mês ou semana são calculados os índices de dispersão para delimitação dos limites inferiores e superiores. Para construção do canal endêmico são acrescidos à média seus respectivos índices de dispersão para estabelecimento do limite superior, e subtraídos à média para estabelecimento do limite inferior. Assim, são acrescidos 1,96 desvios-padrão para estabelecer limite superior e diminuídos 1,96 dos desvios-padrão para estabelecer o limite inferior. O diagrama de controle pode, também, ser construído a partir da mediana, mas não vamos nos ater a esse método nesta obra.

A interpretação de diagrama de controle se dá basicamente pela observação se as frequências de uma enfermidade estão acima ou abaixo do limite superior do canal. Por exemplo, no diagrama da Figura 8 se forem observados dez casos de leptospirose em cães no mês de março, esta frequência pode ser considerada endêmica por estar dentro do canal, pois é previsível. Entretanto, se foram computados dez casos no mês seguinte, em abril, esta frequência já não é considerada previsível, pois está acima do limite superior do canal. Nos casos nos quais o limite superior tenha sido ligeiramente ultrapassado é importante excluir variações aleatórias e ficar atento para os próximos períodos de meses ou semanas. Caso seja confirmado um processo epidêmico medidas de controle devem ser direcionadas a fim de controlar a disseminação da enfermidade na população.

É importante destacar que estes valores que formam o diagrama de controle são calculados com base em dados históricos, muitas vezes de décadas de ocorrência de determinada enfermidade. Um exemplo da solidez desses dados é observado, por exemplo, nas taxas de pluviometria de determinada região. Mesmo que durante um ano chova uma quantidade muito superior àquela apresentada para determinado mês do ano, os valores limites quase não são alterados, demonstrando que as interpretações sobre eventos inesperados devem ser pautadas nas experiências históricas e, por isso, os registros são fundamentais.

5.3.2 Tendências cíclicas

Algumas doenças podem apresentar flutuações periódicas na ocorrência produzindo tendências cíclicas. Este comportamento facilita a compreensão dos fatores associados às enfermidades e à intervenção contra as mesmas. Estas tendências estão associadas a mudanças periódicas no tamanho da população hospedeira suscetível e/ou ao contato efetivo e podem produzir epidemias recorrentes ou pulsações endêmicas (flutuações cíclicas regulares e previsíveis). A literatura nos traz alguns exemplos clássicos de enfermidades transmissíveis que apresentam tendências cíclicas, tais como a febre aftosa no Paraguai (Figura 9), e algumas parasitoses intestinais em cães, tais como giardíase, ascaridíase e ancilostomíase. No caso da febre aftosa, o binômio população suscetível x contato efetivo explica bem essa flutuação periódica dos casos. Logo, este fenômeno provavelmente está relacionado ao tempo gasto para que a população suscetível atinja o nível de limiar. No entanto, no caso das parasitoses intestinais parece haver outras condições, como eventos climáticos que influenciam neste comportamento. Apesar disso, esse fenômeno ocorre em vários países com condições climáticas distintas e esse processo, de natureza cíclica, pode facilitar a eclosão de novos surtos.

Figura 9 – Surtos de febre aftosa reportados e tendência linear no Paraguai por mês entre os anos 1972-1979

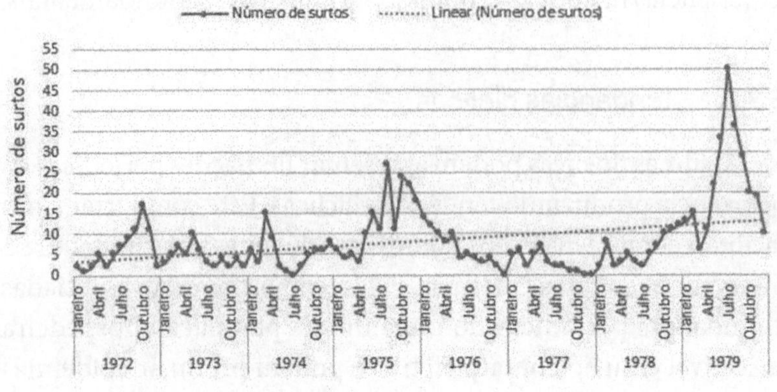

Fonte: adaptado de Peralta *et al.* (1982).

5.3.3 Tendências sazonais

Ao se deparar com o termo "tendência sazonal" muitos pensam que este é sinônimo da "tendência cíclica". De fato, este raciocínio não está de todo errado, uma vez que a tendência sazonal é um caso especial de uma tendência cíclica, onde as flutuações periódicas na incidência da doença estão relacionadas a estações específicas. Didaticamente, define-se um fenômeno sazonal como aquele que ocorre regularmente em períodos fixos de tempo dentro de um ano. Por outro lado, utilizamos a tendência cíclica quando o evento perdura por mais de um ano.

Neste contexto, as flutuações podem ser causadas por mudanças na densidade de hospedeiros, práticas de manejo, histórico de resistência aos agentes infecciosos nos grupos de animais, dinâmicas vetoriais e outros fatores ecológicos. Logo, percebe-se que a sazonalidade é um elemento difícil de ser estimado, pois é necessário associar os conceitos do fenômeno em questão com a questão estatística (relação que não será aprofundada nesse capítulo). A ocorrência da raiva, em bovinos do estado de Minas Gerais, segue uma tendência sazonal interessante. Neste contexto, um estudo contemplou a análise temporal desta enfermidade entre 2006-2012, verificando que, apesar da diminuição progressiva do número de casos da doença, ao longo destes anos, a sazonalidade ainda era presente (Figura 5). Os autores relatam que alguns aspectos influenciaram essas diferenças na distribuição ao longo do tempo, como o aumento do suprimento de alimentos para morcegos hematófagos, devido ao crescimento significativo das cabeças de gado na região (20,3 milhões de cabeças em 2006 para 23,9 milhões em 2012); a ocupação não ordenada do território (desmatamento, estrada e construção hidrelétrica) que mudou o *habitat* dos morcegos, forçando-os a buscar abrigos artificiais (túneis, casas abandonadas, cais); ou o uso do solo e a dinâmica da cobertura do solo.

A anemia infecciosa equina é outra infecção viral que apresenta tendência sazonal. Neste caso, esse fenômeno está diretamente relacionado com a dinâmica populacional do vetor invertebrado, uma vez que *Stomoxys calcitrans* (mosca-dos-estábulos) sofre importante flutuação em sua população no decorrer das estações do ano, aumentando, significativamente, durante os meses mais quentes, influenciando diretamente do aumento do número de casos da infecção.

A peste bubônica, uma clássica doença zoonótica, transmitida por pulgas, é uma das mais bem estudadas com relação à sazonalidade. Nesta infecção, roedores representam os principais reservatórios da bactéria *Yersinia pestis*. Para a transmissão zoonótica, pulgas fazem repasto sanguíneo nos roedores e posteriormente em seres humanos. Neste contexto, algumas análises apontaram que as epidemias não conseguem ser mantidas se a temperatura média estiver acima de 26,7 °C. Isto tem relação com a sensibilidade do bacilo à temperatura, uma vez que a taxa de multiplicação de bactérias no estômago da pulga é significativamente maior em locais de clima frio do que o clima quente. Além disso, as pulgas podem permanecer infectadas muito mais tempo no clima frio do que no clima quente. Adicionalmente, a prevalência sazonal de pulgas também tem relação direta com a flutuação sazonal dos casos de peste bubônica.

Outro exemplo de doença que segue uma tendência sazonal é a leptospirose. Esta infecção bacteriana zoonótica apresenta diversas faces, desde crônica e silenciosa até aguda e altamente letal em diversos hospedeiros. Apesar de endêmica nos países tropicais, a leptospirose sofre influência direta das variações climáticas, apresentando um aumento do número de casos nos meses mais chuvosos do ano, fato que é esperado considerando-se os fatores envolvidos na transmissão desta infecção (Figura 8).

Algumas doenças não infecciosas também podem mostrar tendências sazonais. Assim, a tetania hipomagnesêmica dos bovinos é comum no inverno e está associada, entre outros fatores, ao baixo consumo de magnésio e ao consumo calórico inadequado. Às vezes os determinantes sazonais podem não ser identificados.

5.3.4 Tendências de longo prazo (seculares)

As tendências seculares (Figura 7) ocorrem durante um longo período de tempo e representam uma interação de longo prazo entre hospedeiro e agente etiológico. Apesar do sugestivo termo, uma tendência secular não necessita apresentar dados de 100 anos ou mais, e diversos estudos que utilizam este termo usam informações mais curtas.

De fato, a análise de uma série temporal de longo prazo oferece muita complexidade e é valiosa, pois diferentes fatores são investigados simultaneamente, com diversas possibilidades de comportamento das tendências. Se houver um equilíbrio, logo o comportamento estável de endemia de determinada doença é mantido (2 na Figura 10); se a interação é favorável para o hospedeiro, então há uma diminuição gradual na ocorrência da doença (3 na Figura 10); e se a interação é tendenciosa para o agente, há um aumento gradual na ocorrência da doença (1 na Figura 10).

Figura 10 – Dinâmica da incidência, de acordo com a interação parasito-hospedeiro

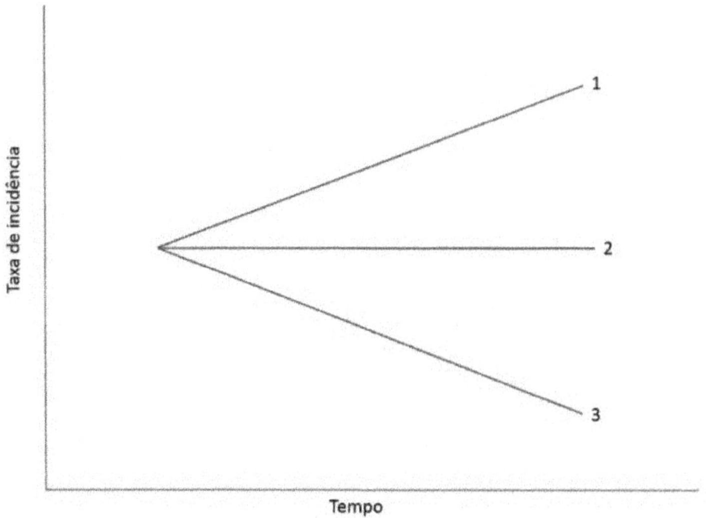

1. interação tendenciosa para o parasita (patógeno); 2- interação equilibrada entre parasita e hospedeiro; 3- interação favorável ao hospedeiro.
Fonte: elaborado pelos autores (2024).

A partir dos dados oferecidos é possível separar os diversos padrões observados em uma série temporal de longo prazo. A Figura 11 representa o número de casos de raiva em cães no Chile entre 1950 e 1986, extraídos de um interessante estudo de modelagem. O mais interessante desta análise é que podemos identificar na série temporal, três partes separadas do padrão subjacente básico: a tendência secular (diminuição geral em longo prazo), os períodos de flutuações sazonais (mudanças regulares no número de casos, geralmente em períodos menores que um ano) e os movimentos cíclicos (aumento e diminuição do número de casos em intervalos maiores que um ano). Por conta desta elevada capacidade de gerar dados, as tendências seculares são facilitadoras das previsões e interversões sobre as doenças.

Figura 11 – Distribuição dos casos de raiva canina do Chile entre 1950-1986

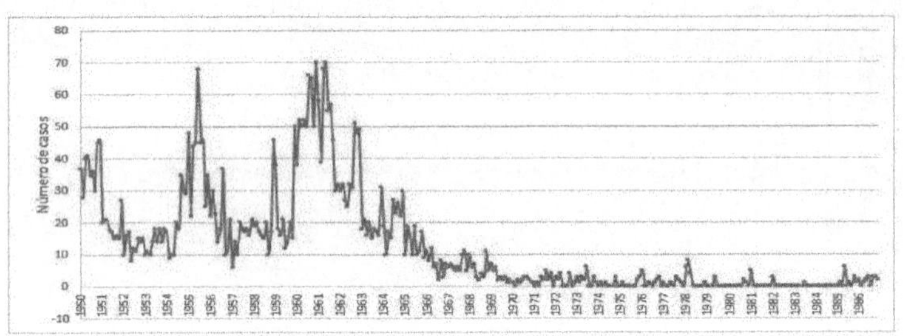

Fonte: Adaptado de Ernst e Fabrega (1989).

5.4 Considerações finais

Conforme demonstrado neste capítulo, a análise das séries temporais é uma ferramenta fundamental para uma melhor compreensão dos casos de uma determinada doença (infecciosa ou não). A partir dos princípios apresentados é possível fazer previsões e programar intervenções com intuito de minimizar os agravos das enfermidades, sejam elas epidemias ou endemias. Durante esta análise busca-se identificar as tendências, tais como irregulares (ou de curta duração), sazonais, cíclicas e seculares. Foi destacado também que as séries temporais podem apresentar comportamentos variados, simultâneos e complexos, a depender dos fatores associados ao contexto da doença. Por fim, foi mencionado que a análise gráfica é o primeiro passo para o estudo das séries temporais, porém modelagens e outras técnicas estatísticas devem ser empregadas para uma melhor interpretação dos eventos relacionados às doenças.

REFERÊNCIAS

ANTUNES, JL.; CARDOSO, MR. *Using time series analysis in epidemiological studies.* Epidemiologia e Serviços de Saúde 24, 2015. 565-576 p.

AZIMI, F. *et al. Impact of climate variability on the occurrence of cutaneous leishmaniasis in Khuzestan Province, southwestern Iran.* Geospatial Health 12, 2017. 478 p.

BACAËR, N. *The model of Kermack and McKendrick for the plague epidemic in Bombay and the type reproduction number with seasonality.* Journal of Mathematical Biology 64, 2012. 403-422 p.

BARROS, AT. *Seasonality and relative abundance of Tabanidae (Diptera) captured on horses in the Pantanal, Brazil.* Memórias do Instituto Oswaldo Cruz 96, 2001. 917-923 p.

CAMILLE, L. *et al. Environmental risk mapping of canine leishmaniasis in France.* Parasites & Vectors 3, 2010. 31 p.

ERNST, SN; FABERGE, F. *A time series analysis of the rabies control programme in Chile*. Epidemiology and Infection 103,1989. 651-657 p.

GILLES, J *et al. Effects of temperature on the rate of increase of Stomoxys calcitrans and Stomoxys niger niger* (Diptera: Muscidae) from La Réunion island. Journal of Medical Entomology 42, 2005. 959-965 p.

LATORRE, MR; CARDOSO, MR. *Análise de séries temporais em epidemiologia*: uma introdução sobre os aspectos metodológicos. Revista Brasileira de Epidemiologia 4, 2001. 145-152 p.

LEE, HS *et al. Regional and temporal variations of Leptospira seropositivity in dogs in the United States*, 2000-2010. Journal of Veterinary Internal Medicine 28, 2014. 779-788 p.

LOPES, E *et al. Analysis of time series of cattle rabies cases in Minas Gerais*, Brazil, 2006-2013. Tropical Animal Health and Production 47, 2015. 663-670 p.

MEDRONHO, RA. Distribuição das doenças no espaço e no tempo. In: MEDRONHO, R *et al. Epidemiologia*. 2. ed. São Paulo: Atheneu, 2008.

PERALTA, E *et al. The application of time series analysis to determine the pattern of foot-and-mouth disease in cattle in Paraguay*. Preventive Veterinary Medicine 1, 1982. 27-36 p.

PEREIRA, MG. Variáveis relativas ao tempo. In: PEREIRA, MG. *Epidemiologia*: teoria e prática. Rio de Janeiro: Guanabara Koogan, 1995.

PFEIFFER, DU. Basic Concepts of Veterinary Epidemiology. In: PFEIFFER, DU. *Veterinary Epidemiology*: An Introduction. 1. ed. London: University of London, 2009.

THRUSFIELD, MV. Padrões de doença. In: THRUSFIELD, MV. *Epidemiologia Veterinária*. 2. ed. São Paulo: Roca, 2004.

WARD, MP. *Seasonality of canine leptospirosis in the United States and Canada and its association with rainfall*. Preventive Veterinary Medicine:56, 2002. 203-213 p.

6 DISTRIBUIÇÃO E ANÁLISE ESPACIAL EM SAÚDE ANIMAL

Flavio Moutinho

Podemos dizer que a Epidemiologia Veterinária está sustentada, de maneira didática, em três dimensões de análise, a saber: lugar, tempo e animal. É necessário reconhecer que essas três dimensões estão a todo o tempo interagindo entre si, não se tratando de elementos isolados. O espaço geográfico é aquela dimensão onde ocorre o encontro daquilo que pode produzir doença, fatores determinantes e condicionantes ambientais, com aqueles que podem adoecer, os animais.

Quando falamos de distribuição e análise espacial em saúde animal, o espaço não deve ser encarado, simplesmente, como o local onde determinado evento ou fenômeno ocorre. É preciso que fique claro, que estamos nos referindo ao espaço geográfico historicamente construído, fruto de conflitos e relações de poder entre os humanos, resultado dos interesses sociais e econômicos antrópicos. É um espaço dinâmico e em constante mutação, não somente uma delimitação física estática, que seria o espaço geométrico.

A situação de saúde das populações animais e humanas, que habitam determinado espaço geográfico, resulta de uma série de fatores ali existentes, com destaque para elementos naturais, como relevo, clima, bioma, biota, bem como para os elementos sociais, políticos, econômicos, culturais, dentre outros. Assim, esses fatores podem ser mais ou menos relevantes para a morbimortalidade dos animais, já que as situações de risco encontradas são, via de regra, diferentes entre os espaços geográficos.

O processo de globalização aliado aos avanços tecnológicos nos modais de transporte, facilitaram de maneira intensa o deslocamento de pessoas e animais e, consequentemente, de microrganismos patogênicos. Uma viagem entre a Europa e o Brasil que, no século XVI, demorava meses, hoje é feita em algumas horas. As pessoas se deslocam com relativa facilidade por todos os continentes e a economia faz com que diversas espécies de animais também se desloquem entre os continentes, sejam animais de companhia, de produção ou silvestres, legalizados ou objeto de tráfico internacional.

Na análise espacial em saúde, a distribuição dos fenômenos estudados deve inicialmente estar geograficamente referenciada. De posse das coordenadas de determinado evento, por exemplo, podemos usar a cartografia aliada ao geoprocessamento e à estatística, gerando mapas temáticos de grande valia para expressar aspectos de saúde e doença dos animais.

O uso da estatística espacial possibilita que os eventos sejam analisados em relação à sua espacialização, efetuando estimativas e desenvolvendo modelagem sobre como o contexto encontrado em determinado espaço pode influenciar a saúde dos animais. Assim, fatores sociais, econômicos, ambientais, culturais ou de oferta de serviços veterinários podem ter seus efeitos sobre a saúde dos animais estimados e, mesmo, explicados.

6.1 Aplicações da análise espacial em saúde

Dentre as principais aplicações da análise espacial em saúde animal é importante destacar:

- **Mapeamento de indicadores epidemiológicos, identificando possíveis padrões de morbidade, mortalidade ou eventos de saúde.** Exemplo: em uma epidemia por fonte comum ou surto, ligado à contaminação de uma fonte de água, o mapeamento nos faria perceber um agregado de casos ao redor da fonte e, quanto mais nos distanciássemos, a quantidade de casos iria diminuindo. Foi exatamente isso que aconteceu no famoso caso da cólera em Londres, estudada e mapeada por John Snow no século XIX, como vimos no capítulo 2.

- **Expressar o risco que pessoas ou animais têm ao residir ou visitar determinadas regiões.** Exemplo: se vou me mudar com minha família e meu cão de estimação para uma cidade em que o mapa de distribuição espacial da leishmaniose visceral canina mostra ser área de transmissão dessa zoonose, posso buscar outra cidade para residir, ou tomar medidas preventivas que diminuam o risco de infecção.
- **Acompanhamento da disseminação de agravos.** Exemplo: a esporotricose, humana e felina, vem se disseminando muito rapidamente no estado do Rio de Janeiro. O mapeamento da doença nos mostra que, entre o início da epidemia, no período de 1998/2000 e o ano de 2006, o número de municípios acometidos mais do que dobrou de quantidade e a doença se espalhou por toda a região metropolitana.
- **Apoiar a determinação de causas de doenças.** Exemplo: ao comparar espacialmente a ocorrência de alterações pulmonares em cães de uma área com altos níveis de poluição atmosférica com outras com menores índices, Calderón-Garcidueñas *et al.* (2001) encontraram preocupantes alterações pulmonares naqueles cães residentes na cidade extremamente poluída. Assim, a ocorrência de doenças respiratórias em caninos poderia estar relacionada a uma exposição a maior quantidade de material particulado em suspensão.

- **Definir locais prioritários para intervenções.** Exemplo: visando controlar a raiva de herbívoros em determinado estado, a Defesa Sanitária Animal pode fazer o mapeamento da doença em todo o seu território e, a partir daí, tomar a decisão de efetuar intervenções nos locais de maior incidência da doença, tais como atividades educativas com os produtores rurais, ações de controle de morcegos hematófagos e campanha de vacinação de animais de produção.
- **Avaliar o impacto das intervenções efetuadas.** Exemplo: voltando ao exemplo anterior sobre o controle da raiva de herbívoros, passado um tempo apropriado após a Defesa Sanitária Animal ter implementado as intervenções necessárias, pode ser feito novo mapeamento da ocorrência da raiva, visando verificar se as ações de controle implementadas nas regiões de maior incidência surtiram os efeitos desejados.
- **Análise de redes de saúde animal e fluxos de pacientes.** Exemplo: o mapeamento da localização de estabelecimentos de saúde animal como consultórios, clínicas, hospitais e laboratórios veterinários pode fornecer importantes informações sobre o acesso a esses serviços pelas pessoas e seus animais residentes nos diferentes bairros de um município.

É importante destacar que, em estudos de análise espacial em saúde animal, podemos demonstrar a situação de um só local ou podem ser feitas comparações urbano-rurais entre locais, municípios, estados, regiões, países e até continentes. Pode-se, ainda, comparar a mesma variável no mesmo espaço no decorrer do tempo, como a evolução da incidência de neoplasia em gatos entre os anos 2000 e 2018, ou diferentes variáveis em um mesmo espaço geográfico como, por exemplo, a influência dos níveis de renda e educação na cobertura vacinal de cães em determinado país.

6.2 Uso de mapas

Um mapa é uma representação simplificada da realidade encontrada em determinado espaço geográfico, com objetivo de transmitir informações a um determinado público-alvo, sendo fundamental que ele seja de fácil entendimento para esse público.

A confecção de um mapa requer que sejam seguidos alguns critérios cartográficos que têm o objetivo de padronizar sua produção e interpretação. Isso envolve o uso de legenda adequada, título autoexplicativo, indicação de orientação (direção) e escala a ser escolhida (Figura 1). Devemos atentar para o fato de que quanto menor a escala, maior será a área representada no mapa, mas menores são os detalhes contidos e observáveis. Assim, em um mapa com escala de 1:10.000 (que é a mesma coisa de 1/10.000), tudo o que está representado foi diminuído em dez mil vezes, logo, uma distância de 10.000 km equivalerá a 1 cm no mapa.

Figura 1 – Elementos fundamentais em um mapa de análise espacial em saúde

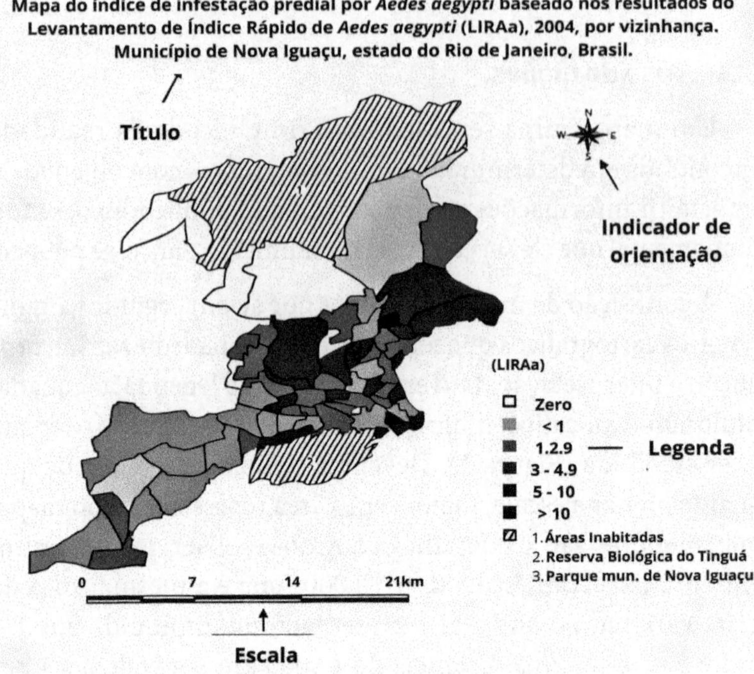

Fonte: adaptado de Lagrotta *et al.* (2008).

Existem diferentes tipos de mapas, cada qual adequado a diferentes usos. As técnicas de geoprocessamento permitem a elaboração de excelentes mapas temáticos na área de saúde animal.

De modo geral, os mapas podem ser classificados em qualitativos ou quantitativos. Os qualitativos expressam uma qualidade, como a área de ocorrência de determinada doença, não permitindo determinar quantidade e nem hierarquia de valores, já que não há valor associado às classes. Os quantitativos expressam uma quantidade ou uma hierarquia de valores, como o número de casos da doença, óbitos, taxas, razões etc. Alguns mapas podem ser considerados simultaneamente qualitativos e quantitativos, por expressarem mais de uma dimensão, englobando qualidade e quantidade.

Os mapas quantitativos podem ter as quantidades expressas em números absolutos, como número de casos, número de óbitos, número de surtos etc. Podem, também, ter a quantidade expressa em números relativos, ou seja, por porcentagens, taxas ou razões. Algumas vezes os mapas apresentam simultaneamente números absolutos e relativos.

Conhecendo melhor: Geoprocessamento e Sistemas de Informações Geográficas (SIG)

Podemos entender Geoprocessamento como um conjunto de tecnologias que permitem a coleta, o tratamento, a manipulação e a apresentação de informações com uma base espacial. Dentre essas tecnologias podemos destacar a estatística espacial, a cartografia digital, o uso dos Sistemas de Posicionamento Global (GPS), o sensoriamento remoto e os Sistemas de Informações Geográficas (SIG), sobre os quais falaremos mais aprofundadamente neste quadro.

Os SIG são programas de computação que permitem a integração de dados cartográficos e alfanuméricos (tabulares). Possibilitam a manipulação de informações estratégicas de diversas áreas, dando apoio à tomada de decisão. Ao usar um SIG se pode coletar, armazenar, administrar, consultar e dispor os dados de forma espacializada, desde que os dados tenham registro de suas coordenadas.

A partir de um mapa simples vão sendo adicionadas camadas (*layers*), que serão sobrepostas e integradas, contendo, a critério do elaborador, demografia, hidrografia, malha viária, construções, propriedades rurais, setores censitários etc.

Tais dados podem ter origem em diversas fontes, como por exemplo:

- Dados demográficos: IBGE, Secretarias de Agricultura, Ministério da Saúde (DATASUS).
- Ambientais: Ministério do Meio Ambiente, IBAMA, Ministério da Saúde (Sistemas de Informações).
- Morbidade: Ministério da Saúde (Sistemas de Informações) e Ministério da Agricultura e Pecuária (Sistema de Informações Zoossanitárias).
- Mortalidade: Ministério da Saúde (Sistemas de Informações de Mortalidade) e Ministério da Agricultura e Pecuária (Sistema de Informações Zoossanitárias).
- Serviços Veterinários: Ministério da Saúde (Cadastro Nacional de Estabelecimentos de Saúde), IBGE, Vigilância Sanitária, Conselhos Estaduais de Medicina Veterinária, órgãos de agricultura e pecuária de estados e municípios.
- Cartográficos: IBGE, Diretoria de Hidrografia Nacional da Marinha, Instituto de Ciências Aeronáuticas, Instituto Nacional de Pesquisas Espaciais, prefeituras.

O SIG tem inúmeras aplicações na área da saúde, visando a representação espacial de diferentes eventos e fenômenos, já que os dados do processo saúde-adoecimento têm uma dimensão espacial. Assim, o SIG pode ser utilizado, por exemplo, para a elaboração de mapas temáticos e para a geração de zonas de interesse da Defesa Sanitária Animal em controle de focos.

Há disponíveis para *download* alguns SIGs de uso gratuito, como o *Terraview*, desenvolvido pelo INPE e o *Quantum Gis*. Da mesma maneira, a dificuldade na obtenção das coordenadas não é mais uma barreira ao uso da espacialização dos dados de saúde animal, já que há diversos aplicativos para *smartphones* com essa finalidade e com *download* também gratuito.

As principais formas de representação espacial de eventos de saúde animal em mapas são:

- **Mapas de pontos ou de localização:** São mapas onde cada ponto é representado em seu lugar original de ocorrência, representando padrões de dispersão ou concentração de eventos no espaço. São utilizados, por exemplo, para expressar o local de ocorrência de óbitos, casos ou surtos. Podem, ainda, localizar feições geográficas, como a presença de unidades de saúde animal ou outros fenômenos de saúde, como os animais vacinados.

Como ponto, podemos utilizar figuras geométricas (círculo, quadrado etc.) ou símbolos (o uso da cruz é comum para representar unidades de saúde). Esse tipo de mapa tem a vantagem de não ficar limitado às delimitações arbitrárias comumente utilizadas na epidemiologia, como o uso das divisões administrativas. A concentração dos pontos de casos, surtos ou óbitos em alguma área pode gerar hipóteses em relação aos fatores que determinam tal ocorrência. Já a distribuição das unidades de saúde animal pode mostrar concentração em algumas áreas e falta de cobertura em outras.

Um aspecto negativo é a dificuldade de interpretação quando há muitas ocorrências próximas, levando à sobreposição de pontos.

Mais uma vez, podemos recorrer ao famoso mapa elaborado por John Snow no século XIX, quando estudou a epidemia de Cólera em Londres. Nesse mapa (Figura 2) ele identificou manualmente os pontos onde houve óbitos e pode constatar que houve uma concentração ao redor de determinadas fontes de água, levando-o a defender a transmissão hídrica da doença.

Figura 2 – Exemplo de mapa de pontos, elaborado por John Snow, no estudo da epidemia de Cólera em Londres, Inglaterra, no século XIX

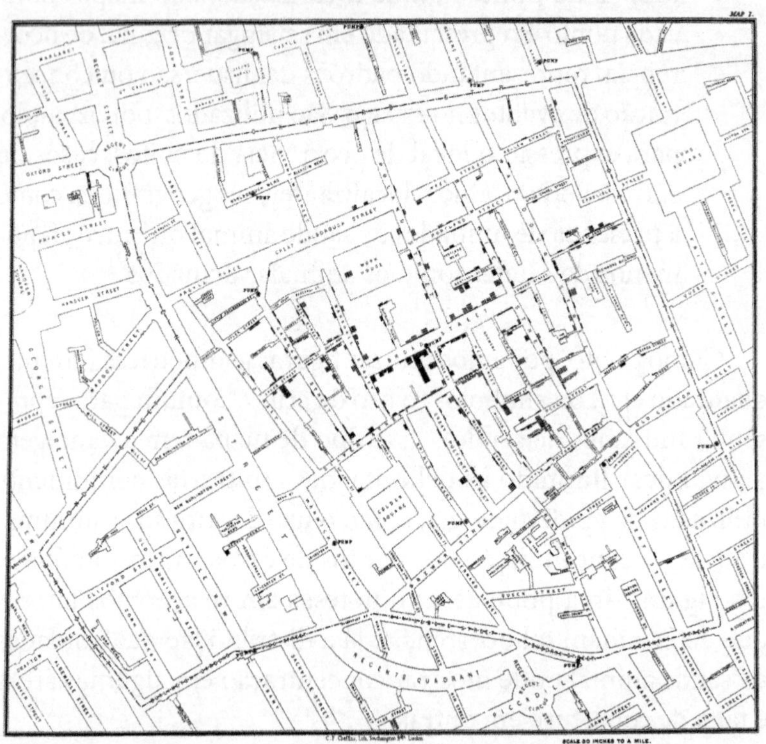

Fonte: https://commons.wikimedia.org/wiki/File:Snow-cholera-map-1.jpg.

Na imagem a seguir (Figura 3) é apresentado um mapa de pontos mostrando os locais de residência de cães submetidos a exame histopatológico, no Hospital Veterinário da Universidade de São Paulo (2002-2003), onde os pontos pretos representam os cães positivos para neoplasias e os pontos cinzas representam os negativos.

Figura 3 – Exemplo de mapa de pontos representando os casos de leishmaniose visceral canina e humana no município de Petrolina, PE, no período de 2001 a 2010.

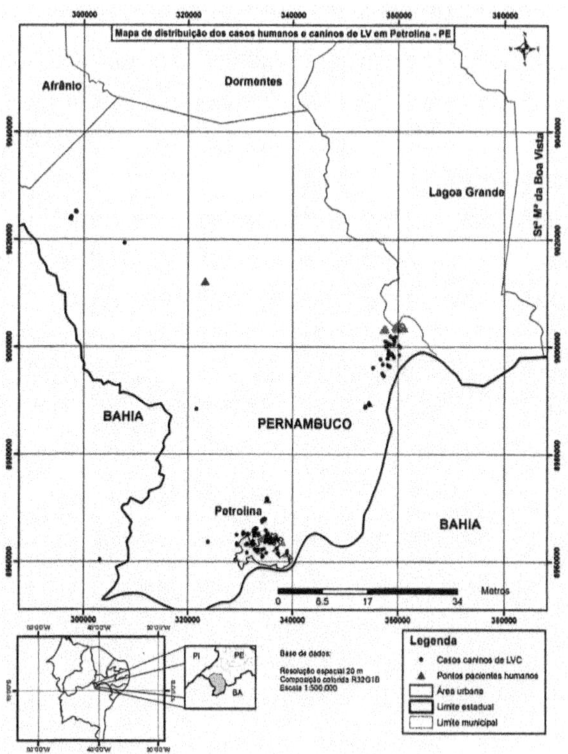

Fonte: Maia *et al.* (2015).

- **Mapas com símbolos proporcionais:** Nesses mapas o tamanho do símbolo, utilizado para representar o evento, vai variar de acordo com a quantidade representada, ou seja, cresce quando ocorre aumento do evento, como morbidade ou mortalidade.

Assim, nos locais onde a mortalidade é maior, o símbolo vai ser maior que nas outras localidades. Geralmente são usados círculos, mas outros símbolos como triângulos e quadrados também podem ser usados. Têm a vantagem de substituir os mapas de pontos quando há muitos casos do evento a ser representado, evitando a sobreposição dos pontos e facilitando a visualização.

O mapa a seguir (Figura 4) relaciona a quantidade de casos de hantavirose em humanos com o tipo de bioma em que ocorreram os casos. É um mapa que apresenta a distribuição dos biomas no estado de Minas Gerais e, ao mesmo tempo, apresenta a quantidade de casos da doença no modelo de símbolos proporcionais, onde quanto maior o tamanho do círculo, maior o número de casos representado, conforme a legenda.

Figura 4 – Exemplo de mapa de símbolos proporcionais representando a quantidade de casos de Hantavirose e os biomas onde ocorreram

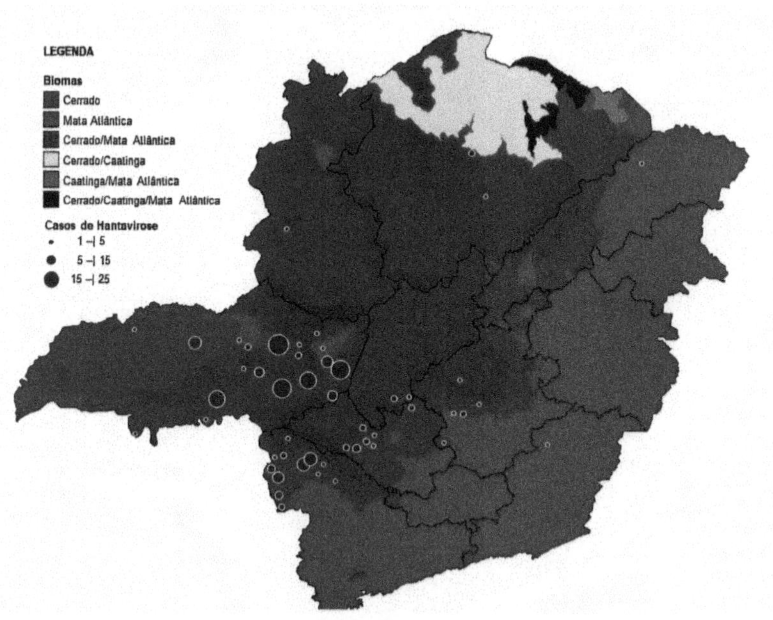

Fonte: Oliveira; Morraye (2014).

- **Mapas de distribuição:** São mapas qualitativos utilizados para demonstrar a área de ocorrência de um evento ou determinada característica. O mapa a seguir (Figura 5), por exemplo, mostra a distribuição dos biomas existentes no território brasileiro.

Figura 5 – Exemplo de mapa de distribuição demonstrando os biomas brasileiros

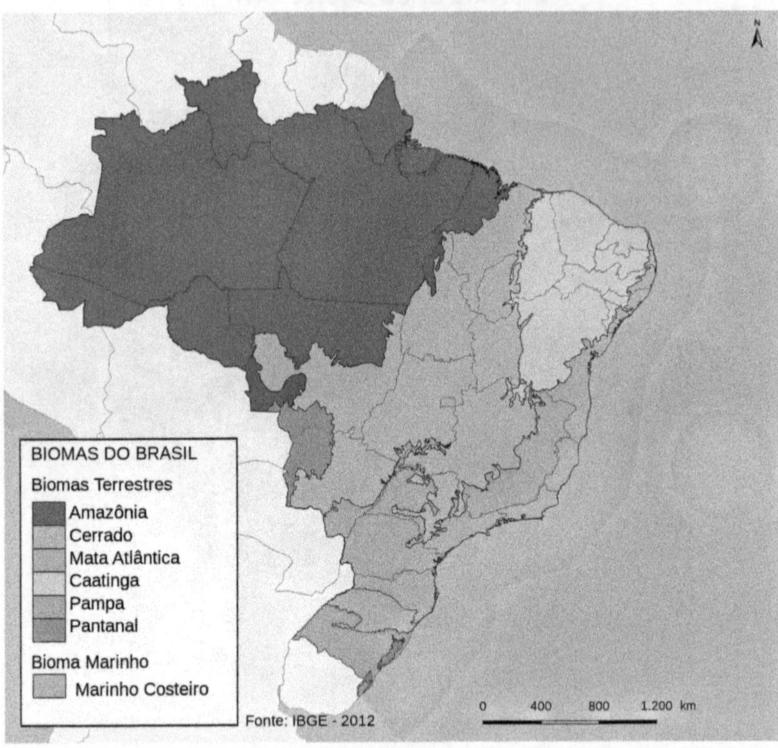

Fonte: IBGE. https://commons.wikimedia.org/wiki/File:Biomas_do_Brasil.svg.

- **Mapas de fluxo:** Nesses mapas são utilizadas setas ou linhas que indicam a direção tomada pelo evento. Algumas vezes, a largura das setas ou linhas pode variar de acordo com a quantidade representada. O uso de linhas ou setas dá a impressão de movimento, direção, quantidade e intensidade.

São usados para expressar a disseminação de doenças, o fluxo de pacientes para unidades de saúde etc. No mapa a seguir (Figura 6), podemos visualizar os fluxos dos locais prováveis de infecção e os casos importados de dengue de Araraquara, SP, no período 1998 – 2013. Nesse mapa, a linha mais fina representa fluxo baixo e a mais grossa, fluxo médio.

Figura 6 – Exemplo de mapa de fluxos representando os locais prováveis de infecção e os casos importados de dengue de Araraquara-SP, no período de 1998-2013

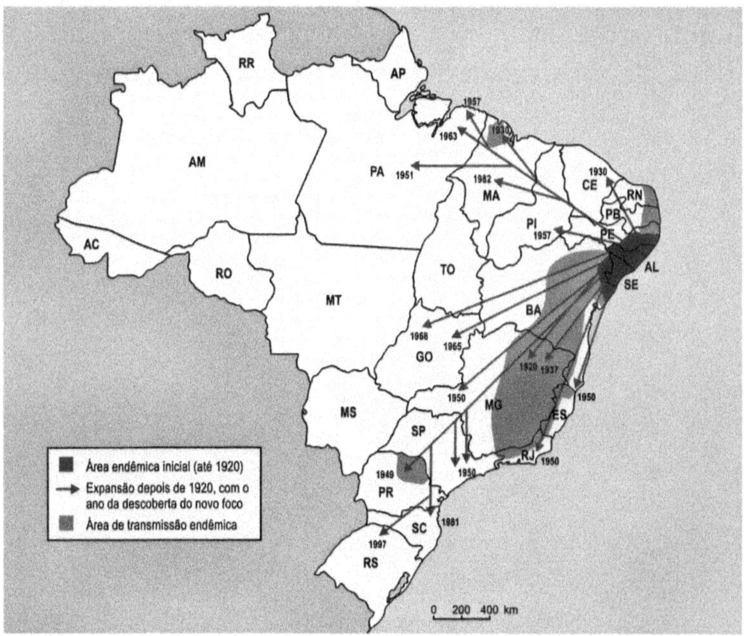

Fonte: Oliveira *et al.* (2018).

- **Mapas coropléticos:** São mapas em que aquilo que se quer expressar está respeitando as fronteiras administrativas (bairros, municípios, estados, países etc.) e não necessariamente a real situação em que se apresenta. As fronteiras entre os diferentes valores encontrados foram criadas artificialmente pelos humanos. É um dos tipos mais utilizados em saúde animal.

O mapa a seguir (Figura 7) apresenta o percentual de cães positivos para leishmaniose visceral canina no município do Rio de Janeiro, RJ, no período 2011-2014. É respeitada a divisão administrativa feita por bairros e a variação da cor expressa a variação da positividade dos animais, conforme a legenda.

Figura 7 – Exemplo de mapa coroplético representando o percentual de cães positivos para Leishmaniose visceral canina, no município do Rio de Janeiro-RJ

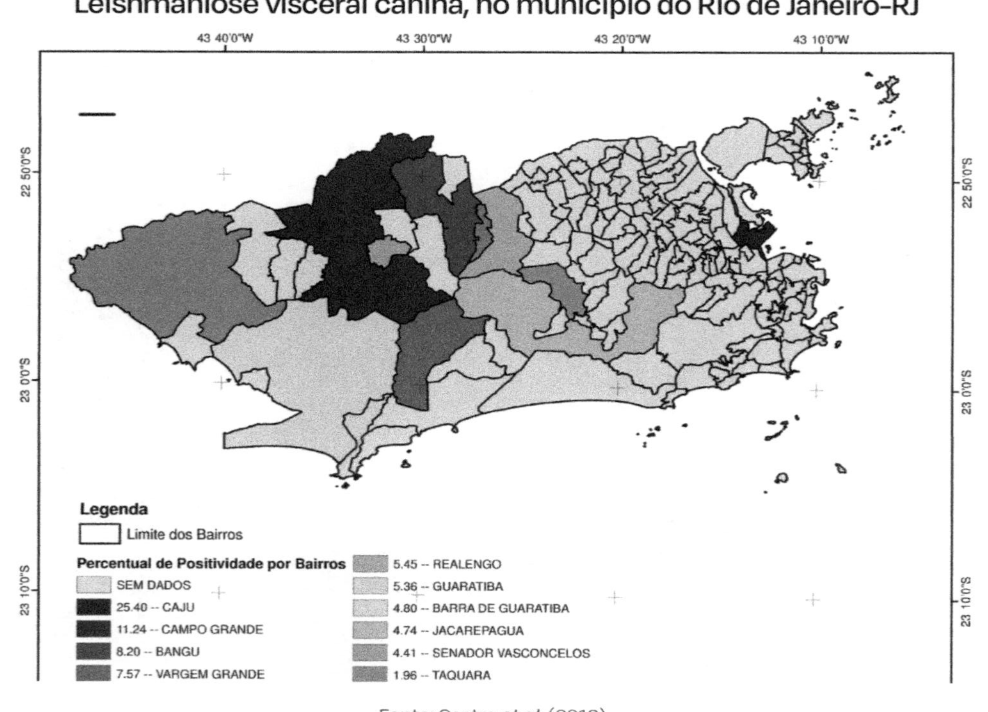

Fonte: Castro *et al.* (2018).

Na Figura 8, há um conjunto de mapas coropéticos comparando a incidência de leishmaniose visceral humana nos diferentes bairros de Campo Grande-MS. O mesmo espaço geográfico foi comparado ano a ano, no período de 2007 a 2011.

Figura 8 – Exemplo de mapas coropléticos representando a incidência de Leishmaniose Visceral Humana nos diferentes bairros de Campo Grande-MS, no período de 2007 a 2011

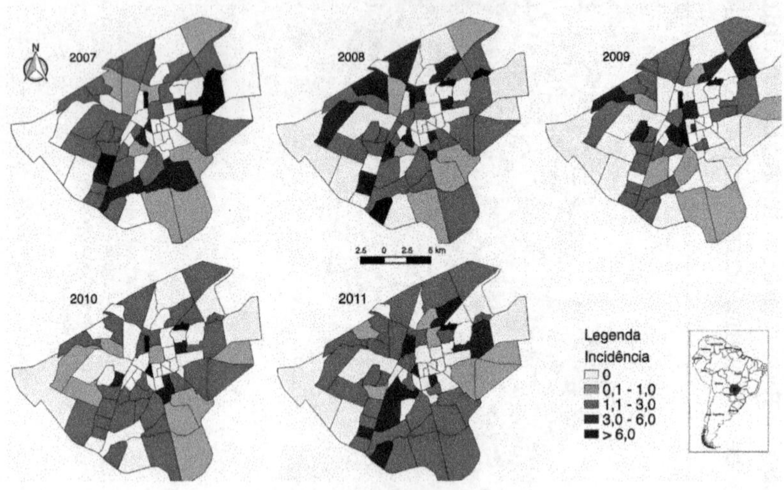

Fonte: Marques *et al.* (2017).

- **Mapas com gráfico:** Nesse tipo, sobre o mapa são apresentados gráficos (geralmente em colunas, barras ou em pizza) que vão quantificar a ocorrência do evento. Apesar de possibilitarem que os gráficos sejam demonstrados no contexto geográfico em que ocorrem, são mapas muitas vezes de difícil leitura.

A seguir (Figura 9) podemos observar um mapa coroplético representando a prevalência de leishmaniose visceral canina em Araçatuba-SP e o uso das colunas para representar os casos humanos de leishmaniose visceral humana.

Figura 9 – Exemplo de mapa coroplético com histograma representando os casos caninos e humanos de Leishmaniose Visceral em Araçatuba-SP, no período 1998-1999

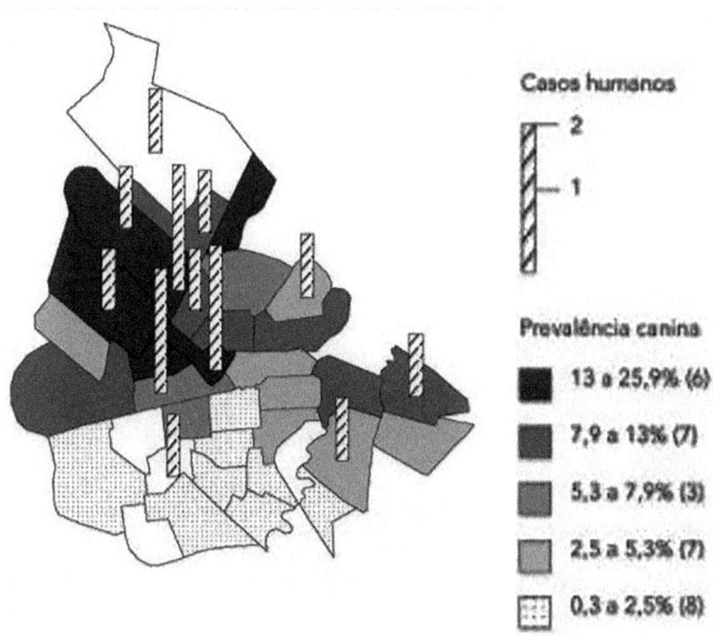

Fonte: Camargo-Neves *et al.* (2001).

Já no mapa a seguir (Figura 10) são representados os casos de dengue, chicungunya e zika no Brasil, no ano de 2016. Nos gráficos, tipo pizza, são representadas as proporções de cada uma das doenças. Note que os gráficos em pizza são símbolos proporcionais, ou seja, a quantidade de eventos representados aumenta quando cresce o tamanho dos gráficos (símbolos).

Figura 10 – Exemplo de mapa coroplético, com gráfico em formato de pizza, representando a proporção de casos de dengue, chikungunya e zika no Brasil em 2016

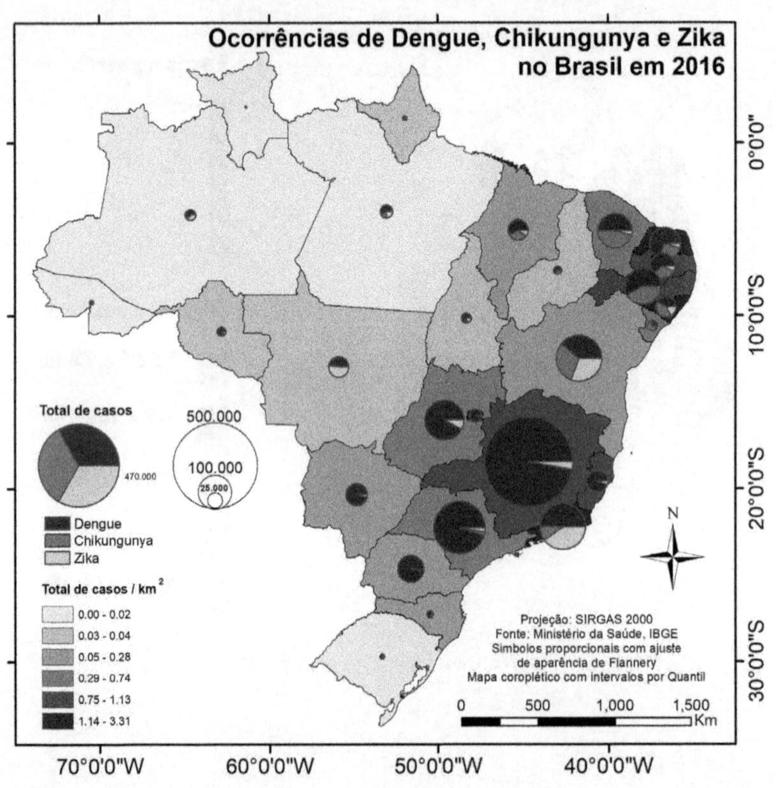

Fonte: Vasconcelos; Pinho (2017).

- **Mapas de densidade ou de calor (Estimativa de Kernel):** A estimativa de Kernel é uma técnica de estatística espacial utilizada para estimar a densidade de eventos espacialmente localizados, identificando concentração de casos (áreas quentes ou *hotspots*). Tem como vantagem não se ater à divisão político-administrativa e oportunizar rápida visualização de áreas prioritárias.

Na Figura 11 pode-se observar um mapa de densidade onde o uso do estimador de Kernel permitiu identificar concentração de casos de dengue, variando de baixa a muito alta densidade, na cidade de Bayeux-PB, no período de 2011 a 2014.

Figura 11 – Exemplo de mapa com estimativa de Kernel representando a densidade de casos de dengue em Bayeux, PB, entre 2011 e 2014

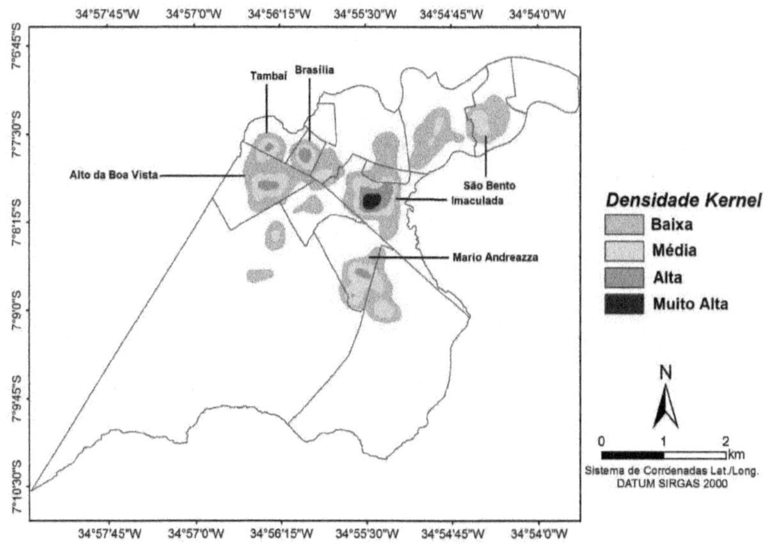

Fonte: Almeida (2017).

- **Mapas com Área de Influência (*Buffer*):** Buscam delimitar áreas de concentração de ocorrência de um evento e áreas de influência para a ocorrência daquele evento onde, quanto mais se afasta de um local delimitado, menor é o risco de o evento acontecer.

No mapa a seguir (Figura 12) foram identificados os casos de leishmaniose visceral canina no bairro Jacaré, em Niterói-RJ e delimitado um *buffer* de 100 metros ao redor deles, que representaria a área de maior risco para a ocorrência de casos da doença.

Figura 12 – Exemplo de mapa com delimitação de área de influência (*buffer*) em estudo sobre Leishmaniose visceral canina realizado no bairro do Jacaré, Niterói, RJ

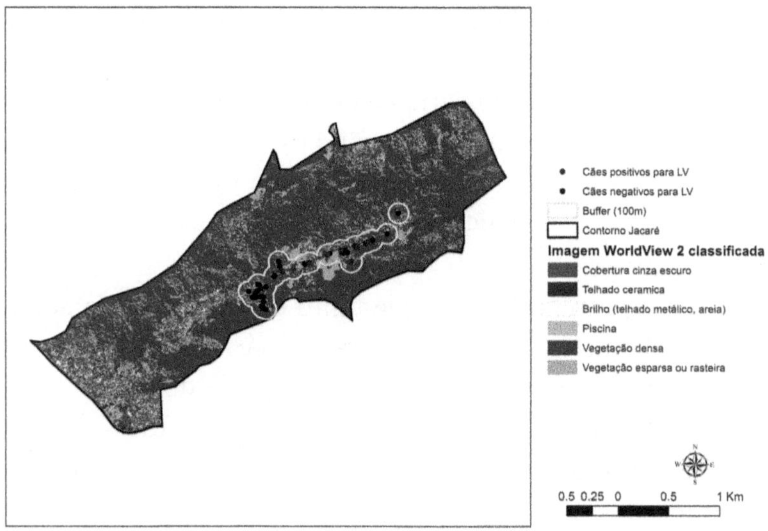

Fonte: Abrantes *et al.* (2018).

- **Mapas isopléticos:** São mapas que apresentam os fenômenos (ocorrência de determinada doença, presença de uma espécie de vetor, forma de uso do solo etc.) respeitando sua continuidade no espaço geográfico. Assim, a fronteira verdadeira entre os diferentes valores encontrados é respeitada, demonstrando a real ocorrência do evento, não necessariamente respeitando fronteiras administrativas. Apesar de ainda serem pouco utilizados na Epidemiologia Veterinária, são mapas com grande potencial de aplicação.

Por fim, cabe informar que tanto o Ministério da Saúde quanto o Ministério da Agricultura, Pecuária e Abastecimento possibilitam a confecção de alguns mapas de doenças e agravos de notificação compulsória a partir do DATASUS (https://datasus.saude.gov.br/) e do Sistema Nacional de Informação Zoossanitária (http://indicadores.agricultura.gov.br/saudeanimal/index.htm), respectivamente.

REFERÊNCIAS

ABRANTES, TR *et al. Fatores ambientais associados à ocorrência de leishmaniose visceral canina em uma área de recente*: introdução da doença no Estado do Rio de Janeiro, Brasil. Cad. Saúde Pública (1), 2018. 1-12 p.

ALMEIDA, CAP. *Análise geoespacial dos casos de dengue e sua relação com fatores socioambientais em Bayeux* – PB. Hygeia 13 (26), 2017. 71-86 p.

BARCELLOS, C. Problemas emergentes de saúde coletiva e a revalorização do espaço Geográfico. In: BARCELLOS, C. (Org.). *Território, ambiente e saúde.* Rio de Janeiro: FIOCRUZ, 2008, p. 43-55 p.

BARCELLOS, C; BASTOS, FI. *Geoprocessamento, ambiente e saúde:* uma união possível? Cad. Saúde Públ. 12(3), 1996. 389-397 p.

BARROS, MBL *et al. Esporotricose*: a evolução e os desafios de uma epidemia. Rev Panam Salud Publica 27(6), 2010. 455-60 p.

BRASIL. Ministério da Saúde. Secretaria de Vigilância em Saúde. Fundação Oswaldo Cruz. *Abordagens espaciais na saúde pública.* Brasília: Ministério da Saúde, 2007.

BRASIL. Ministério da Saúde. Secretaria de Vigilância em Saúde. Fundação Oswaldo Cruz. *Introdução à Estatística Espacial para a Saúde Pública.* Brasília: Ministério da Saúde, 2007.

BRASIL. Ministério da Saúde. Sistemas de Informações Geográficas e Análise Espacial na Saúde Pública. Brasília: Ministério da Saúde, 2007.

CALDERÓN-GARCIDUEÑAS *et al. Canines as sentinel species for assessing chronic exposures to air pollutants*: part 1. Respiratory pathology. Toxicol Sci. 61(2), 2001. 342-55 p.

CAMARGO-NEVES, VLF *et al. Utilização de ferramentas de análise espacial na vigilância epidemiológica de leishmaniose visceral americana* - Araçatuba-SP, Brasil, 1998-1999. Cad. Saúde Pública 17(5), 2001. 1263-1267 p.

CASTRO, CO *et al. Distribuição geográfica dos casos de leishmaniose visceral canina no município do Rio de Janeiro-RJ*, entre os anos de 2011 e 2014. Hygeia 14 (27), 2018. 89-98 p.

GESLER, W. *The uses of spatial analysis in medical gegraphy*: a review. Soc. Sci. Med. 23(10), 1986. 963-973 p.

GONDIM, GMM. *Espaço e saúde*: uma (inter) ação provável nos processos de adoecimento e morte em populações. In: Barcellos C. (Org.). Território, ambiente e saúde. Rio de Janeiro: FIOCRUZ, 2008, 57-75 p.

LAGROTTA, MTF *et al.* Identification of key areas for *Aedes aegypti* control through geoprocessing in Nova Iguaçu, Rio de Janeiro State, Brazil. Cad. Saúde Pública 24(1), 2008. 70-80 p.

MAIA, CS *et al. Análise espacial da leishmaniose visceral americana no município de Petrolina, Pernambuco, Brasil.* Hygeia - Revista Brasileira de Geografia Médica e da Saúde, 10(18), 2014. p. 167–176.

MARQUES, NTA *et al. Geoprocessamento aplicado à epidemiologia da leishmaniose visceral.* Hygeia 13 (26), 2017. 156-165 p.

MEDRONHO, RA *et al. Epidemiologia.* São Paulo, Atheneu, 2009.

MONKEN, M. *et al.* O território na saúde: construindo referências para análises em saúde e ambiente. In: BARCELLOS, C. (Org.). *Território, ambiente e saúde.* Rio de Janeiro: FIOCRUZ, 2008, 23-41 p.

OLIVEIRA, MA *et al. El papel de ls flujos interregionales em la disseminación de epidemias de dengue en uma ciudad de clima tropical*. Salud Colectiva 14(1), 2018. 109-119 p.

OLIVEIRA, L; MORRAYE, MA. *Aspectos da epidemiologia da síndrome pulmonar por hantavirus (sph) em Minas Gerais, Brasil (2002 a 2009) e sua relação com uso e ocupação do solo*. Hygeia 10(18), 2014. 110-120 p.

PEREIRA, M. G. *Epidemiologia*: teoria e prática. Rio de Janeiro: Guanabara Koogan, 1995.

PINA, MFRP. Potencialidades dos Sistemas de Informações Geográficas na área da saúde. In: NAJAR, AL (Org.). *Saúde e espaço*: estudos metodológicos de técnicas de análise. Rio de Janeiro: FIOCRUZ, 1998. 125-133 p.

ROJAS, LI. *Geografía y salud*: temas y perspectivas en América Latina. Cad. Saúde Pública 14(4), 1998. 701-711 p.

THRUSFIELD, MV. *Epidemiologia veterinária*. São Paulo: Roca, 2004.

VASCONCELOS, VV; PINHO, CMD. *Multivariate geovisualization of dengue, zika and chikungunya cases in Brazil*: a didactic experience. Hygeia 13 (25), 2017. 91-106 p.

7 EPIDEMIOLOGIA E AMBIENTE

Sandra Thomé

7.1 Introdução

A domesticação de plantas e animais teve um efeito significativo, não apenas nos táxons domesticados, mas também na evolução humana e na biosfera como um todo. Até o advento da domesticação animal, outras espécies animais e o ser humano habitavam ecossistemas nativos e viviam de acordo com as leis naturais, as condições climáticas e segundo o que o ambiente era capaz de prover: procurando por alimentos, fugindo de predadores ou perseguindo suas presas. Disputavam território entre si, lutavam pela conquista de companheiras para reprodução e por refúgios e locais protegidos para manter suas proles em segurança. Por incontáveis milênios nada se alterou significativamente nessa relação animal-ambiente. Há cerca de 14.000 anos, as zoonoses eram praticamente inexistentes, pois humanos e demais espécies animais não partilhavam uma vida em proximidade e os ancestrais humanos eram nômades, em maior ou menor grau, o que impedia ou, pelo menos, dificultava em muito a troca de agentes patogênicos.

A primeira espécie a ser domesticada foi o cão. Embora ainda existam dúvidas quanto ao período exato do início da domesticação animal, não há dúvidas quanto à ancestralidade do cão doméstico (*Canis familiaris*), descendente do lobo.

A partir da domesticação das primeiras espécies animais, três fenômenos desencadearam os maiores e mais duradouros impactos ambientais da história da humanidade: a própria domesticação animal, o desenvolvimento da agricultura e, consequentemente, a fixação do humano a terra.

Com a domesticação, veio a necessidade do humano primitivo se fixar em um lugar, haja vista que o deslocamento constante para levar o rebanho em busca de pastagens, mostrava-se cansativo e, não raramente, inviável.

Como consequência, humanos e animais passaram a compartilhar não somente o território físico, mas também dejetos de ambas as partes, ectoparasitas e microrganismos das diferentes espécies que, até então, não viviam em proximidade. A partir dessa convivência, alguns patógenos conseguiram romper a barreira interespécie e se tornaram capazes de infectar novos hospedeiros, incluindo os humanos; de igual maneira, alguns agentes patogênicos humanos também se adaptaram a infectar outras espécies animais, fenômeno que recebe a denominação, na língua inglesa, de *spillover*. Ectoparasitas e artrópodes vetores de doenças, igualmente foram se adaptando à infestação e ou à hematofagia em uma maior gama de espécies hospedeiras, passando não somente a ampliar suas opções de hospedeiros, como também aumentando exponencialmente sua presença no território e adotando novas estratégias para sobreviver no ambiente.

Não bastasse a maior oferta de hospedeiros disponíveis, algumas espécies de artrópodes, ao se alimentarem do sangue de indivíduos infectados, ingeriam formas evolutivas de patógenos presentes no sangue ou na pele desses hospedeiros, se infectando e se tornando vetores competentes para a transmissão de novos agentes de doença. Foi então, por meio desse compartilhamento de espaço físico, dejetos, endo e ectoparasitos, que se originaram e se expandiram as zoonoses. Não se pode deixar de salientar que, ao longo da existência contemporânea de ancestrais humanos e do *Homo sapiens*, o cruzamento entre indivíduos desses dois grupos melhorou nossa capacidade defensiva contra doenças infecciosas, trazendo um significativo ganho evolutivo.

7.2 Zoonoses

O que são zoonoses? São infecções e doenças naturalmente transmissíveis entre seres humanos e animais vertebrados. As zoonoses vêm se expandindo a tal ponto que a Organização Mundial de Saúde (OMS) alerta que 75% das doenças emergentes e reemergentes que irão afetar a população humana no século XXI serão de origem zoonótica ou estarão relacionadas direta ou indiretamente aos animais.

A partir da domesticação animal, inicialmente com caprinos e ovinos no Crescente Fértil do Rio Nilo, novas necessidades se fizeram presentes, quais foram: local para manter os animais, evitando eventuais fugas e protegendo-os de potenciais predadores e ladrões e a necessidade de produzir alimento para as recentes criações animais. Em um primeiro momento, os humanos levavam os animais para pastar onde houvesse oferta de capim abundante; partiam com o rebanho no início da manhã, retornando ao cair da tarde para repousar. Nessas idas e vindas diárias, eles contavam, geralmente, com o auxílio de cães, que mantinham o rebanho unido, evitando que os animais se dispersassem ou fossem capturados por predadores; surgiram os assim chamados cães pastores.

Com o passar do tempo, o crescimento dos rebanhos e, provavelmente, as dificuldades logísticas para levar e trazer diariamente os animais para pastoreio e repouso, levou à necessidade de que essa prática fosse gradualmente substituída, pelo menos parcialmente e em regiões onde a terra e as condições ambientais se mostrassem favoráveis, pelo plantio local de pastagens para a alimentação dos animais. Assim, alguns grupos humanos passaram a cercar áreas para contenção dos rebanhos, plantar gramíneas e grãos para os animais e a construir toda uma infraestrutura fixa, que facilitasse a lida com o rebanho; claro que, contando sempre com cães, os quais — se antes os acompanhavam na caça e depois os auxiliavam no controle de fuga de animais — agora se tornaram guardiões da propriedade, protegendo a morada e o rebanho.

Com o desenvolvimento das atividades de pecuária e agricultura e sua contínua ampliação, surge uma demanda para aumento dos rebanhos e consequente ampliação de áreas de plantio de gramíneas e grãos; com isso, são então construídas moradias para as famílias — que agora trocam definitivamente o nomadismo pelo sedentarismo — galpões para armazenamento do excedente da produção de grãos, e para atender a outras necessidades de espaço que surgiam. A solução foi, então, remover a vegetação nativa do entorno, substituindo-a por outra, mais adequada às novas demandas. Tal prática deu origem ao que se considera como os primeiros ecossistemas antropizados (ou antropogênicos), ou seja, ambientes modificados por seres humanos, de modo a atender necessidades identificadas ou criadas pelos próprios humanos. A antropização dos espaços acarretam inúmeros prejuízos ao ambiente natural, contribuindo, sobremaneira, para o aumento de doenças.

A produção de grãos em períodos de clima favorável não raramente ultrapassava a capacidade de consumo por parte dos animais e das próprias pessoas, de modo que a solução passou a ser o armazenamento do excedente da safra, de modo que pudesse ser aproveitado em períodos de pouca ou nenhuma produção, nos períodos de inverno intenso ou de estiagem mais prolongada. Galpões foram, então, construídos para armazenamento do excedente das colheitas. Tal excedente armazenado, no entanto, representava forte atrativo para espécies animais indesejáveis, como os roedores, que passaram a atacar os grãos, consumindo uma parte considerável do que era armazenado e contaminando outra parte, não menos expressiva, com fezes e urina. Combater esses roedores passou a ser mais um desafio para os primeiros agricultores. A observação de que gatos eram predadores naturais de roedores e de que esses animais não manifestavam interesse em consumir grãos, levou à domesticação dessa espécie para proteger os galpões do ataque de roedores, acrescentando mais uma espécie ao rol de animais domesticados (obviamente, incorporando também mais alguns patógenos e ectoparasitos aos já adaptados) e as primeiras espécies de animais sinantrópicos: os roedores.

7.3 Animais domésticos e animais sinantrópicos

O que diferencia uma espécie domesticada de uma sinantrópica? Animais domesticados são representados por aquelas espécies animais que os humanos capturaram na natureza e as condicionou a viver sob seu jugo, por ter um ou mais interesses em mantê-las sob seu controle; já as sinantrópicas são aquelas que vieram, por conta própria, para as proximidades do ser humano, por terem sido atraídas por recursos inadvertidamente "oferecidos" por ele, tais como alimento e abrigo. Como regra geral, são consideradas prejudiciais ou indesejáveis pelos humanos, se transformando em verdadeiras pragas. Além dos prejuízos diretos pelo consumo de alimentos, determinam prejuízos indiretos, pois também carregam consigo ectoparasitas e microrganismos capazes de provocar doenças nos animais domésticos e no próprio ser humano, além de contaminar o meio ambiente com seus dejetos.

Passados mais alguns milhares de anos, em sequência, veio a domesticação dos equinos, bovinos e assim sucessivamente. Cavalos apresentavam características que representavam um enorme apelo à domesticação, já que podiam ser úteis para o transporte de pessoas e de cargas e eram particularmente adequados para uso em situações de guerras e disputas territoriais, pois tornavam o deslocamento de tropas mais ágil e os ataques a povos que ainda não detinham essa domesticação, muito mais bem sucedidos. Também se mostravam aptos para uso em esportes, representando um avanço no desenvolvimento sem precedentes para os povos que primeiro os domesticaram.

A domesticação dos bovinos se deu mais recentemente na história da civilização humana, mas nem por isso foi menos importante. Embora já existissem formas rústicas de uso da tração animal, entre os anos de 1650 e 1800 de nossa era, o uso da canga de boi, já mais confortável para não estrangular os animais, foi uma tecnologia que revolucionou de tal modo a produção agrícola de alimentos, que a população humana praticamente dobrou nesse período, no continente europeu; alguns pesquisadores chegam a considerar que esse aumento expressivo da produção de alimentos e, consequentemente, da população humana, foi um dos fatores que contribuiu para o sucesso da Revolução Industrial, pois proveu países europeus, como a Inglaterra e a França com gente suficiente para atender a necessidade de mão de obra para as minas de carvão — combustível da Revolução Industrial — , e também para trabalhar nas indústrias recém-surgidas.

Com a chegada do século XX, novas tecnologias foram desenvolvidas, novos combustíveis descobertos ou aperfeiçoados e — particularmente após o final da II Guerra Mundial — novos comportamentos e costumes passaram a ser adotados, tanto em países desenvolvidos, como naqueles em desenvolvimento, culminando com um processo acelerado de urbanização, uma sociedade de consumo e um mundo globalizado. Todos esses fenômenos trouxeram em sua bagagem um aumento exponencial da população humana no planeta e, consequentemente, o incremento de criações animais para atender ao aumento do consumo de alimentos. Longe de tentar dar explicações simplistas para tais transformações, haja vista que os processos que culminaram com a realidade mundial, vivida no século XX e ampliada nos dias de hoje, não caberiam em um capítulo sobre epidemiologia e ambiente; a ideia é tão somente pontuar cronologicamente mudanças ocorridas nas sociedades humanas que trouxeram como consequência, transformações ambientais que impactam a saúde animal e humana.

7.4 Epidemiologia ambiental e a saúde animal

Além das pressões que as alterações no meio ambiente podem exercer sobre a saúde animal, há que se levar em consideração as pressões que o sistema de criação adotado, o manejo sanitário, reprodutivo e nutricional, podem também exercer nessa questão. Condições diversas encontradas em diferentes localidades como latitude, altitude, tipo de solo, pluviosidade, entre tantas outras, têm papel igualmente relevante sobre a saúde dos animais. Práticas de comércio animal, sistemas de transporte e outros fatores podem, do mesmo modo, afetar, positiva ou negativamente, a saúde dos animais e, indiretamente, a saúde humana. Exemplo recente foi a pandemia de COVID-19. A infecção pelo vírus Sars-Cov-2, segundo as evidências científicas, surgiu do comércio animal em mercados conhecidos como "mercados úmidos", nos quais animais vivos e mortos, de diversas espécies domésticas e selvagens são mantidos para o comércio em inúmeras províncias chinesas.

A epidemiologia é a ciência que, entre seus muitos objetivos, analisa os eventos que afetam a saúde animal, considerando os aspectos: *quem*, *quando* e *onde*.

Em outros capítulos desta obra os leitores têm a oportunidade de ler sobre a importância de se descrever os eventos de interesse sanitário considerando as variáveis *quem*, *quando* e *onde*, ou seja, a relevância das informações sobre aspectos da população animal em questão, suas características e fatores relacionados a uma maior ou menor resistência à ação de agentes etiológicos e ou a uma menor ou maior exposição a fatores de risco para doenças e outros agravos à saúde; aspectos relacionados ao tempo, seja na análise da distribuição temporal dos eventos, na duração do evento que está sendo analisado ou em outros aspectos relativos à temporalidade. Já o onde, nos aspectos de se pontuar se a análise descritiva ou analítica se refere a um país, estado, município, propriedade rural e outros locais, onde ocorram eventos sanitários de interesse, de modo a permitir seu mapeamento e otimizar ações de bloqueio de foco, controle ou erradicação.

Neste capítulo, interessa igualmente o **quem**, o **quando** e o **onde**, mas com um enfoque voltado para aspectos do ambiente onde os eventos já ocorreram, estejam ocorrendo ou possam vir a ocorrer. O "onde" aqui não se refere somente a limites territoriais e ou geográficos, mas, sim, a aspectos climáticos, topográficos, de densidade populacional, de condições higiênico-sanitárias, nutricionais, de cuidados com prevenção e controle de doenças, de pastagens, de ambiente silvestre, rural, periurbano ou urbano, de meio ambiente preservado ou degradado, natural ou antropizado, de índices pluviométricos locais e da distribuição dessas chuvas; daqueles ambientes que sofreram efeitos de desastres ambientais e tantas outras variáveis que possam fazer diferença, quando se trata da saúde de populações animais. De modo idêntico, o "quem" é a população animal ou parte dela, sujeita às influências do ambiente onde está inserida, e o "quando" aborda o período do evento e aquele que antecedeu o evento, mas que pode ter, de alguma forma, contribuído para influenciá-lo.

A epidemiologia ambiental é a parte da ciência epidemiológica que trata de como os determinantes ambientais afetam a saúde das populações. Existe, inclusive, uma área da epidemiologia ambiental, que representa ampla aplicação para a saúde pública, denominada *Epidemiologia Paisagística*, que permite que o epidemiologista, ao analisar aspectos de determinada paisagem, possa levantar hipóteses mais apuradas sobre quais doenças e agravos podem ser mais prováveis de acometer a população que vive naquele ambiente.

7.4.1 O ambiente

O ambiente inclui todos os fatores bióticos e abióticos presentes e interagentes em uma dada região ou ecossistema ou que possam influenciá-lo, ainda que à distância; já o ecossistema, é representado também pela interação entre os componentes bióticos e abióticos daquele ambiente. Sob o enfoque epidemiológico, pode-se entender e analisar o ambiente como sendo tudo aquilo que não for o hospedeiro e o agente etiológico, e, que, de modo direto ou indireto, seja capaz de impactar positiva ou negativamente na ocorrência de doenças e agravos sobre o hospedeiro. Desse modo, fatores edafoclimáticos, topografia, altitude e longitude, densidade populacional, qualidade das instalações animais, práticas de manejo e tantos outros se incluem nesse rol, de maneira que seria impossível citá-los todos neste capítulo.

Em um determinado ecossistema, a relação entre animais ligados por cadeias e teias alimentares, define a variedade de espécies animais em uma área particular, do mesmo modo que a vegetação e o clima locais governam a distribuição das espécies vegetais e animais. De modo semelhante, também define os patógenos e as vias de transmissão deles no referido ecossistema. Tal pressão evolutiva não é observada nos ambientes antropizados, uma vez que a interferência humana tende a modificar completamente as relações e alterar sobremaneira as cadeias e teias alimentares; nesse tipo de ecossistema, é fundamental analisar o papel da ação humana sobre a população animal e vegetal, de modo a ter um parâmetro do ambiente e seus impactos sobre a saúde dos animais, haja vista que a própria interferência humana também vai impactar sobre quais patógenos e vias de transmissão esses patógenos irão utilizar.

Como foi apontado anteriormente, desde tempos imemoriais o clima determina não somente quais espécies animais são capazes de sobreviver e se reproduzir com sucesso sob sua influência, como também quais artrópodes ectoparasitas e vetores de doenças, encontram condições de se reproduzir e proliferar. Se antes da domesticação animal o clima era determinante, após a domesticação animal, sua influência passou a ser em grande parte amenizada, segundo as práticas de manejo dos animais, as quais podem protegê-los, em maior ou menor grau, das intempéries climáticas.

Instalações animais construídas respeitando a incidência de insolação, ventos predominantes, temperaturas médias e suas variações, umidade e outros fatores que influenciam a saúde dos animais, podem ser a diferença entre um rebanho saudável e um doente. Por outro lado, animais que vivem em sistema extensivo, se submetidos a extremos climáticos, podem ser gravemente afetados, comprometendo sua produtividade e mesmo suas condições sanitárias. Por outro lado, criações em sistemas intensivos, em condições de confinamento, correm o risco de sofrer mais seriamente os efeitos de excesso de calor, baixa renovação de ar, fora o estresse da alta densidade animal, falta de espaço para se movimentar, maior grau de contaminação ambiental, entre tantos outros fatores de risco que esse tipo de criação traz.

O conhecimento do grau de risco de ocorrência de uma determinada doença, de acordo com o local, é o primeiro caminho e um passo essencial para a compreensão da referida doença e pode condicionar um maior ou menor sucesso em combatê-la. A partir da análise dos componentes ambientais específicos de determinada área, é possível, por exemplo, compreender diferenças observadas na frequência de certas doenças entre populações animais de dois locais diferentes, facilitando identificar se determinantes ambientais podem estar influenciando ou não a diferença entre as frequências observadas e, com essa informação, ter melhores ferramentas para controlar a doença e evitar novas ocorrências.

Em se tratando de animais de produção e de companhia, os quais vivem não apenas em estreita relação com humanos, mas sob o seu total controle, deve ser considerado como *ambiente,* todos os aspectos relacionados ao manejo desses animais, pois que seu ambiente é aquele provido pelo ser humano e seu comportamento com relação à rotina dos animais. Nesse sentido, ao avaliar ou investigar eventos de saúde buscando compreender seus fatores determinantes e condicionantes, não se deve, a princípio, focar unicamente no agente etiológico em questão, uma vez que esse olhar muito específico, tende a negligenciar os aspectos do ambiente que possam ter relevância para a compreensão do evento sob a ótica da epidemiologia. É recomendável realizar uma análise abrangente das condições do ambiente local, incluindo os fatores que antecederam e os que são verificados durante o evento, pois tais avaliações permitem a geração de hipóteses que podem ser úteis para desvendar eventos de causa, origem e ou mecanismos de ocorrência desconhecidos.

É de consenso, entre os epidemiologistas modernos, que as doenças e agravos que acometem uma determinada população têm em sua gênese, diversos fatores que, interagindo entre si, tornam inevitável a ocorrência do referido agravo ou doença. Trata-se da teoria da multicausalidade, que considera que a presença do agente etiológico de uma doença é necessária para que a enfermidade ocorra; no entanto, sua presença simples e unicamente, pode não ser suficiente para a ocorrência dessa mesma doença. Surgem daí os conceitos de Causa Necessária e Causa Suficiente.

- Causa Necessária: corresponde à presença do agente etiológico em determinado ambiente, pois para que ocorra a doença é necessária a presença do patógeno onde está a população suscetível.
- Causa Suficiente: representa todos os fatores que, combinados à Causa Necessária (agente etiológico), tornam inevitável a ocorrência da doença na população exposta.

Como exemplo, pode-se citar a ocorrência de síndromes hemorrágicas e neoplasias em bovinos em consequência da intoxicação por samambaia (*Pteridium aquilinum*). Essa samambaia é uma planta invasora, presente principalmente em solos arenosos, ácidos, pouco férteis e sujeitos a queimadas. Se o gado receber alimentação forrageira adequada, sal mineral e se o pasto tiver correção de pH, for realizada rotação de pastagens e outras medidas adequadas de manejo, o gado não vai procurar a samambaia como fonte de alimentação, de modo que, ainda que a samambaia esteja presente na propriedade, não haverá ocorrência da síndrome hemorrágica aguda, da hematúria enzoótica bovina ou do carcinoma do sistema digestório, doenças associadas à intoxicação aguda ou crônica por essa planta tóxica. O que corrobora com a hipótese de que a presença da samambaia no pasto é Causa Necessária, mas não Causa Suficiente para que ocorra a intoxicação.

Por outro lado, em uma propriedade rural em que exista a samambaia e os animais só se alimentem a pasto, em um manejo nutricional deficiente, sem correção do solo e com prática de queimadas, o gado terá grandes chances de buscar alimento na samambaia, ingerindo a planta tóxica e desenvolvendo as doenças associadas; nesse caso, houve Causa Suficiente para a intoxicação: presença da planta tóxica + manejo nutricional inadequado + falta de correção do solo + prática de queimadas.

Os quadros abaixo permitem uma melhor compreensão de Causa Necessária e Causa Suficiente.

Quadro 1 - Esquematização de Causa Necessária e Causa Suficiente

1A - Causa Necessária

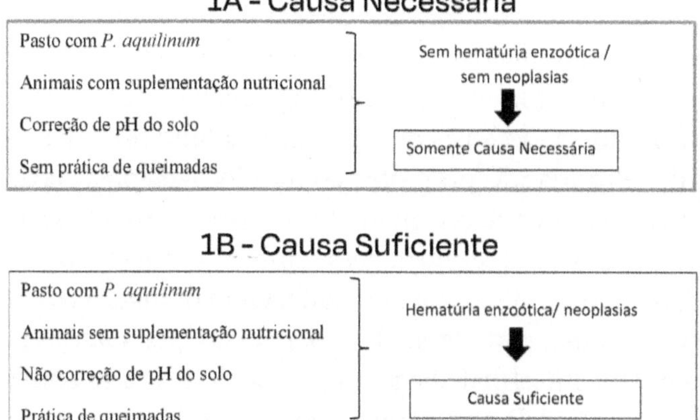

Uma avaliação preciosa para a compreensão de doenças em populações animais que vivem na natureza de modo independente, ou seja, sem a influência direta do ser humano, é o conhecimento de como funcionam as teias e cadeias alimentares:

as teias alimentares são representadas pelas diversas cadeias alimentares, nas quais cada espécie animal tem um papel. Quando uma determinada espécie se alimenta de várias fontes, significa que tem participação em diversas cadeias alimentares, gerando as chamadas teias alimentares.

As teias alimentares das quais uma determinada espécie animal participa ajuda a determinar quais espécies de parasitas podem infectar essa espécie por via oral e quais intoxicações alimentares podem acometê-la. Nesse contexto, o conhecimento das relações alimentares da espécie de interesse em um determinado ecossistema, pode esclarecer cadeias de transmissão de doenças envolvendo essa espécie. Infelizmente, pouco ou quase nada se sabe sobre a dinâmica dessas cadeias e teias e, principalmente, sobre os patógenos que circulam entre elas. Desse modo, para fins meramente didáticos, será apresentado o ciclo do *Echinococcus granulosus*.

E. granulosus é um helminto cestódeo que tem o cão e canídeos selvagens (lobos, coiotes, raposas) como seus hospedeiros definitivos e ungulados domésticos e silvestres (ovinos, bovinos, suínos, equinos, cervídeos) como hospedeiros intermediários. O carnívoro infectado hospeda o helminto adulto no seu intestino delgado, eliminando proglotes contendo ovos pelas fezes. Os ovos, uma vez liberados, contaminam as pastagens. Os hospedeiros intermediários que vivem nesse ambiente ingerem os ovos ao pastejarem no ambiente contaminado. Os ovos ingeridos liberam as larvas durante o processo digestivo; essas, por sua vez, perfuram a parede intestinal chegando ao fígado e, eventualmente, a outros órgãos onde se alojam e evoluem. Os carnívoros, ao se alimentarem de vísceras cruas de ovinos (ou outros hospedeiros intermediários) infectados, se infectam com as larvas, que evoluem para a forma adulta no intestino desses animais, fechando o ciclo. Os humanos que, normalmente, não participam da cadeia alimentar: carnívoros — ungulados — carnívoros podem ser introduzidos acidentalmente ao ingerir água ou hortaliças contaminadas com ovos de *E. granulosus*, desenvolvendo a hidatidose, sendo que tem um papel de hospedeiro terminal, uma vez que a infecção humana não permite a continuidade do ciclo biológico do parasita.

Além das relações de predação, outras interações estão envolvidas na transmissão de doenças entre animais silvestres e domésticos: o compartilhamento de espaço físico, como se dá nos sistemas de criação em confinamento e fontes de alimentação e dessedentação, particularmente quando compartilhada por muitos indivíduos, também contribuem para as cadeias de transmissão de doenças.

No Brasil, algumas pesquisas realizadas nas regiões Centro-Oeste e Norte mostram que a expansão de áreas para fins de bovinocultura, tem propiciado a ocorrência de brucelose no gado bovino e em ungulados selvagens, mostrando que tanto animais domésticos como silvestres podem funcionar como reservatórios para a *Brucella* sp., quando compartilham o mesmo espaço geográfico. O Quadro 2 mostra os resultados de alguns desses estudos.

Quadro 2 – Estudos sobre brucelose em animais selvagens e domésticos no Brasil

AUTORIA	ANO	REGIÃO	BOVINOS POSITIVOS	ANIMAIS SELVAGENS POSITIVOS	MÉTODO DE DIAGNÓSTICO
ZIMMERMANNN	2012	Corumbá MS	15,15%	Veados-campeiros (*Ozotoceros bezoarticus*) 5%	PCR
ELISEI *et al.*	2010	Pantanal MS	-	Veados-campeiros (*Ozotoceros bezoarticus*) 20,4%	PCR
MAYOR *et al.*	2006	Amazônia Oriental PA	-	Catetos (*Tayassu tajacu*) 5%	Sorologia

7.4.2 Aspectos relevantes para a epidemiologia ambiental em medicina veterinária

A epidemiologia ambiental veterinária utiliza diferentes ferramentas para a compreensão dos eventos de interesse. Para uma análise de eventos sob a ótica da epidemiologia ambiental, o epidemiologista, além dos conhecimentos sobre a história natural da doença, seus mecanismos de transmissão, entre outras variáveis, necessita de uma boa base de conhecimentos em biologia e meio ambiente.

Quando o profissional clínico busca diagnosticar uma doença ou agravo em um animal, ele se baseia principalmente nos sinais clínicos apresentados pelo paciente, mas se quiser melhorar a acurácia de sua suspeita clínica, ele precisa obter informações que vão desde o manejo reprodutivo, haja vista que existem patologias de origem genética e outras de transmissão sexual ou intrauterina, além do manejo nutricional, pois doenças carenciais e intoxicações alimentares podem ocorrer em pastagens infestadas por plantas tóxicas e substâncias químicas presentes no solo ou em suplementos alimentares (sal mineral, silagem etc.) podem acarretar quadros clínicos mais ou menos severos, que precisam ser considerados.

O manejo sanitário é outro aspecto de enorme relevância e, nesse sentido, o profissional deve investigar a história pregressa de patologias anteriores, imunoprofilaxia, vermifugações, medidas de controle de ectoparasitas, abortamentos e natimortalidade na propriedade, pois, muitas vezes, o que é considerado uma doença recente pode ser a exacerbação ou reagudização de uma patologia crônica ou que se encontrava latente no indivíduo ou mesmo na população. Dados sobre o manejo cotidiano do rebanho também podem trazer informações valiosas. Como exemplo, o uso compartilhado de seringas e agulhas nos animais é uma das vias de transmissão mais comuns para as infecções, cujos bioagentes se encontrem na corrente sanguínea ou no tecido cutâneo e subcutâneo, método de ordenha, ambiente da ordenha em seus aspectos de limpeza e higiene de animais, ambiente e fômites, estão frequentemente associados à ocorrência de mastites no gado leiteiro.

Na rotina de manejo de rebanhos, muitos profissionais desconsideram aspectos relacionados ao trato direto com os animais, subestimando os efeitos imunossupressores de práticas de manejo com uso de choques elétricos, gritos, espancamentos e outras formas de trato agressivo ao lidar com os animais. Ainda quanto ao manejo de rotina, as condições das instalações animais em seus aspectos de ventilação, temperatura, maior ou menor insolação, espaço suficiente para o conforto dos animais, maior ou menor facilidade de acesso a comedouros e bebedouros, rotina de limpeza e higienização, remoção, tratamento e destinação de dejetos, são informações de valor inestimável para auxiliar no esclarecimento do diagnóstico. Ambientes sujos, úmidos, escuros e de difícil limpeza são propícios à contaminação ambiental por microrganismos resistentes ao ambiente e servem de atrativo para insetos e animais sinantrópicos que encontram condições de refúgio, alimentação e procriação nesse tipo de ambiente. Esses animais podem funcionar como vetores mecânicos ou biológicos — no caso de artrópodes —, ou como reservatórios de outros tantos patógenos — no caso de espécies vertebradas. Uma maior dificuldade de acesso a comedouros e bebedouros para todos os animais pode desencadear disputas com prejuízo na dessedentação e alimentação dos menores e mais fracos, gerando subnutrição e desidratação que são condições que tornam esses animais mais vulneráveis às doenças e outros agravos.

Todas essas variáveis, se importantes para o médico-veterinário clínico, são essenciais também para uma avaliação epidemiológica que busque a origem de uma doença ou agravo que esteja acometendo os animais; do mesmo modo, a avaliação ambiental e de manejo de uma determinada população animal pode prever riscos de introdução ou potencial de ocorrência de determinados agravos e, consequentemente, preveni-los, o que, em se tratando de animais de interesse econômico, pode fazer toda a diferença entre ter lucro ou prejuízo com a criação animal.

7.5 Bem-estar animal também é meio ambiente

O ambiente em que os indivíduos estão inseridos pode representar fonte de estresse contínuo ou pode transmitir segurança e tranquilidade aos habitantes. Assim é com o ser humano e assim também é com as demais espécies animais. É o que se chama de ambiente psicossocial, muito embora seja difícil avaliar aspectos psicossomáticos em animais não humanos, sabe-se que sua influência existe e não é desprezível.

Muito frequentemente, os meios de comunicação e os especialistas da área divulgam que a produção de leite não dá lucro, porque o preço que a indústria paga é muito baixo para fazer frente ao custo da produção. Não é muito diferente o que se divulga sobre outras atividades da pecuária. Não cabe neste capítulo discutir se o preço pago é justo ou se está aquém do que seria razoável, frente aos custos de produção; entretanto, muito do que se deixa de auferir como lucro ou, pior, que se perde como prejuízo, poderia ser solucionado ou minimizado com cuidados básicos com relação ao manejo dos animais e, obviamente, com a escolha de animais mais adaptados às condições ambientais onde são criados. No Brasil, como em outros países menos desenvolvidos, reina uma cultura de que "*se é para animais, qualquer coisa está de bom tamanho*", o que representa um gravíssimo erro de avaliação, tanto no que tange ao ambiente, como no que diz respeito ao modo com que os animais são manejados. Ora, se o produtor se dedica a um tipo de atividade pecuária para dali tirar seu sustento e com isso manter sua família, ter lucro, viver com conforto e toda uma série de benefícios que representam o estímulo que o ser humano necessita para justificar sua lida diária, nada faz mais sentido do que cuidar com o maior zelo possível da matéria-prima e ferramental da atividade que pretende ser lucrativa. Nenhum pianista ou cirurgião trata mal as suas mãos, seu piano ou seus instrumentais cirúrgicos, porque sabe que sua profissão e sustento dependem da qualidade de seu trabalho. Então, por que essa mesma lógica não é aplicada aos animais, que representam, ao mesmo tempo, a matéria-prima e a ferramenta para o negócio do produtor rural? Para uma compreensão mais clara da origem dessa cultura é preciso voltar alguns séculos no tempo.

René Descartes foi um filósofo, físico e matemático francês que nasceu em 1596 e morreu em 1650. Uma de suas teses, que é a que nos interessa aqui, é a de que animais são meros autômatos, não possuem alma e seu comportamento é puramente mecânico, ou seja, não há qualquer pensamento ou consciência. Com base nessa tese, Descartes afirmava que os animais eram incapazes de sentir dor, medo ou qualquer outro sentimento ou sensação. Grande parte dessa teoria veio da convicção de que o que diferencia o humano dos "*animais-máquinas*", é que o primeiro faz uso da palavra para expressar seus sentimentos, o que os animais são incapazes de fazer. Tal teoria moldou o uso e consequente tratamento dado aos animais por muitos séculos e, lamentavelmente, ainda vigora, particularmente no trato com animais de produção, apesar da evidente crueldade que é maltratar animais indefesos e impossibilitados de se defender ou fugir e de ser um modo contraprodutivo para o negócio em si.

O estresse dispara mecanismos fisiológicos de enfrentamento ou fuga, por meio da ativação do eixo hipotalâmico-hipofisário-adrenal, com descargas de hormônios de estresse, que provocam taquicardia, palidez e redução das funções de alguns órgãos e tecidos, como o sistema digestivo. Em longo prazo, o estresse leva a um quadro de imunossupressão que favorece a ocorrência de infecções oportunistas, agravamento das doenças mais comuns no rebanho e interfere com a atividade reprodutiva. Se for levado em conta que a produtividade na produção pecuária depende diretamente das condições de saúde dos animais, uma condição prolongada ou contínua de estresse é altamente prejudicial, tanto do ponto de vista sanitário quanto do econômico. Assim, cuidar do bem-estar dos animais é garantir sua qualidade de vida e a lucratividade do produtor, sendo um dos cuidados mais relevantes para a manutenção da saúde animal, daí a preocupação em inserir o manejo na lida diária com os animais no rol das medidas ambientais que influenciam as condições de saúde animal e o sucesso da produção.

7.6 Considerações finais

É humanamente impossível considerar aqui todos os fatores ambientais que podem influenciar para uma melhor ou pior condição de saúde em determinada população animal, pois como foi apresentado neste capítulo, vimos que são incontáveis. Se, a tais variáveis, forem incluídas as intervenções humanas — diretas e indiretas — como também já foram aqui apresentadas, há um aumento exponencial de possibilidades de influências positivas e negativas. Desse modo, o que cabe ao epidemiologista e ao clínico de campo? Considerar ao máximo os aspectos ecológicos e de manejo, quando for avaliar o evento em questão (e em alguns casos, aqueles que o precederam) e identificar, entre eles, quais têm maior chance de estar acometendo a criação. Apesar de já terem sido abordados neste texto, abaixo são citados, de modo resumido, alguns aspectos gerais que devem ser sempre considerados, de modo a facilitar uma melhor sistematização da avaliação epidemiológica do rebanho:

1. Introdução de novos indivíduos no rebanho, particularmente, se oriundos de outras regiões, obtendo, prioritariamente, informações sobre quais doenças e agravos são enzoóticos na região e no rebanho de origem;
2. Densidade populacional: uma elevada densidade populacional (número de animais por área) é fator a ser considerado, particularmente nas doenças de contágio direto e indireto, assim como naquelas em que a contaminação ambiental local é condicionante, nesse sentido, criações em sistema intensivo de confinamento estão mais vulneráveis às doenças infectocontagiosas, tanto pela maior exposição dos animais a um agente etiológico introduzido na criação, como pelo fator de estresse, dado pela superpopulação;
3. Criação animal em área de expansão pecuária: no Brasil: desde as últimas décadas do século passado, vem ocorrendo uma expressiva expansão da produção pecuária, principalmente de bovinocultura de corte, para as regiões Centro-Oeste e Norte do país. A quebra abrupta da biodiversidade local e introdução de novas espécies animais provocam um severo desequilíbrio no ambiente, favorecendo o contato de animais domésticos com silvestres e trazendo como consequência o risco de ocorrência de novas e desconhecidas doenças tanto em animais domésticos quanto nos selvagens, incluindo algumas de caráter zoonótico, ou mesmo a ocorrência de doenças consideradas sob controle em animais domésticos, mas não controladas em espécies silvestres, como tuberculose e brucelose;

4. Mudanças no manejo cotidiano do rebanho: alguma mudança mais significativa na dieta dos animais. Por exemplo, o período de desmame é especialmente crítico na bovinocultura, principalmente se é adotado o desmame precoce. Outro exemplo já bem conhecido é a prática de enriquecimento da dieta com fontes nitrogenadas, tais como ureia; intervenções médicas recentes, como vacinação, vermifugação, tratamento contra ectoparasitos; introdução ou substituição de sal mineral são exemplos de intervenções que podem, a princípio, parecer benéficas ou pelo menos inócuas, mas que, eventualmente, podem impactar negativamente a saúde dos animais, ou daqueles indivíduos mais sensíveis. Dentro deste item, vale a pena salientar um hábito muito comum no campo, mas que representa elevado risco de disseminação de patógenos, que é o uso compartilhado de seringas e agulhas para a aplicação de medicamentos, vacinas e outros fármacos. Tal conduta é responsável pela transmissão de inúmeros patógenos e é particularmente preocupante no gado leiteiro, pois são animais sujeitos a um maior estresse e nos quais esse tipo de procedimento é mais frequente.

5. Manejo reprodutivo do rebanho: atualmente, nos rebanhos comerciais o manejo reprodutivo foi abandonando a prática da monta natural pelos processos de inseminação artificial e transplante de embriões. Claro está que tais práticas se mostraram tão bem-sucedidas que só têm crescido com o tempo. É verdade que há sempre um melhor controle sanitário dos animais doadores de sêmen e de embriões, mas existem situações em que um patógeno passa sem ser identificado no controle de qualidade do laboratório e o sêmen de um doador infectado, ao ser diluído em inúmeras doses, é capaz de infectar dezenas de

fêmeas; desse modo, é imprescindível o produtor adquirir tais insumos biológicos de laboratórios de reconhecida idoneidade, como medida de precaução;

6. Instalações animais: muitos criadores acreditam que, por se tratar de animais, as condições das instalações e sua limpeza e higienização não são relevantes; entretanto, as instalações são o ambiente em que vivem 24 horas por dia os animais criados em confinamento e, portanto, têm influência preponderante sobre a sanidade dos animais. A importância ambiental das instalações começa pela orientação das mesmas segundo a insolação: é primordial que a construção tenha sentido leste oeste, de modo que não haja nem excesso nem falta de incidência solar; que seja construída de material que permita lavagem e higienização diárias e que não retenha sujidades e umidade; que suas dimensões respeitem o número e tamanho dos animais e que haja espaço para que todos tenham conforto; que existam comedouros e bebedouros suficientes para o acesso dos animais ao alimento e à água, sem disputas ou estresse excessivo; que haja ventilação adequada e conforto térmico para os animais. Nesse quesito, a remoção e tratamento adequado dos dejetos animais representam uma parte fundamental do manejo das instalações, pois o acúmulo de fezes serve de atrativo para moscas e outros insetos que podem servir como vetores de patógenos;

7. Outras espécies animais vertebradas: é essencial considerar que todos os animais, incluindo a espécie humana, fazem parte do ambiente biológico. Dessa maneira, outros animais domésticos, selvagens e sinantrópicos, além do próprio humano, podem representar riscos, ao coabitarem o mesmo ambiente.

8. Regiões que sofreram impactos direta ou indiretamente causados por desastres ambientais: grandes desastres ambientais podem afetar não somente a fauna e flora da área diretamente afetada, como podem levar as consequências a áreas às vezes muito distantes do local do desastre. Caso o evento contamine, por exemplo, as fontes de água doce, poderá haver mortandade de peixes, anfíbios e outros predadores naturais de insetos; como consequência, os insetos, livres de seus predadores naturais, podem se proliferar e, caso sejam vetores de doenças, podem desencadear epizootias nas populações animais. Se, por outro lado, dizimarem a vegetação natural, podem provocar o deslocamento de populações animais silvestres para áreas rurais, periurbanas ou urbanas, levando patógenos exóticos para essas áreas.
9. Rebanho introduzido em área de expansão agropecuária: como citado anteriormente, o contato de animais selvagens com domésticos pode trazer risco potencial de disseminação de doenças;
10. Manejo diário dos animais: a observação de como os funcionários da propriedade lidam com os animais pode trazer indicações sobre o grau de estresse dos animais.

Como é possível perceber, não há como determinar limites para as influências ambientais na ocorrência maior ou menor de doenças em populações animais, de modo que o máximo possível de variáveis deve ser considerado ao avaliar a ocorrência ou o risco de ocorrência de patologias nos animais.

Em síntese, ao considerar os fatores ambientais na anamnese ou na avaliação epidemiológica de eventos de interesse sanitário na medicina veterinária, torna-se muito mais claro o seu papel ou, no mínimo, a sua influência na gênese das patologias animais, quer sejam elas infectocontagiosas, carenciais, tóxicas, ou sejam mesmo uma combinação delas. Não é possível apresentar para o leitor um passo-a-passo para compreender a dinâmica da interação hospedeiro-agente etiológico-meio ambiente para orientação do profissional na elucidação de cada caso ou surto, por questões que parecem bastante claras: há uma miríade de possibilidades de interações que somente a avaliação, caso a caso, poderá esclarecer. Entretanto, espera-se que fique bastante claro ao leitor que, sem considerar a complexidade dessas interações, ele terá muito mais dificuldade em atingir seus objetivos de diagnóstico, tratamento e, principalmente, controle e prevenção das doenças e agravos que acometem as populações animais.

REFERÊNCIAS

ALMEIDA, F, SPIGOLON, Z, NEGRÃO, AJ *et al. Echinococcus granulosus*. Rev.Cient Eletrônica de Med. Vet., 2008, 1-6 p. v. 11.

BITTENCOURT, RN, DE MELO JUNIOR, JCF. Florestas urbanas e qualidade de vida humana: algumas reflexões sobre a sua função psicossocial. In: *Sistemas Naturais Antropizados*. Desafios à conservação da biodiversidade. Paraná: Bagai, 2022.

BONITA, R; BEAGLEHOLE, R; KJELLSTRÖM, T. *Epidemiologia Básica*. 2. ed. São Paulo, Santos, 2010.

CASINO, G. *Patógenos e Evolução – Puntos de vista*. IntraMed. Disponível em: https://www.intramed.net. Acesso em: 01 dez. 2023.

CONSELHO REGIONAL DE MEDICINA VETERNÁRIA DE SÃO PAULO. *Animais sinantrópicos: médico-veterinário é profissional essencial para o controle de pragas*. CRMVSP, 2023. Disponível em https://crmvsp.gov.br. Acesso em: 01 dez. 2023.

DA SILVA, DP. *Canis familiaris*: Aspectos da domesticação (Origem, Conceitos, Hipóteses). Trabalho de Conclusão de Curso: Faculdade de Agronomia e Veterinária, UNB, 2011.

DIAMOND, J. *Armas, germes e aço*. Os destinos das sociedades humanas. 3. ed. Rio de Janeiro: Record, 2002.

ELISEI, C.; PELLEGRIN, A.; TOMAS, W. M. *et al.* Evidência molecular de Brucella sp. em Ozotoceros bezoarticus (veado-campeiro) do Pantanal Sul-MatoGrossense. *Pesq Vet Brasileira*, 2010. 503-509 p. v. 30.

GARSZARECK, O L. *Intoxicação de bovinos por samambaia (Pteridium aquilinum)*. Rev.Cient. Eletrônica Med. Vet., 2010. 1-8 p. v. 15.

GUIMARÃES, RM. *Implicações da epidemiologia ambiental para a tomada de decisão estratégica na gestão em saúde pública*. Cad. Saúde Colet. 2012, 20(1). 1-2 p.

LARSON, G, FULLER, DQ. *The Evolution of animal domestication.* Annual Review of Ecology, Evolution and Systematics, 2014. 115-36 p.

MARTIN, SW; MEEK, AH; WILLENBERG, P. *Epidemiology*. Principles and methods. Iowa University Press. 1987.

MAYOR, P.; LE PENDU, Y.; GUIMARÃES, D. A. *et al. A health evaluation in a colony of captive collared peccaries (Tayassu tajacu) in the Eastern Amazon.* Res in Vet Science, 81(2), 2006. 246-53 p.

MEDRONHO, RA; BLOCH, KV; LUIZ, RR *et al. Epidemiologia.* 2ª ed. Rio de Janeiro: Atheneu, 2008.

ROCHA, EM. *Animais, homens e sensações segundo Descartes.* Kriterion. 2004, 110:350-364 p.

TAYLOR, LH; LATHAM, SM; WOOLHOUSE, MEJ. Risk factors for human disease emergence. *Philosophical Transactions of the Royal Society B*: Biological Sciences. 2001, 356(1411): 983-9 p.

THRUSFIELD, M. *Epidemiologia veterinária.* 2. ed. São Paulo: Roca, 2004.

ZIMMERMANN, N. P. *Evidência epidemiológica de Brucella sp. em bovinos e veados-campeiros (Ozotoceros bezoarticus) em simpatria no Pantanal do Mato Grosso do Sul.* Dissertação (Mestrado em Ciência Animal) – Faculdade de Medicina Veterinária e Zootecnia, Universidade Federal do Mato Grosso do Sul, Campo Grande, 2012.

8 TIPOS DE ESTUDOS EPIDEMIOLÓGICOS

Carolina Monteiro da Costa

8.1 Introdução

Epidemiologia é tradicionalmente definida como o estudo da distribuição dos estados e eventos relacionados à saúde e dos fatores determinantes para a sua ocorrência numa população específica, e a aplicação desse estudo no controle de problemas de saúde. Nesse contexto, podemos considerar como estados e eventos relacionados à saúde qualquer doença ou agravo, de natureza infecciosa (doenças causadas por agentes infecciosos ou parasitários) ou não (intoxicações, neoplasias, entre outros), além de óbitos, hábitos de vida (dieta, atividade física, tabagismo), uso de medicamentos e de serviços de saúde. Determinantes são todos os fatores biológicos, físicos, químicos, econômicos, sociais, genéticos e comportamentais que afetam o estado de saúde das populações. População refere-se à grupos de indivíduos que possuem características específicas, ou que vivem numa comunidade ou área. Embora consolidados no campo da saúde pública, os princípios epidemiológicos e a prática da epidemiologia também se relacionam, de maneira direta, ao cuidado e manejo de pacientes individuais.

Na medicina veterinária, a epidemiologia constitui uma importante ferramenta utilizada na investigação de doenças em uma população específica, buscando conhecer a sua distribuição e os fatores envolvidos na sua ocorrência. É aplicada também na identificação de problemas relacionados com a produção animal e avaliação de estratégias de intervenção adotadas para a prevenção e controle de agravos nos rebanhos. O objetivo final é controlar um problema de saúde, reduzir as perdas na produtividade e melhorar o bem-estar dos animais.

A epidemiologia é quantitativa e a quantificação de observações e experiências é necessária para abordar questões importantes sobre uma doença ou grupo de doenças. Para tanto, existe uma variedade de delineamentos específicos para diferentes tipos de estudos epidemiológicos. Podemos considerar como estudos epidemiológicos qualquer tipo de investigação onde se aplique o método científico para responder a uma questão científica.

A definição de uma pergunta científica é o primeiro passo para a realização de um estudo epidemiológico. Uma vez que a questão foi definida, o próximo passo é escolher um delineamento adequado para a realização do estudo. De forma geral, podemos identificar três tipos principais de estudos epidemiológicos:

- **Estudos epidemiológicos descritivos:** constitui a primeira etapa de uma investigação epidemiológica, fornecendo informações sobre a ocorrência e distribuição dos eventos de saúde, segundo tempo, lugar e características dos indivíduos afetados. Nessa fase é possível responder a questões como quando, onde e quem adoece. Informações obtidas de estudos descritivos permitem identificar grupos que têm maior risco de adoecer para que sejam direcionadas ações de prevenção e controle. Possibilitam também a formulação de hipóteses causais, consistentes com o conhecimento existente sobre a ocorrência de doenças. Podemos considerar como estudos descritivos os relatos e série de casos, estudos ecológicos e estudos seccionais (transversais).
- **Estudos epidemiológicos analíticos:** tem o objetivo de testar as hipóteses elaboradas durante os estudos descritivos, estabelecendo quando uma exposição (fator de risco)

em particular está associada ou não com a ocorrência de uma doença ou outro desfecho de interesse. Os estudos analíticos são utilizados para responder questões sobre a etiologia e os fatores de risco para doenças. Incluem os estudos de coorte e os estudos de caso-controle. Estudos ecológicos e seccionais também poderão ser considerados como estudos analíticos, nas situações em que são utilizados para testar hipóteses.

- **Estudos experimentais:** abrange os chamados estudos de intervenção, e também são usados para testar hipóteses sobre associação entre uma exposição de interesse e um desfecho. Entretanto, a principal característica desses estudos é o fato de o pesquisador controlar as condições do experimento. Ensaios clínicos randomizados e ensaios comunitários são exemplos de estudos experimentais.

Os estudos epidemiológicos podem ser classificados segundo algumas características (Quadro 1). Quanto à posição do investigador em relação ao objeto investigado, os estudos podem ser considerados observacionais ou experimentais. Nos estudos observacionais o investigador se posiciona de forma passiva, sem exercer nenhum tipo de interferência sobre o fator estudado. Este tipo de estudo baseia-se na observação dos fatos e de suas variações, e o investigador não recorre à experimentação, sendo os dados obtidos de situações naturais. Os estudos observacionais incluem os estudos descritivos (relatos e séries de casos, estudos ecológicos e estudos seccionais) e os analíticos (estudos de coorte e caso-controle). Já nos estudos experimentais, também conhecidos como estudos de intervenção, o investigador se posiciona de forma ativa, controlando a exposição ao fator de interesse. Esses estudos estão sujeitos a uma série de restrições devido a questões éticas, pois envolvem intervenções na saúde dos indivíduos. Entretanto, fornecem alto nível de evidência científica.

Em relação às unidades de observação e de análise, que é o nível no qual os dados são coletados e analisados, os estudos observacionais dividem-se em dois tipos: aqueles que utilizam como medidas de observação os indivíduos e aqueles que observam grupos de indivíduos. No nível individual as informações coletadas se referem aos indivíduos da população de estudo. Já no nível agregado as informações coletadas se referem a um aglomerado de indivíduos (por exemplo, rebanhos, fazendas, municípios) e não para o indivíduo em particular.

Outra característica considerada na classificação dos estudos epidemiológicos é a temporalidade. Os estudos observacionais podem ser seccionais (ou transversais) ou longitudinais. Quando os dados coletados se referem a um único momento no tempo, a estratégia de observação é considerada seccional. Por outro lado, quando pelo menos duas observações são realizadas ao longo do estudo, com coleta de dados em momentos diferentes, o estudo é considerado longitudinal.

A escolha de um desenho de estudo adequado é fundamental para o sucesso de uma investigação epidemiológica. Desta forma, é importante que o investigador tenha conhecimento sobre as particularidades de cada tipo de delineamento, além de suas vantagens e desvantagens. A seguir, serão apresentados os principais tipos de estudos epidemiológicos, incluindo seus usos, limitações e estratégias de análise de dados mais utilizadas.

Quadro 1 – Tipos de estudos epidemiológicos

Desenho de estudo	Posição do investigador	Unidade de estudo	Referência temporal	Poder de evidência
Relato de caso (< 10 indiv.)	Observacional (sem grupo de comparação)	Indivíduo	Longitudinal	Muito fraco
Série de casos (> 10 indiv.)	Observacional (sem grupo de comparação)	Indivíduo	Longitudinal	Muito fraco
Ecológico	Observacional	Agregado	Longitudinal ou transversal	Fraco
Seccional	Observacional	Indivíduo	Transversal	Fraco
Caso-controle	Observacional	Indivíduo	Longitudinal	Moderado a fraco
Coorte	Observacional	Indivíduo	Longitudinal	Moderado a forte
Ensaios clínicos randomizados	Intervenção	Indivíduo	Longitudinal	Forte
Ensaios comunitários	Intervenção	Agregado	Longitudinal	Forte

8.2 Estudos descritivos

Os estudos descritivos tradicionalmente descrevem os padrões de ocorrência das doenças, em relação às variáveis referentes à pessoa, tempo e lugar. Descrevem as características de um grupo de indivíduos (pessoas ou animais) sem se preocupar em estabelecer relações entre eles. A principal característica de um estudo descritivo é a ausência de um grupo de comparação, ou seja, o objetivo é a descrição de um fato. Podem identificar grupos populacionais, áreas geográficas e épocas de risco (incidência) ou de maior presença (prevalência) do agravo, porém não identificam fatores de risco. Desta forma, são importantes para a formulação de hipóteses sobre a causa ou fatores associados à ocorrência de algum evento de interesse, além de fornecerem dados importantes para a tomada de decisões. Apesar de os estudos descritivos serem frequentemente publicados na literatura veterinária, este delineamento fornece pouca evidência científica.

Existem três tipos de estudos descritivos: relato de caso ou série de casos, estudos seccionais e os estudos ecológicos (estudo de correlação).

8.2.1 Relato de caso e estudo de série de casos

Relatos e séries de casos descrevem a experiência de um único paciente ou um grupo de pacientes com diagnóstico semelhante. Geralmente, são utilizados para documentar a primeira fonte de evidências sobre novas enfermidades ou novas terapias (cirúrgicas ou clínicas).

O relato de caso é considerado o tipo mais básico de estudo descritivo. Consiste na descrição detalhada de um caso clínico, ou de um pequeno grupo de animais (até 10 animais) com diagnóstico semelhante. Fornecem informações sobre sinais e sintomas, história clínica, exames físicos e laboratoriais, procedimentos terapêuticos realizados e evolução do caso. Está entre os tipos de estudos mais comumente publicados em revistas científicas ou apresentados em congressos. Os relatos de caso representam uma importante fonte de informação sobre a ocorrência de novas doenças ou eventos inusitados, além de documentar fatos sobre doenças raras, tratamentos pioneiros ou alguma inovação. Um exemplo desse tipo de estudo é o relato do primeiro caso de coinfecção com *Leishmania (Viannia) braziliensis* (leishmaniose tegumentar) e *Leishmania (Leishmania) chagasi* (leishmaniose visceral) em um cão proveniente do Rio de Janeiro, naturalmente infectado.

Estudos de série de casos são compilações de relatos de casos ocorridos dentro de um período de tempo. Descrevem o perfil de um grupo de indivíduos a partir de registros de casos individuais. Tem o objetivo de identificar características comuns entre vários casos e descrever padrões de variabilidade entre eles. Este modelo é geralmente utilizado nas análises rotineiras de dados obtidos a partir de sistemas de vigilância e permite a detecção de epidemias. Como exemplo, podemos incluir um estudo de série de casos sobre a ocorrência de surtos de tuberculose bovina, no período de 10 anos, em fazendas de gado leiteiro da Califórnia, EUA, contendo a descrição dos casos e das prováveis fontes e locais de infecção.

Usos e limitações

Estudos do tipo relato e série de casos são fáceis e rápidos de serem executados e escritos, além de serem de baixo custo. Não são considerados uma fonte científica com alto nível de evidência. Entretanto, são úteis para o reconhecimento de novas doenças e para a descrição de doenças raras. Os conhecimentos adquiridos com a descrição da frequência e distribuição do agravo na população estudada contribuem para a formulação de hipóteses sobre possíveis fatores de risco relacionados ao evento estudado.

Estudos de séries de casos podem apontar uma possível relação entre alguma exposição e um desfecho. Eles costumam chamar a atenção sobre a possibilidade de existir um problema, como por exemplo, o uso de diazepam e transtornos hepáticos em gatos. No entanto, esses estudos podem, muitas vezes, ser superinterpretados. Eles são realmente apenas o primeiro passo para determinar se uma exposição provoca um efeito, pois a comprovação dessa relação ocorrerá somente pela realização de estudos analíticos.

Coleta e análise dos dados

A coleta dos dados nos estudos de relato e série de casos geralmente é feita de forma retrospectiva, pela busca de informações sobre os animais afetados em registros médicos de clínicas e hospitais veterinários ou em registros de controle dos animais de produção de uma granja ou fazenda. Os dados também podem ser coletados de sistemas de informação de vigilância animal dos órgãos governamentais ligados às Secretarias de Agricultura. Outras fontes de informação, como resultados laboratoriais, diagnóstico por imagem, dados de necropsia e entrevistas com aplicação de questionários também podem ser utilizadas.

A análise dos dados baseia-se na quantificação da doença utilizando-se medidas de frequência como os coeficientes de incidência, prevalência, mortalidade ou outras medidas.

8.2.2 Estudos seccionais

Os estudos seccionais são estudos observacionais que avaliam a exposição e a doença concomitantemente, ou seja, a informação sobre a exposição é colhida ao mesmo tempo que a informação sobre a doença, sem levar em conta os acontecimentos passados ou futuros. Fornecem dados sobre a frequência e características de um evento como uma fotografia instantânea de uma população específica, tirada em um determinado momento.

Este tipo de estudo também é conhecido como estudo transversal ou de corte-transversal. Estas denominações se referem ao momento em que os dados são coletados, como se fosse feito um corte na linha do tempo para avaliar a situação de saúde de uma determinada população naquele período. Os dados sobre os indivíduos estudados são coletados em um intervalo de tempo, o mais curto possível. Entretanto, a análise dos dados é feita como se todas as observações tivessem ocorrido no mesmo instante, não levando em consideração o período utilizado para a coleta.

O investigador poderá optar por avaliar todos os indivíduos que compõem uma população, como um censo onde cada elemento da população alvo será incluído na avaliação, ou poderá trabalhar com uma amostra, no qual apenas uma parcela da população alvo será selecionada. A seleção de amostras representativas da população de interesse é primordial, principalmente no caso de populações numerosas, onde examinar todas as unidades de observação pode tornar o estudo extremamente caro e difícil de ser realizado. A Figura 1 representa a estrutura básica de um estudo seccional.

Figura 1 – Estrutura básica de um estudo seccional

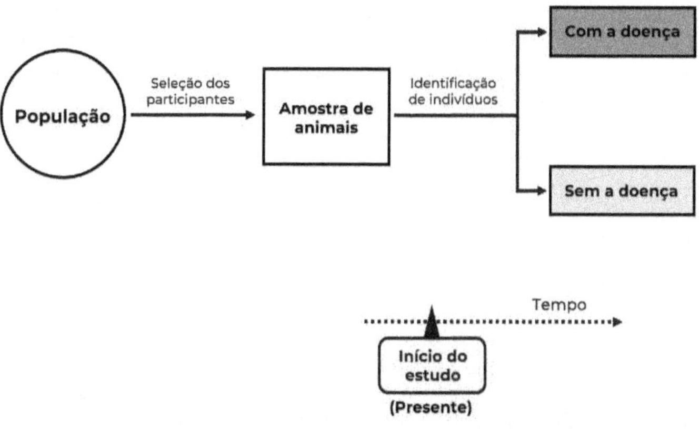

Fonte: elaborado pela autora (2024).

Os estudos seccionais frequentemente buscam informações sobre a prevalência de indivíduos acometidos por doenças, sendo, portanto, também conhecidos como estudos de prevalência. São importantes para estimar a prevalência, em um determinado momento de uma doença, um sinal clínico ou qualquer outra característica de interesse em uma amostra de uma população animal. Desta forma, é medida a proporção de indivíduos que apresentam a característica estudada em relação a todo o grupo que foi examinado. Por exemplo, um estudo seccional realizado em um município da região do Pantanal, estado do Mato Grosso, tinha por objetivo estimar a prevalência de anticorpos para o vírus da Influenza Equina. Para tanto, uma amostra representativa de equídeos não vacinados, provenientes de diversas fazendas da região, foi submetida a testes sorológicos, sendo observada alta prevalência de animais soropositivos.

Usos e limitações

Os estudos seccionais, geralmente, são realizados quando há a necessidade de se obter uma resposta a um questionamento sem que haja uma fonte de dados disponível capaz de fornecer a informação desejada. São relativamente rápidos de serem executados e de baixo custo, pois os dados sobre exposições, doenças e características dos indivíduos e do ambiente podem ser coletados em curto intervalo de tempo. Apresentam alto potencial descritivo em relação às variáveis relativas à população estudada e lugar, sendo úteis na identificação de casos na comunidade e detecção de grupos de alto risco. Os estudos seccionais descritivos não buscam associação entre as variáveis.

Em uma circunstância especial, os estudos seccionais podem ser considerados como um tipo de estudo analítico, podendo ser utilizados para testar hipóteses. Como a exposição (suposta causa) e o efeito (doença) são avaliados em um mesmo ponto no tempo, em muitos casos, este tipo de delineamento não permite determinar se a exposição precede o aparecimento da doença ou se a presença da doença altera o nível de exposição a determinado fator. Entretanto, estudos seccionais são úteis na investigação de fatores que permanecem inalterados no tempo, como sexo e raça que são características individuais fixas, e podem oferecer evidência válida de uma associação estatística. Porém, buscam apenas a existência ou não de associação entre a exposição e o efeito, não sendo possível, muitas vezes, definir se há relação de causa e efeito.

De forma geral, distinguir casos novos dos casos antigos nos estudos seccionais é uma tarefa difícil. É por isso que este delineamento trabalha apenas com os casos detectados durante o período de execução do estudo, ou seja, os casos prevalentes. Doenças de curta duração, como a mastite bovina, ou com evolução rápida para a morte, como a raiva, podem não ser detectadas no momento da realização do estudo, gerando um sub-registro de casos. Doenças crônicas, como algumas infecções parasitárias, podem ser detectadas por longos períodos, sendo mais fácil a identificação de casos nos estudos de prevalência. É importante salientar que este desenho de estudo não é indicado para avaliação de eventos raros, pela necessidade de se trabalhar com um número muito grande de indivíduos na amostra.

Na medicina veterinária os estudos seccionais são comumente utilizados para investigar a presença ou ausência de determinada doença ou agente infeccioso em grupos de animais. Neste caso, são realizados inquéritos soroepidemiológicos, com o intuito de identificar a presença de antígenos, anticorpos ou outros marcadores biológicos no sangue coletado de animais. A não identificação de casos da doença (ou infecção) na amostra avaliada comprova que a população se encontra livre da doença. Este desenho de estudo é frequentemente aplicado com o objetivo de comprovar a existência de zonas livres de doenças animais sob vigilância, como febre aftosa, peste suína clássica e peste bovina.

Coleta de dados

A coleta de dados para os estudos seccionais geralmente é feita por meio da aplicação de questionários. Um questionário é um instrumento de tomada de informações que contém um conjunto de questões referentes ao evento estudado. O preenchimento do questionário poderá ser de forma direta, de acordo com as observações feitas pelos próprios entrevistadores, ou de forma indireta, por meio da realização de entrevistas com tratadores de animais, tutores, veterinários, entre outros. É importante que os entrevistadores recebam treinamento em relação à aplicação dos questionários e sobre a realização de coleta de dados de forma direta, seja por observação simples ou com o uso de instrumentos específicos. O treinamento tem por objetivo padronizar os procedimentos de coleta de dados entre todos os observadores. Os entrevistadores também poderão coletar material biológico dos indivíduos para realização de exames.

A construção de um questionário adequado constitui uma etapa importante para o planejamento de um estudo seccional. A maneira como os dados serão coletados (correio eletrônico/formulários *online*, telefone ou entrevista presencial) irá influenciar na maneira como as perguntas serão escritas, quais categorias de resposta serão mostradas, o tamanho do questionário, além de seu formato geral. O formato das perguntas dos questionários pode ser de três tipos:

- Questões fechadas ou questionário estruturado: são aquelas que possuem as respostas predeterminadas em categorias para serem escolhidas pelo entrevistado. Podem ser questões de múltipla escolha ou verdadeiro/falso. Este formato é mais fácil de ser aplicado em grandes amostras.
- Questões abertas ou questionário não estruturado: este formato permite ao entrevistado responder as questões utilizando suas próprias palavras, não havendo alternativas preestabelecidas de resposta. Questões abertas devem ser utilizadas quando o pesquisador deseja fazer uma

análise exploratória inicial de um evento ainda pouco conhecido. Entretanto, a codificação e análise das respostas pode ser muito difícil e demorada, devendo, portanto, evitar este modelo de questionário em pesquisas que utilizam grandes amostras.

- Questões mistas ou questionário semiestruturado: possuem questões fechadas e abertas. Muitas vezes é necessário incluir uma opção de resposta com o formato "Outra (especificar) ______". Normalmente, este tipo de questionário é aplicado com um roteiro para que os entrevistadores possam marcar as alternativas correspondentes às respostas dos entrevistados sem que estes conheçam as opções de resposta.

Antes de iniciar a coleta de dados, o questionário recém-construído deverá ser previamente testado. O pré-teste é uma forma de estudo piloto que tem o objetivo de verificar a validade e viabilidade do instrumento, além de testar os entrevistadores. Consiste em um ensaio que reproduz todas as estratégias e os métodos que serão utilizados na coleta de dados, em uma pequena amostra retirada da mesma população alvo do estudo. O estudo piloto deverá revelar problemas que podem afetar a coleta dos dados, permitindo a correção dos possíveis erros antes do início do estudo seccional.

A coleta dos dados nos estudos seccionais deve ser feita no menor tempo possível, sendo esta fase a de concentração mais intensa de trabalho. Os dados coletados deverão ser organizados em bancos de dados que possam ser processados com computador. Dependendo da duração do trabalho de campo, a entrada dos dados no computador poderá ocorrer enquanto as entrevistas estão em andamento ou após a finalização da coleta dos dados.

Análise dos dados

A análise dos dados nos estudos seccionais busca descrever a distribuição de cada variável na amostra examinada, visando à referência para a população. A medida de frequência comumente utilizada é o coeficiente de prevalência.

Nos estudos seccionais analíticos, a medida de frequência utilizada é o coeficiente de prevalência da doença nos indivíduos expostos ao fator e o coeficiente de prevalência da doença nos indivíduos não expostos. A análise de associação é feita pela comparação entre as prevalências de doença em indivíduos expostos e não expostos. Nesse caso, a medida de associação utilizada para mensurar esta relação é a razão de prevalências (RP).

Nos estudos seccionais, os animais incluídos na amostra são examinados quanto à presença de doença e seu status em relação a outros fatores de risco, conforme representado na Figura 2.

Figura 2 – Delineamento de um estudo seccional com análise de associação entre exposição e doença

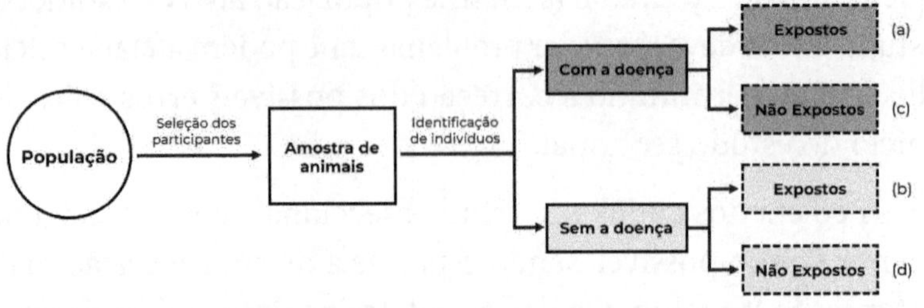

Fonte: elaborado pela autora (2024).

As quantidades de indivíduos em cada categoria também podem ser representadas como na Tabela 1.

Tabela 1 – Apresentação dos dados sobre exposição e doença em um estudo analítico

Fator em estudo	**Doença**		**Total**
	Doentes	**Não doentes**	
Expostos	a	B	$a + b = n_3$
Não expostos	c	D	$c + d = n_4$
Total	$a + c = n_1$	$b + d = n_2$	N

Onde:

a: Doentes expostos
b: Não doentes expostos
c: Doentes não expostos
d: Não doentes não expostos
N: Total de indivíduos incluídos no estudo

$n_1 = a + c$: Total de doentes
$n_2 = b + d$: Total de não doentes
$n_3 = a + b$: Total de expostos
$n_4 = c + d$: Total de não expostos

Em uma amostra de "N" animais, a prevalência da doença é dada por:

$$P = \frac{a + c}{N}$$

Sendo os doentes os casos prevalentes, a prevalência da doença no grupo de animais expostos é $\frac{a}{a+b}$ e no grupo de animais não expostos é $\frac{c}{c+d}$.

Portanto, a razão de prevalência da doença entre animais expostos e não expostos será:

$$RP = \frac{\frac{a}{a+b}}{\frac{c}{c+d}}$$

Como apresentado anteriormente, uma das maiores limitações dos estudos seccionais é o fato de a exposição e a doença serem avaliados em um mesmo lapso de tempo. Desta forma, este delineamento permite identificar relações de associação e não de causalidade. Em termos estatísticos, pode-se, no máximo, apontar para uma associação, dentro de um grau aceitável de significância, entre a causa suspeita e a doença, permitindo que a exposição suspeita seja reconhecida como fator de risco em potencial. Entretanto, para um melhor entendimento dessa relação, há a necessidade de realização de outros estudos com maior potencialidade de produção de conhecimento causal, como os estudos de coorte e de caso-controle.

8.2.3 Estudos ecológicos

Os estudos ecológicos, também conhecidos como estudos de correlação, avaliam a distribuição de eventos de interesse utilizando dados agregados. Diferentemente dos outros tipos de estudos epidemiológicos, a unidade de análise não é constituída de indivíduos, mas de um grupo de indivíduos pertencentes a uma área geográfica bem delimitada como, por exemplo, um país, uma cidade, um bairro ou uma instituição.

Um exemplo clássico de estudo ecológico é o estudo realizado em 1960, que descreveu padrões de mortalidade por doença coronariana. Para tanto, as taxas de mortalidade foram correlacionadas com a venda *per capita* de cigarros em 44 estados norte-americanos. As taxas de mortalidade foram maiores nos estados com maior venda de cigarros e menores nos estados com vendas inferiores. Essa observação contribuiu para a formulação da hipótese de que o consumo de cigarros causa doença coronariana fatal, sendo essa hipótese posteriormente testada em vários outros estudos analíticos.

Geralmente, os dados utilizados nos estudos epidemiológicos resultam de observações diretas de indivíduos (por exemplo, idade, raça, pressão arterial). Os dados também podem ser obtidos de observações de grupos, organizações ou lugares (por exemplo, desorganização social e poluição). Essas observações são então organizadas para medir variáveis específicas na população estudada: no nível individual as variáveis são propriedades de indivíduos e as variáveis ecológicas são propriedades de grupos, organizações ou lugares. As variáveis ecológicas podem ser classificadas em três tipos:

- Medidas agregadas: resumem as características dos indivíduos dentro de um grupo. Essas medidas são representadas na forma de média ou proporção da população com uma determinada característica. Como exemplo temos a taxa de incidência de uma doença, quantidade média de ingestão de gordura, proporção de resistência antimicrobiana, média de escores, renda familiar média.
- Medidas ambientais: representam características físicas do local onde os membros de cada grupo vivem ou trabalham. Cada medida ambiental possui uma análoga no nível individual, e o grau de exposição a certas características pode variar entre os membros de cada grupo. Exemplos dessas medidas incluem nível de poluição do ar e horas de exposição à luz solar.
- Medidas globais: representam características de grupos, organizações ou locais que não podem ser reduzidas a características individuais (que não possuem análogas no nível individual), ao contrário de medidas agregadas e ambientais. Exemplos incluem densidade demográfica, tipo de sistema de saúde em uma determinada região, nível de desorganização social.

Usos e limitações

Os estudos ecológicos são frequentemente utilizados como um primeiro passo na investigação de uma possível relação entre exposição e doença. São de rápida execução e de baixo custo, já que não necessitam da elaboração de questionários ou de entrevistas para obtenção de dados, pois utilizam base de dados secundários já disponíveis.

Os estudos ecológicos são realizados com o objetivo de gerar hipóteses sobre a ocorrência de doenças; testar hipóteses (nesse caso, pode apresentar inúmeros problemas), e avaliar a efetividade da aplicação de alguma estratégia de intervenção (prevenção ou controle de doenças) na população. Os estudos ecológicos também são aplicados para avaliar as taxas de doenças ao longo do tempo em uma população geograficamente definida. Esse tipo de abordagem é conhecido como estudo de séries temporais. As séries temporais também são úteis para avaliar o impacto de uma intervenção na população. Por exemplo, para avaliar o impacto potencial da vacinação oral contra a raiva em guaxinins (*raccoon*) foi realizado um estudo de série temporal, com análise das tendências temporais e sazonais dos casos de raiva em guaxinins registrados em West Virginia entre 1990 e 2007. Foi observado que os casos de raiva em guaxinins, na região sem vacinação, mantiveram um padrão enzoótico de ocorrência e aumentaram ao longo do tempo.

O uso de correlações ecológicas para testar hipóteses pode resultar na inferência causal inadequada sobre fenômenos individuais, baseado em associações entre exposição e efeito verificadas em estudos que utilizam dados agregados de uma população. Esta limitação, conhecida como falácia ecológica (ou viés ecológico) pode ocorrer porque uma associação observada entre variáveis no nível agregado não representa, necessariamente, uma associação no nível individual. Isso porque não é possível saber se os indivíduos que compõem o grupo avaliado são simultaneamente portadores do problema de saúde e da exposição associada. Por exemplo, um estudo que avaliou a relação entre consumo médio diário *per capita* de carne de porco em relação às taxas de mortalidade para câncer de mama em 28 países entre 1964 e 1965, identificou uma correlação positiva muito forte entre essas duas variáveis, sugerindo a possibilidade de associação entre ingestão de carne de porco e mortes por câncer de mama. Entretanto, o aumento do consumo de carne de porco pode ser um marcador para outros fatores que possam estar relacionados a um maior risco de desenvolver câncer de mama, como o aumento da ingestão de alimentos gordurosos, diminuição do consumo de vegetais ou maior nível socioeconômico.

Coleta e análise de dados

De forma geral, os estudos ecológicos baseiam-se em dados já existentes, provenientes de diversas fontes e que foram coletados com outras finalidades. Dados demográficos ou sobre condições climáticas ou sobre consumo de produtos podem ser obtidos de instituições públicas e privadas, como IBGE (Instituto Brasileiro de Geografia e Estatística), universidades, Receita Federal, entre outros. Estes dados podem ser correlacionados com dados obtidos dos sistemas de informação em saúde sobre incidência de doenças, mortalidade, nascimentos ou utilização de recursos de saúde.

A análise dos dados em estudos ecológicos, normalmente, baseia-se na utilização de medidas de ocorrência, como médias e frequências. Os resultados são representados por meio de gráficos simples, com a comparação de indicadores.

Nos estudos epidemiológicos com análise de dados de nível individual (como os estudos de coorte ou caso-controle), o valor de cada variável (exposição e doença) é atribuído a cada indivíduo no estudo. Nesse caso, é possível saber quantos indivíduos adoeceram ou não entre os expostos e os não expostos (Tabela 1).

Já em uma análise ecológica, todas as variáveis (exposição e doença) são medidas agrupadas, sendo, o grupo, a unidade de análise (por exemplo, moradores de uma cidade, gado leiteiro de uma região, trabalhadores de uma fábrica, ou um intervalo de tempo). Portanto, dentro de cada grupo, não é possível saber a distribuição conjunta de qualquer combinação de variáveis a nível individual, ou seja, as frequências de casos expostos e não expostos e as frequências de não casos expostos e não expostos. Tudo o que sabemos é a distribuição marginal de cada variável: o total de casos e não casos e o total de indivíduos expostos e não expostos (Tabela 2).

Tabela 2 – Apresentação dos dados sobre exposição e doença em um estudo analítico de nível ecológico (dados agregados)

Fator em estudo	**Doença**		**Total**
	Doentes	**Não doentes**	
Expostos	?	?	n_3
Não expostos	?	?	n_4
Total	n_1	n_2	N

Em um estudo ecológico, duas variáveis ecológicas são contrastadas para examinar sua possível associação. A análise dos dados se dá, geralmente, por meio da correlação entre indicadores das condições de vida e indicadores de situação de saúde. O coeficiente de correlação, apresentado por *r*, é a medida descritiva de associação nos estudos de correlação. Esse coeficiente quantifica a extensão de uma relação linear entre exposição e doença. Ou seja, por cada unidade de mudança no nível de exposição, a frequência da doença aumenta ou diminui proporcionalmente. O valor do coeficiente de correlação pode variar entre + 1 e – 1.

8.3 Estudos analíticos

Estudos analíticos são realizados com o intuito de se testar hipóteses formuladas, geralmente, durante estudos descritivos. Em epidemiologia, a hipótese é uma suposição de que certa exposição causa (ou está associada a) um determinado desfecho (por exemplo: fumar causa câncer de pulmão; a ocorrência de laminite em equinos está associada a quadros de endotoxemia). O termo exposição é usado para se referir a qualquer característica, comportamento ou fator ambiental como possível causa de doença. Sinônimos para exposição são: fator de risco e variável independente. O termo desfecho geralmente se refere à ocorrência de doença, sendo também conhecido como efeito e variável dependente.

O objetivo da maior parte dos estudos analíticos é determinar quando uma exposição em particular (ou qual exposição) está associada a uma doença ou condição de interesse. A forma como os estudos epidemiológicos alcançam esse objetivo é por meio da comparação entre dois grupos: um grupo índice e um grupo de comparação. O primeiro grupo pode corresponder ao grupo dos animais doentes ou ao de animais com uma exposição em particular. Se o grupo índice corresponder aos animais doentes (casos), então o grupo de comparação compreenderá aqueles que não ficaram doentes (controles). Se o grupo índice compreender os animais expostos, então o grupo de comparação será composto pelos animais que não foram expostos. Desta forma, o estudo analítico funciona como um teste bioestatístico que compara valores observados e valores esperados. O grupo doente ou exposto fornece a linha de base ou os dados esperados. Quando os dados desses dois grupos são semelhantes, ou seja, a exposição entre casos ou a incidência da doença entre animais expostos é o que se esperaria, se pode concluir que a exposição e a doença não estão relacionadas. Entretanto, se a exposição ou a incidência da doença são substancialmente mais elevadas do que o esperado, a seguir se concluiria que a exposição está realmente associada com a doença, e estudos adicionais e/ou ação da intervenção são justificados.

Em muitos estudos epidemiológicos, a exposição e o evento de saúde estudado podem ser caracterizados como variáveis dicotômicas (aquelas em que só há duas respostas possíveis, como sim ou não). A relação entre exposição e doença pode ser então apresentada em uma tabela de contingência 2 x 2 (tabela dois por dois), onde as linhas representam categorias de exposição e as colunas categorias de doença. A tabela 2 x 2 é assim chamada porque tanto a exposição quanto a doença possuem duas categorias (expostos x não expostos e doentes x não doentes). A interseção entre uma linha e uma coluna, onde um valor é registrado é denominada célula ou casela. As letras *a*, *b*, *c* e *d* em cada célula da tabela 2 x 2 se referem ao número de indivíduos dentro das quatro situações, segundo a categoria de exposição e doença (Tabela 3).

Tabela 3 – Tabela padrão para análise de dados dicotômicos (tabela 2 x 2)

Fator em estudo	**Doença**		**Total**
	Doentes	**Não doentes**	
Expostos	A	B	a + b
Não expostos	C	D	c + d
Total	a + c	b + d	a + b + c + d

Onde:

a: Doentes expostos	*a + b: Total de expostos*
b: Não doentes expostos	*c + d: Total de não expostos*
c: Doentes não expostos	*a + c: Total de doentes*
d: Não doentes não expostos	*b + d: Total de não doentes*

a + b + c + d: Total de indivíduos incluídos no estudo

Os principais delineamentos de estudos observacionais analíticos são os estudos de coorte e de caso-controle, que serão abordados a seguir.

8.3.1 Estudos de coorte

Em um estudo de coorte, um grupo de animais que não apresenta a doença sob investigação é selecionado quanto à presença ou ausência de exposição a um fator de risco suspeito. Esses animais são acompanhados durante um período de tempo para avaliar se desenvolverão ou não a doença ou outro desfecho de interesse. A Figura 3 representa o delineamento de um estudo de coorte.

Figura 3 – Estrutura básica de um estudo de coorte

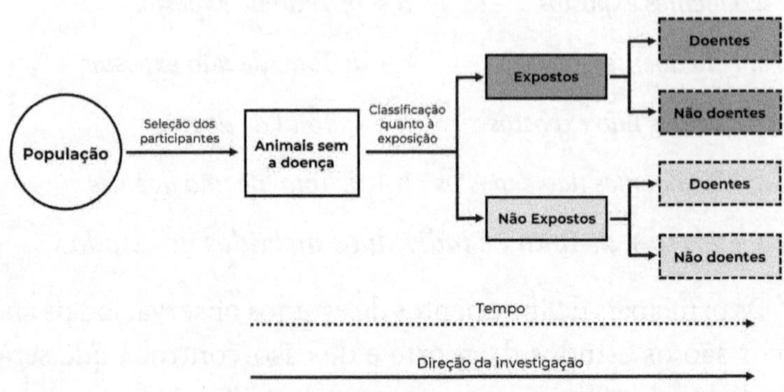
População
Seleção dos participantes
Animais sem a doença
Classificação quanto à exposição
Expostos
Não Expostos
Doentes
Não doentes
Doentes
Não doentes
Tempo
Direção da investigação

Fonte: elaborado pela autora (2024).

O termo coorte é utilizado na epidemiologia para denominar um grupo de indivíduos com alguma característica em comum, que compartilham uma experiência ou condição. Por exemplo, uma coorte de nascimentos compartilha o mesmo ano ou período de nascimento (exemplo: coorte de pessoas que nasceram em 1980) e uma coorte de fumantes tem em comum a experiência de fumar. Este tipo de estudo também é conhecido como estudo de seguimento ou *follow-up*.

Os estudos de coorte podem ser classificados como concorrentes (prospectivos) ou não concorrentes (retrospectivos ou coorte histórica) dependendo da relação temporal entre o início do estudo (coleta dos dados) e a ocorrência do desfecho (surgimento de casos de uma doença, por exemplo). Por definição, os dois tipos de estudos de coorte classificam as unidades de observação em relação a presença ou ausência da exposição. Nos estudos não concorrentes, entretanto, tanto a exposição como o desfecho de interesse já ocorreram antes do início do estudo. Os participantes dos grupos expostos e não expostos são selecionados a partir de registros passados (Figura 4). Nos estudos concorrentes, a exposição pode ou não já ter ocorrido no momento em que o estudo teve início, mas o desfecho certamente ainda não aconteceu. Desta forma, após a seleção da coorte, os animais participantes deverão ser acompanhados ao longo do tempo até o surgimento dos casos do desfecho (Figura 5). Esse delineamento demanda um monitoramento dos membros da coorte, com realização de avaliações periódicas e registro de novas ocorrências do evento de interesse (casos da doença, óbitos) até a data prevista para o encerramento das observações.

Figura 4 – Estudo de coorte não concorrente

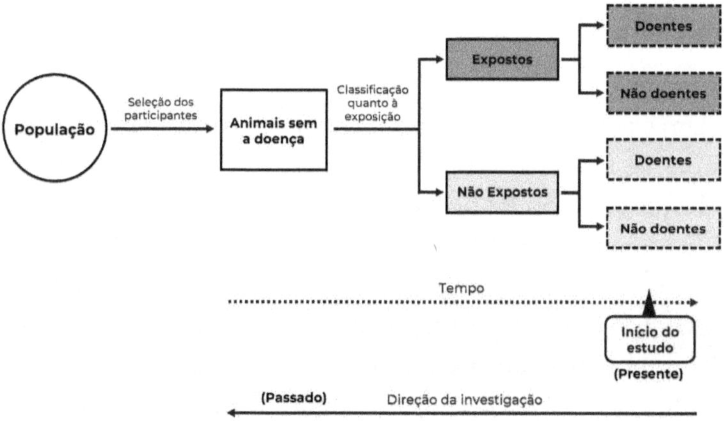

Fonte: elaborado pela autora (2024).

Figura 5 – Estudo de coorte concorrente

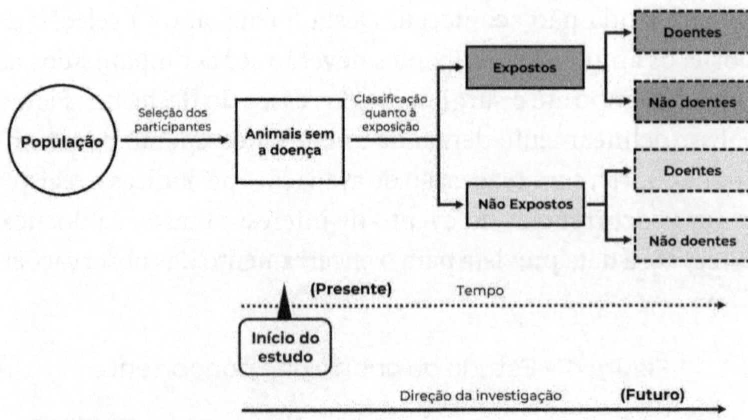

Fonte: elaborado pela autora (2024).

Um exemplo de coorte concorrente é o estudo realizado por Reiff *et al.* na área da Filadélfia, Estados Unidos, entre 1971 e 1975, que teve como objetivo avaliar a associação entre criptorquidismo e neoplasia testicular canina. Foram acompanhados 938 cães atendidos em clínicas veterinárias, 609 apresentavam criptorquidismo (expostos) e 329 não (não expostos). Este estudo demonstrou que cães com criptorquidismo apresentaram elevado risco para o desenvolvimento de neoplasia testicular.

A maior vantagem das coortes históricas sobre os delineamentos concorrentes é a sua capacidade de realização do estudo em menor tempo e, consequentemente, com menor custo relativo. As coortes históricas também são úteis nas situações em que se demoraria tanto tempo para que um evento ocorresse que a experiência seria comprometida.

Seleção dos participantes

A etapa inicial de um estudo de coorte consiste na seleção de um grupo de indivíduos considerados sadios em relação à doença sob investigação, para posterior classificação em expostos e não expostos ao fator estudado. As populações de estudo podem ser bem diversificadas, podendo incluir uma amostra da população geral de uma determinada área geográfica, um grupo de trabalhadores em uma determinada ocupação ou indústria, ou um grupo de pessoas voluntárias, ou um grupo de indivíduos selecionados por outras vantagens logísticas, como a facilidade de acompanhamento dos grupos.

A seleção dos indivíduos para compor o grupo de expostos em um estudo de coorte pode ser feita a partir de diversas fontes, devendo-se levar em consideração a frequência da exposição estudada, a necessidade de obter informações detalhadas de todos os participantes do estudo e a natureza dos objetos de pesquisa que estão sendo avaliados. Para exposições relativamente comuns, como fumar cigarros ou beber café, um grande número de indivíduos expostos poderia provavelmente ser identificado a partir de várias populações possíveis. Para exposições raras, entretanto, como aquelas relacionadas a algumas profissões ou a fatores ambientais em alguma área geográfica, é mais eficiente escolher um grupo específico de indivíduos que tenham sido submetidos a alguma exposição ou experiência incomum, cujos efeitos devem ser avaliados.

Uma vez que os indivíduos que compõem o grupo exposto já foram selecionados, o próximo passo é a seleção de um grupo apropriado de comparação, de indivíduos não expostos. A escolha desse grupo para a realização de um estudo de coorte é uma etapa importante e difícil. Os grupos de comparação devem ser o mais parecido possível com relação a todos os outros fatores que podem estar relacionados à doença, exceto o determinante em investigação, de modo que, se não houver associação entre a exposição e a doença, as taxas de doença na população a ser comparada serão essencialmente a mesma. Além disso, é importante assegurar que a informação que será obtida do grupo não exposto seja adequada para comparação com a população exposta.

Coleta dos dados

Em estudos de coorte, o pesquisador define datas de início e de final do seguimento dos participantes. Durante este intervalo, são coletadas informações sobre a exposição de interesse, sobre covariáveis (variáveis confundidoras e modificadoras) e sobre o desfecho. Os dados podem ser obtidos de diferentes fontes de informação. A escolha depende da disponibilidade dos dados, da natureza da exposição e desfecho investigados e dos recursos disponíveis para a realização do estudo.

As informações sobre a exposição podem ser obtidas de:

- Registros preexistentes de prontuários de clínicas veterinárias, de hospitais veterinários ligados a universidades, registros de rebanhos ou de indústria;
- Aplicação de questionários, entrevistas por telefone ou entrevistas pessoais. A coleta de dados sobre exposições em animais de companhia pode ser feita por meio de entrevistas com os tutores dos animais, uma vez que esses animais não podem responder por si mesmos. Entrevistas com trabalhadores de uma fazenda ou de uma indústria também podem ser úteis;
- Realização de exames físicos e laboratoriais nos animais, além de dados obtidos de necropsias e registros de óbito;
- Medidas ambientais, tais como amostras de água ou ar.

Nos estudos de coorte concorrentes, a coleta dos dados é feita ao longo do período de realização do estudo, podendo ser utilizadas as diferentes fontes já citadas. Em contrapartida, para as coortes históricas, os dados de registros representam a única fonte de informação possível, o que pode limitar o estudo pela falta de informações mais detalhadas ou de baixa qualidade.

Usos e limitações

O estudo prospectivo de coorte é o estudo observacional mais eficaz para a investigação de hipóteses causais, pois fornecem estimativas de incidência de doença que são medidas diretas de risco. Esse delineamento permite avaliar fatores associados a doenças de evolução rápida e fatal e também possibilita a investigação de múltiplos efeitos de uma exposição simultaneamente (estudar várias doenças). Estudos de coorte também podem ser usados para estudar exposições raras. Outra vantagem desse delineamento está relacionada a possibilidade de obtenção de dados de excelente qualidade sobre exposição e doença, já que este tipo de estudo permite proceder a sua coleta no momento em que os fatos ocorrem, resultando em um menor risco de conclusões falsas ou inexatas.

A duração de um estudo de coorte pode variar consideravelmente. Estudos epidemiológicos conduzidos por órgãos de saúde pública ou de sanidade animal costumam ser realizados de forma mais rápida, pela necessidade de se fornecer uma resposta frente a um problema. Por outro lado, instituições de pesquisa costumam realizar estudos mais demorados, com o acompanhamento das coortes por anos ou décadas, como no caso dos estudos que avaliam fatores de risco para o desenvolvimento de doenças crônicas como câncer ou doenças cardiovasculares. É essencial que a duração do estudo seja consistente com a história natural da doença investigada. Se o estudo for encerrado muito cedo, pode acarretar em perdas pelo fato de muitos casos ainda não terem se tornado detectáveis.

Os estudos prospectivos de coorte geralmente exigem um longo período de acompanhamento, tornando o estudo demorado e com alto custo relativo para sua realização. Outra limitação para estudos de longa duração é a possibilidade de ocorrer perdas de acompanhamento dos participantes por migração, desistência ou morte, podendo interferir nos resultados encontrados. Os estudos de coorte são ineficientes para avaliar doenças raras, com longo período de latência, pela necessidade de acompanhamento de grandes grupos.

Análise dos dados

A incidência é a expressão básica do risco. É o número de novos eventos (geralmente casos de uma doença) que surgem em uma população definida ao longo de um determinado período. A incidência é especialmente útil para avaliar uma suposta relação entre fatores de risco e ocorrência de doenças. Várias medidas, chamadas medidas de associação, podem ser estimadas a partir de dados de incidência.

A medida da associação utilizada em todos os estudos de coorte, independentemente de ser concorrente ou histórica, é o risco relativo (RR). O risco relativo mede quantas vezes é maior o risco de desenvolver a doença entre os indivíduos expostos em relação aos não expostos.

O risco relativo é calculado dividindo a taxa de incidência da doença ou desfecho nos indivíduos expostos pela taxa de incidência nos indivíduos não expostos. Com base na tabela 2 x 2 (Tabela 3), o risco (incidência acumulada) no grupo de expostos (grupo índice) é $\frac{a}{a+b}$ e no grupo de não expostos (grupo de referência) será $\frac{c}{c+d}$. Portanto, o cálculo do risco relativo será:

$$RR = \frac{\frac{a}{a+b}}{\frac{c}{c+d}}$$

Um RR igual a 1 significa que não há diferença de risco entre os dois grupos. Um RR menor que 1 significa que o desfecho é menos provável de ocorrer no grupo exposto do que no grupo não exposto. Por outro lado, um RR maior que 1 significa que o desfecho é mais provável que ocorra no grupo exposto do que no grupo não exposto. Considere um exemplo em que a incidência de câncer de próstata entre cães machos castrados foi de 1,37% e a incidência em cães machos inteiros foi de 0,36%. Nesse caso, o risco relativo seria calculado como $RR = \frac{1,37}{0,36}$, resultando em 3,8. Isso poderia ser afirmado como "Os cães machos castrados apresentam risco quase quatro vezes maior de desenvolver câncer de próstata que os cães machos inteiros".

O risco relativo é um índice que mede a força da associação entre um fator de risco e uma doença, mas não nos informa sobre a magnitude absoluta desse risco. Para isso, devemos calcular o risco atribuível. O risco atribuível (RA), também conhecido como diferença de risco, é calculado subtraindo a incidência entre o grupo de indivíduos expostos a um fator de risco da incidência no grupo de indivíduos não expostos. Desta forma:

$$RA = \frac{a}{a+b} - \frac{c}{c+d}$$

Como a subtração remove a incidência de fundo, o risco atribuível é a incidência adicional de doença atribuível ao próprio fator de risco. Considerando de outra forma, o RA é a incidência da doença que não ocorreria dado que o fator de risco não está presente. A diferença entre risco relativo e risco atribuível pode ser demonstrada se considerarmos que uma redução de 10 vezes na incidência, tanto no grupo exposto como no grupo não exposto, resultaria em uma redução de 10 vezes no risco atribuível, mas não teria efeito sobre o risco relativo.

8.3.2 Estudos de caso-controle

Estudos de caso-controle são um tipo de investigação epidemiológica observacional analítica no qual as unidades de observação são selecionadas com base na presença (casos) ou ausência (controles) de uma doença ou condição específica. O grupo de casos (animais doentes) e controles (animais não doentes) são então comparados, de forma retrospectiva, em relação ao seu grau de exposição a um suposto fator de risco (Figura 6). Diferenças na exposição entre os dois grupos indicam que a doença está associada com a exposição.

Figura 6 – Delineamento de um estudo de caso-controle

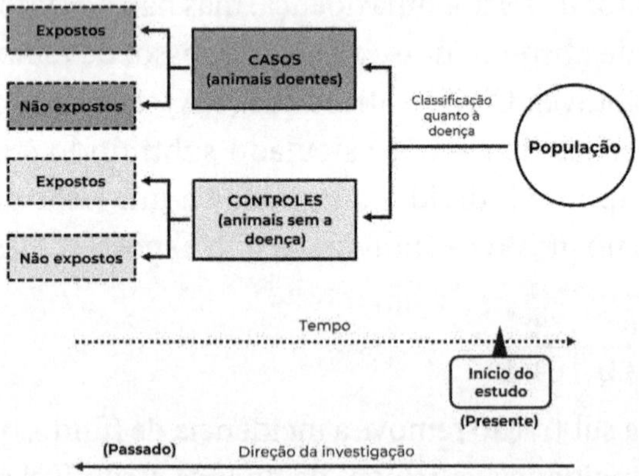

Fonte: elaborado pela autora (2024).

Este delineamento apresenta-se, em algumas situações, como uma alternativa aos estudos de coorte para investigar associações entre exposição e doença. Um estudo de coorte pode exigir o acompanhamento de um número extremamente elevado de animais por longos períodos. Considerando que a frequência de muitas doenças de interesse veterinário é relativamente baixa, a realização de estudos prospectivos para investigação de fatores de risco nem sempre é indicada. Para essas situações, estudos de caso-controle podem fornecer respostas a esses questionamentos, de uma maneira muito mais simples.

Seleção dos casos

Uma das primeiras questões a serem consideradas no delineamento de um estudo de caso-controle é a definição precisa das características dos casos. Para garantir que os casos representem de fato a doença investigada é necessário estabelecer critérios rigorosos para:

- Diagnóstico da doença ou desfecho de interesse: definir padrões para diagnóstico clínico ou laboratorial;
- Gravidade da doença: considerar se o evento de interesse será definido em termos de morbidade, mortalidade, infecção, sequela ou outra característica, pois os fatores de risco podem variar para os diferentes graus de gravidade de uma doença;
- Estágio da doença: definir se serão incluídos os casos ocorridos em um intervalo definido de tempo (casos incidentes) ou os casos prevalentes em um determinado momento;
- Fonte dos casos: animais atendidos em hospitais veterinários, registros de sistemas de informação em sanidade animal, casos ocorridos na comunidade, registros de rebanhos, entre outros.

Idealmente, espera-se que os casos selecionados para o estudo de caso-controle representem todos os indivíduos que desenvolveram a doença de interesse em uma determinada população. Entretanto, nem sempre é necessário incluir todos os casos da população de origem, podendo ser restritos a qualquer subgrupo específico como, por exemplo, animais de uma raça específica, machos ou fêmeas. Casos e controles podem ser selecionados a partir de amostras aleatórias, desde que a seleção dessa amostra não seja influenciada pelo nível de exposição em estudo, que deve ser determinada da mesma maneira para ambos.

Seleção dos controles

A seleção de um grupo de comparação apropriado é talvez o ponto mais importante no delineamento de estudos de caso-controle. A utilização de controles permite avaliar se a frequência de uma exposição ou característica específica observada no grupo de casos é diferente daquela que seria esperada, com base na observação de indivíduos comparáveis que não possuem a doença. A seleção incorreta do grupo de controles pode enviesar os resultados do estudo de caso-controle.

Os controles devem ser selecionados a partir da mesma população que deu origem aos casos do estudo. É importante que os controles preencham os mesmos critérios estabelecidos para a seleção dos casos, com exceção do critério relacionado à definição da doença. Para que haja a máxima comparabilidade entre os grupos de casos e de controles, espera-se que os controles representem os indivíduos que seriam incluídos no estudo como casos, se tivessem desenvolvido a doença. Por exemplo, em um estudo de caso-controle para avaliar fatores de risco associados ao desenvolvimento de laminite aguda em equinos durante internação, os casos seriam os animais hospitalizados durante um período em um hospital veterinário e que desenvolveram a doença de estudo e os controles seriam os equinos internados na mesma instituição e que não desenvolveram laminite aguda.

O tamanho do grupo controle pode ser determinado por alguns fatores como o número de controles elegíveis, tempo e recursos disponíveis para o desenvolvimento do estudo e poder de estudo (probabilidade de detectar acertadamente uma diferença significativa entre os grupos). A maioria dos estudos de caso-controle utiliza uma razão de controle para o caso de 1:1 (um controle para um caso), 2:1 (dois controles para um caso) ou 3:1 (três controles para um caso). Geralmente, trabalhar com um número de controle maior do que três controles para um caso, não eleva o poder de estudo.

Usos e limitações

A principal vantagem dos estudos de caso-controle é que eles podem ser realizados de forma mais rápida e com menor custo do que as investigações que requerem um extenso período de acompanhamento. Este desenho de estudo é o mais adequado para estudar doenças que levam longos períodos de tempo para desenvolver. Outra vantagem é que os estudos de caso-controle são ótimos para investigação de doenças raras, já que os participantes são selecionados com base na presença ou ausência da doença. Esse delineamento também permite pesquisar, simultaneamente, múltiplas exposições ou fatores de risco que possam estar relacionados a um único desfecho.

Os estudos de caso-controle fornecem evidências mais fracas de causalidade do que os estudos de coorte, pois são incapazes de estimar risco pela impossibilidade de se calcular a incidência da doença nos grupos expostos e não expostos. Outra desvantagem é que, em algumas situações, a relação temporal entre exposição e doença pode ser difícil de ser estabelecida. A maior limitação dos estudos de caso-controle é que eles são mais susceptíveis à viés do que qualquer outro tipo de estudo analítico. É importante que potenciais fontes de vieses sejam reconhecidas na fase de planejamento do estudo para que algumas medidas possam ser desencadeadas com o propósito de evitar ou minimizar seus efeitos nos resultados.

De modo geral, um estudo de caso-controle, quando bem planejado e conduzido, constitui uma ferramenta de pesquisa valiosa que pode fornecer resultados confiáveis para testes de hipóteses epidemiológicas. Devido às vantagens já descritas, esse desenho de estudo é muito utilizado em medicina veterinária.

Validade em estudos de caso-controle

Estudos de caso-controle estão sujeitos à ocorrência de vieses, o que pode levar a distorções nos resultados da pesquisa. Podemos destacar dois principais tipos de viés nos estudos de caso-controle: viés de seleção de grupos e viés de informação.

Viés de seleção

Estudos de caso-controle são projetados para testar se existe diferença significativa entre casos e controles em relação à exposição a um fator de risco suspeito. É essencial, portanto, que o processo de seleção assegure que ambos os grupos tenham a mesma probabilidade de serem detectados como casos se desenvolverem a condição de interesse. O viés de seleção surge quando os controles selecionados para o estudo não são representativos da base populacional que originou os casos.

O viés de seleção pode ser reduzido pelo pareamento de casos e controles. Pareamento é o procedimento pelo qual, para cada caso selecionado, são escolhidos um ou mais controles idênticos em relação a certas características (por exemplo, raça, idade, sexo) diferentes do fator investigado. Este método fornece controle direto sobre variáveis suspeitas de serem variáveis de confundimento, e tem o objetivo de torná-las igualmente distribuídas entre casos e controles, desfazendo a associação entre a variável de confundimento e a doença. A estratégia de pareamento de casos e controles pode apresentar algumas desvantagens:

- A seleção de controles adequados (com as características necessárias para serem pareadas em cada caso) pode ser difícil, cara e demorada;
- Impossibilidade de avaliar a associação da variável utilizada no pareamento com a doença estudada;
- A análise dos dados deve levar em consideração o efeito do pareamento;
- Possibilidade de ocorrer superpareamento (*overmatching*) ou pareamento excessivo, o que diminui o poder do estudo e, por vezes, introduz o viés.

Outra forma de reduzir o viés de seleção se dá pela escolha de dois ou mais tipos de grupo controle. Se os resultados das comparações entre os dois grupos de controle forem consistentes, a associação entre exposição e desfecho será mais confiável.

Viés de informação

Estudos de caso-controle são vulneráveis ao viés de informação, pois o fato de o indivíduo ter ou não a doença de estudo pode influenciar a obtenção correta da informação sobre se o indivíduo foi ou não exposto ao fator de interesse. Um tipo comum de viés de informação é o viés de memória, pois os dados sobre exposição são obtidos retrospectivamente, após o desenvolvimento da doença. Além disso, é esperado que "casos" tenham uma maior probabilidade de recordar exposições passadas do que "controles". Outra questão é que, na medicina veterinária, muitas vezes, a exposição é avaliada por meio de informações relatadas por tutores ou tratadores dos animais, possibilitando a ocorrência de viés de memória. O viés de informação também pode ocorrer por erros na mensuração da exposição e/ou desfecho de interesse, por meio da utilização de procedimentos diagnósticos de baixa sensibilidade e/ou especificidade (gerando erro na classificação de casos e controles), pelo uso de questionários de má qualidade ou pela coleta de informações em registros de dados incompletos.

O viés de informação pode ser minimizado pela utilização de fontes alternativas para obtenção da mesma informação ou pela ocultação do propósito específico do estudo aos entrevistadores e entrevistados.

Análise dos dados

Na maior parte dos estudos de caso-controle não é possível saber o número total de indivíduos expostos e não expostos ao fator de risco e, portanto, não se conhece o denominador para que seja feito o cálculo direto do risco, ou seja, da incidência e também do risco relativo. Dessa forma, para essas situações, o cálculo do risco pode ser feito de forma aproximada, utilizando-se uma medida de associação conhecida como *Odds Ratio* ou razão de chances. A *Odds Ratio* (OR) calcula indiretamente uma estimativa do risco relativo.

Tomando como base a tabela 2 x 2 (Tabela 3), o cálculo da chance de os casos terem sido expostos é:

$$\frac{\frac{a}{a+c}}{\frac{c}{a+c}} = \frac{a}{c}\cdot$$

Já o cálculo da chance de exposição entre os controles é:

$$\frac{\frac{b}{b+d}}{\frac{d}{b+d}} = \frac{b}{d}$$

Desta forma, o cálculo da OR (razão de chances de adoecer em relação à exposição) será:

$$OR = \frac{\frac{a}{c}}{\frac{b}{d}} = \frac{a \times d}{b \times c}$$

Uma OR igual a 1 significa que a exposição não afetou as chances de desenvolver a doença ou condição estudada. Uma OR maior que 1 significa que a exposição está associada a uma maior chance de desenvolver a doença, e uma OR menor que 1 significa que a exposição está associada a uma menor chance de desenvolver a doença.

8.3.3 Estudos de intervenção

Estudos de intervenção, ou experimentais, são um tipo de delineamento analítico que pode produzir dados de alta qualidade, sendo considerado o padrão ouro para os estudos epidemiológicos. Os participantes do estudo são selecionados com base na sua exposição, da mesma forma que nos estudos de coorte. Entretanto, nos estudos de intervenção os próprios pesquisadores manipulam o fator de exposição, promovendo uma modificação intencional em algum aspecto do estado de saúde dos indivíduos ou grupos participantes do estudo, por meio da introdução de algum esquema profilático ou terapêutico. Os estudos de intervenção têm por objetivo testar hipóteses etiológicas ou avaliar a eficácia ou efetividade de procedimentos diagnósticos, preventivos ou terapêuticos.

Podemos definir eficácia como o resultado ou consequência de uma intervenção realizada sob condições ideais, bem controladas, como nos estudos experimentais. Efetividade é o resultado ou consequência de uma intervenção aplicada na prática, em situações reais.

Os estudos de intervenção podem ser classificados em terapêuticos ou profiláticos. Os ensaios terapêuticos são conduzidos entre pacientes com uma doença em particular com o objetivo de investigar uma intervenção terapêutica (medicamento ou procedimento), para avaliar sua capacidade em diminuir sintomas ou reduzir o risco de mortes por uma doença. Já os ensaios profiláticos avaliam a capacidade de uma intervenção preventiva (vacina, por exemplo) reduzir o risco de desenvolvimento de uma doença. Os participantes desse tipo de estudo devem ser indivíduos saudáveis, porém que apresentem risco de desenvolver a doença investigada.

Os estudos experimentais também podem ser classificados segundo a unidade de observação e análise: no nível individual, temos os ensaios clínicos randomizados controlados (*clinical trial*) e no nível agregado temos os ensaios comunitários (*community trials*). Nos ensaios comunitários, uma comunidade inteira (uma cidade, por exemplo) é alocada para receber uma intervenção. Como exemplo temos o ensaio comunitário realizado para avaliar os efeitos da fluoração da água de abastecimento público sobre a incidência de cáries nos Estados Unidos.

Os ensaios clínicos aplicados na avaliação de novos medicamentos podem ser classificados cronologicamente em quatro fases, segundo o propósito da avaliação:

- Fase I: são os ensaios farmacológicos ou de toxicidade. É o primeiro teste de uma droga ou vacina candidata. Tem o objetivo de avaliar a segurança de uma droga e determinar uma dose aceitável que possa ser utilizada sem causar efeitos colaterais sérios. Envolvem um pequeno número de participantes saudáveis, normalmente pessoas voluntárias. Já os ensaios veterinários podem ser conduzidos tanto na espécie animal alvo da pesquisa quanto em animais de laboratório. Geralmente esses estudos não são randomizados ou controlados, sendo apenas estudos descritivos de séries de casos, contendo informações detalhadas do monitoramento dos participantes.
- Fase II: são os estudos-piloto de eficácia. Ensaios iniciais para avaliar o efeito terapêutico e segurança da droga. São investigações realizadas em pequena escala, em um ambiente controlado (por exemplo, em estabelecimentos de pesquisa), com a participação de voluntários. No caso das vacinas, essa fase visa estudar a imunogenicidade. Geralmente são conduzidos com o objetivo de selecionar medicamentos potencialmente mais seguros e mais eficazes em comparação aos que estão disponíveis.
- Fase III: avaliação do tratamento em larga escala. Nesta fase é realizada uma avaliação completa da segurança e eficácia do novo tratamento. Envolve geralmente um grande número de pacientes com a doença ou condição de interesse, e os grupos de tratamento e de controle são alocados de forma aleatória.
- Fase IV: vigilância pós-comercialização. Esta fase é realizada após a droga ter sido aprovada para distribuição ou comercialização pela autoridade reguladora (Ministério da Saúde, no caso de medicamentos humanos e Ministério da Agricultura para medicamentos animais).

Tem o objetivo de estimar a incidência de reações adversas raras e outros efeitos potenciais relacionados ao uso do medicamento a longo prazo, na vida real.

8.3.3.1 Ensaios clínicos controlados randomizados

O ensaio clínico é um estudo prospectivo que compara o efeito e o valor de uma intervenção (profilática ou terapêutica) com controles. É um estudo de coorte delineado especificamente para facilitar a detecção e mensuração dos efeitos do tratamento, sem interferências de variáveis externas. O investigador distribui o fator a ser investigado de forma aleatória, por meio da técnica de randomização, formando dois grupos: o grupo de estudo (que recebe a intervenção) e o grupo controle (que não recebe a intervenção). Os efeitos da intervenção são então medidos pela comparação do desfecho nos grupos de estudo e controle (Figura 7).

Figura 7 – Delineamento de um ensaio clínico controlado randomizado

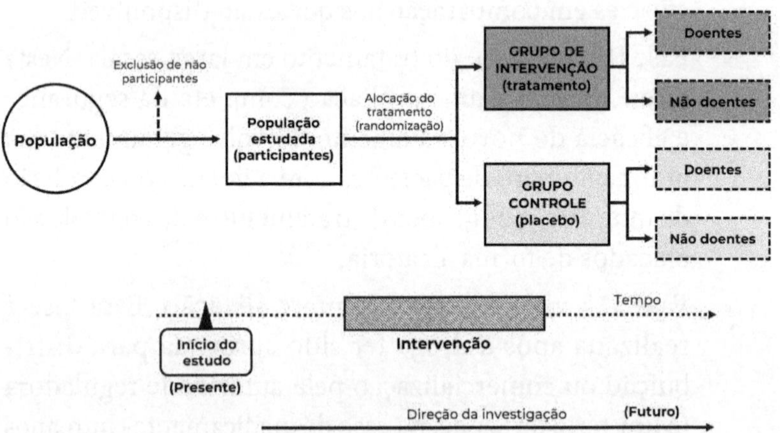

Fonte: elaborado pela autora (2024).

Na medicina veterinária, podemos considerar como efeitos a serem avaliados nos ensaios clínicos, a melhora na evolução clínica de uma doença ou melhoria na produção. A intervenção pode ser uma técnica cirúrgica, a administração de um medicamento de forma profilática ou terapêutica ou uma alteração no manejo dos animais.

Usos e limitações

Uma grande vantagem dos ensaios clínicos controlados randomizados, em comparação com estudos observacionais, está relacionada a sua capacidade de produzir evidências mais diretas e confiáveis para esclarecer uma relação de causa-efeito entre duas variáveis. Essa característica deve-se ao fato de a seleção dos participantes ocorrer de forma aleatória (ao acaso), garantindo que todos os indivíduos tenham a mesma chance de serem incluídos em qualquer um dos grupos estudados. Esta técnica permite que os participantes dos grupos de intervenção e controle tenham características muito semelhantes (comparáveis), evitando possíveis distorções provocadas por diferenças entre os grupos, o que poderia interferir nos resultados da investigação.

Talvez a principal desvantagem dos ensaios clínicos seja o alto potencial de implicações éticas, impossibilitando a investigação experimental em diversas situações. A privação de um novo tratamento (para o qual haja evidências de ser superior ao tratamento habitual) para o grupo controle pode dificultar o uso legal de participantes humanos.

Outra limitação para este tipo de estudo é a necessidade de acompanhamento de grandes grupos, o que pode dificultar a seleção de um número suficiente de participantes que queiram abrir mão de seus medicamentos de uso habitual para testar uma nova possibilidade terapêutica. Além disso, a realização de ensaios clínicos pode ser demorada (principalmente nas situações de doenças raras) e de custo elevado.

Delineamento e condução de ensaios clínicos

Antes de iniciar a pesquisa, o investigador deverá elaborar um protocolo contendo os objetivos do ensaio clínico e a descrição detalhada de todas as etapas do seu delineamento. O protocolo é exigido por organizações reguladoras, que avaliam a necessidade e validade da investigação proposta. Além disso, o protocolo fornece informações para veterinários e tutores de animais que foram convidados a participar da pesquisa.

Uma série de questões referentes ao delineamento e condução de ensaios clínicos devem ser levadas em consideração para garantir que resultados válidos sejam obtidos. Estas incluem a seleção da população de estudo, a alocação dos tratamentos, monitoramento do ensaio e avaliação do efeito do tratamento.

Seleção dos participantes

O primeiro passo para a realização de um ensaio clínico deve ser a determinação de um número mínimo de participantes, suficientes para atingir o nível desejado do poder de estudo. Para tanto, é necessário calcular o tamanho de uma amostra da população alvo que será utilizada no estudo. A seleção de uma amostra representativa garante um maior poder estatístico e uma maior possibilidade de generalização dos resultados.

A inclusão de animais em um ensaio clínico deverá ser baseada em critérios de inclusão definidos previamente (critérios de admissão, critérios de elegibilidade). Os critérios de inclusão deverão conter uma definição precisa sobre a condição para o qual o tratamento está sendo avaliado, além dos critérios para o diagnóstico da condição. É importante também que sejam estabelecidos critérios para exclusão de participantes do estudo. Por exemplo, eu um ensaio clínico para avaliar a eficácia de um tratamento para atopia canina, cães com prurido crônico apenas foram incluídos no estudo se estivessem em conformidade com uma série de critérios diagnósticos listados no protocolo da pesquisa, além de terem apresentado reação positiva aos testes intradérmicos mais relevantes. Os cães que apresentaram reações positivas aos alérgenos da pulga foram excluídos do estudo.

Uma vez que a população de estudo foi definida, os indivíduos (ou os tutores dos animais) deverão ser convidados para participar da investigação, após terem sido completamente informados sobre os objetivos da pesquisa, os procedimentos de estudo, e os possíveis riscos e benefícios. Aqueles que estiverem dispostos a participar deverão ser selecionados de acordo com os critérios de elegibilidade anteriormente estabelecidos.

Randomização

Após a seleção dos indivíduos elegíveis para compor a população de estudo, os participantes deverão ser alocados, de forma aleatória (randomizada), para os grupos de tratamento e controle. A randomização permite que cada indivíduo tenha a mesma chance de ser alocado em qualquer um dos grupos. Quando implementada de forma adequada, essa estratégia evita a ocorrência de viés de seleção e produz grupos de estudo comparáveis quanto a fatores de risco conhecidos e desconhecidos. Para tanto, é importante que os investigadores e os participantes sejam incapazes de prever em qual grupo cada um dos participantes será alocado. Além disso, os investigadores não devem alterar a alocação de qualquer participante.

A alocação aleatória de participantes pode ser feita pelo uso de uma sequência aleatória de números, obtida de uma tabela de números aleatórios ou de algoritmos gerados em programas de computador. Dentre as estratégias de randomização comumente utilizadas, destacamos:

- Randomização simples: é a estratégia mais empregada. Os participantes são distribuídos diretamente nos grupos de estudo e controle, sem etapas intermediárias. Pode ser obtido de forma muito simples, como cara e coroa (selecionando, por exemplo, cara para o grupo de tratamento e coroa para os controles). Entretanto, a maneira mais comum de seleção é pelo uso de uma tabela de números aleatórios ou programas de computador. As vantagens da randomização simples são o baixo custo e a facilidade de implementação. As desvantagens incluem o risco de gerar desequilíbrios no número de participantes dos grupos.
- Randomização em blocos: consiste na formação de uma sequência aleatória de blocos de participantes, e não de participantes individuais. Os blocos contêm um número fixo de indivíduos, garantindo que dentro de um bloco sejam alocados números iguais de participantes para cada tratamento. Por exemplo, em um bloco com quatro participantes, é possível obter seis sequências de tratamento e controle. Essa estratégia garante que o grupo que recebeu a intervenção e o grupo controle sejam equilibrados quanto ao número de participantes. Para garantir o sigilo de alocação, deve-se utilizar variação aleatória dos tamanhos dos blocos (quatro a oito participantes por bloco).
- Randomização estratificada: alguns fatores (por exemplo, idade, sexo ou gravidade da doença) podem interferir no desfecho em estudo, resultando na ocorrência de vieses se eles estiverem distribuídos de forma desigual entre os

grupos de tratamento e controle. Nessa estratégia, cada participante é primeiramente classificado em estratos, de acordo com suas características basais, e cada estrato tem uma lista separada de randomização. Depois disso, os participantes são alocados de forma aleatória para o grupo de tratamento ou grupo controle. A estratificação deve ser realizada utilizando-se poucos estratos relevantes para que funcione bem. Pode-se combinar as estratégias de randomização estratificada e em bloco para que pacientes sejam primeiramente categorizados em um estrato e depois aleatorizados em blocos.

Algumas alternativas à randomização incluem a alocação de participantes de acordo com a data de entrada (por exemplo, o grupo de intervenção em dias ímpares, e grupo controle em dias pares) ou pelo número de registro clínico.

Mascaramento e uso de placebo

A estratégia de mascaramento, também conhecida como avaliação cega (*blinding*) ou ocultamento, é utilizada para que os participantes do ensaio clínico, ou os próprios investigadores, não tenham conhecimento sobre o tratamento que estão recebendo ou administrando. Essa técnica permite um melhor controle do viés de mensuração, pois evita que os envolvidos tenham acesso a informações sobre a intervenção.

Quando apenas os pacientes que participam do estudo (ou tutores dos animais participantes do estudo) não têm conhecimento sobre qual tratamento estão recebendo, considera-se que o ensaio é simples-cego. Nas situações em que nem o paciente, nem o investigador que administra a intervenção conhecem qual o tratamento que ele está recebendo, o ensaio é considerado como duplo-cego (Quadro 2). Nesse caso, todos os envolvidos no estudo encontram-se cegos quanto à condição do tratamento. O investigador pode ser representado por mais de uma categoria de pessoa: por exemplo, o médico veterinário responsável pela assistência (tratamento) do paciente e o pesquisador que avalia o efeito e analisa os dados do estudo. Nesse caso, o ensaio pode ser denominado triplo-cego, ou quádruplo-cego, se houver quatro categorias de participantes cegos em relação à condição do tratamento.

Quadro 2 – Tipos de mascaramento (*blinding*) utilizados nos ensaios clínicos

Tipo de mascaramento	Conhecimento sobre o tratamento	
	Paciente (tutor)	Investigador
Nenhum (ensaio aberto)	Sim	Sim
Simples-cego	Não	Sim
Duplo-cego	Não	Não

O mascaramento deve ser empregado sempre que possível, pelo uso de um placebo no grupo controle. O placebo é uma substância de aparência, forma e administração semelhante ao tratamento que está sendo avaliado, porém sem o princípio ativo do mesmo. O conhecimento do paciente sobre a atribuição da intervenção que ele está recebendo pode provocar mudanças de comportamento e afetar a adesão ao tratamento, prejudicando as percepções de sintomas, o que pode afetar a avaliação dos resultados. A administração de placebo a controles é importante para que as atitudes dos pacientes do ensaio sejam tão parecidas quanto possível nos grupos de intervenção e controle. Por outro lado, o não conhecimento sobre a alocação dos grupos por parte dos investigadores também é importante, para que não haja influência no curso do tratamento e na coleta dos dados sobre o estudo.

Em algumas circunstâncias o mascaramento pode não ser viável, como na avaliação de cirurgias, radioterapia ou dieta. Nesses casos, os envolvidos, em algum momento, passam a ter conhecimento sobre a alocação dos grupos experimental e controle. Essa estratégia é denominada de ensaio aberto.

Monitoramento do ensaio e análise dos dados

Ao longo do desenvolvimento do ensaio clínico é necessário monitorar a adesão ao protocolo, o surgimento de efeitos adversos, o processamento e a análise dos dados. É importante que sejam realizadas análises interinas, ou seja, análises intermediárias comparando os grupos de intervenção e controle antes de o estudo ter sido formalmente completado. Assim, um estudo pode ser interrompido se forem detectadas evidências definitivas de diferenças entre os grupos, evitando que os participantes sejam expostos a risco desnecessário ou recebam um tratamento comprovadamente inferior. O tempo e a frequência das análises interinas devem ser especificados no protocolo do estudo.

A abordagem básica para a análise dos dados nos estudos de intervenção é semelhante ao que já foi discutido nos estudos de coorte, com a comparação entre as taxas do desfecho de interesse no grupo de tratamento e no grupo controle. Para tanto, é necessário que haja uma definição clara sobre quais desfechos de interesse serão analisados e como será verificada a resposta de cada paciente.

A análise dos resultados pode ser feita de duas formas: entre aqueles que completaram de fato o tratamento em cada um dos grupos; e pela intenção de tratar (*intention-to-treat*). A análise por intenção de tratar considera os dados de todos os participantes incluídos no grupo para o qual eles foram selecionados, independentemente de terem completado a intervenção.

Essa estratégia evita viés causado por perda de participantes, garantindo a manutenção dos grupos aleatórios. Além disso, essa estratégia avalia o tratamento em condições reais, com suas imperfeições.

A estimativa do tamanho do efeito do tratamento pode ser obtida pelo cálculo de medidas específicas. Para um melhor entendimento, a distribuição dos possíveis efeitos para cada grupo em um ensaio clínico está representada na Tabela 4.

Tabela 4 – Distribuição dos possíveis efeitos nos grupos de tratamento e controle

Grupo	Evento de interesse	
	Presente	Ausente
Tratamento	A	B
Controle	C	D

O risco de o evento de interesse ocorrer no grupo tratado (RT) é medido como $\frac{a}{a+b}$. O risco de o evento ocorrer no grupo controle (RC) é $\frac{c}{c+d}$.

A redução absoluta de risco (RAR) é a diferença de risco entre o grupo controle (RC) e o grupo tratado (RT), sendo:

$$RAR = RC - RT$$

O risco relativo (RR) é obtido pela razão entre o risco no grupo tratado (RT) e o risco no grupo controle (RC), sendo:

$$RR = \frac{RT}{RC}$$

A redução relativa de risco (RRR) representa a redução percentual de eventos de interesse no grupo tratado (RT) em relação ao grupo controle (RC). É também conhecida como eficácia, que é a redução relativa do risco obtida com a intervenção. Desta forma:

$$RRR = \left[\frac{(RC - RT)}{RC}\right] \times 100$$

Outra medida utilizada é o número necessário para tratar (NNT) ou *number needed to treat*, que é o inverso da redução absoluta de risco (RAR). Representa o número médio de pacientes que precisam ser tratados para que um evento adverso adicional seja evitado, ou seja, para que um deles experimente um efeito adverso (ocorrência de uma doença, complicação, reação adversa, morte). Por exemplo, um medicamento com um NNT igual a sete em relação ao evento morte, significa que sete pacientes devem ser tratados para que uma morte adicional seja evitada. É expresso como:

$$NNT = \frac{1}{(RC - RT)}$$

O NNT é uma maneira clinicamente orientada de expressar o risco de uma intervenção em relação à outra e leva em conta o risco absoluto do evento. É usado para resumir resultados de estudos e para auxiliar na tomada de decisões clínicas.

Alguns estudos podem utilizar outra medida, análoga ao NNT, conhecida como número necessário para provocar danos ou *number needed to harm* (NNH). Expressa o número de indivíduos que precisam receber tratamento para que um seja prejudicado.

A medida de associação *odds ratio* (OR) ou razão de chances, já comentada anteriormente, também pode ser aplicada para estimar o efeito da intervenção.

Validade interna e externa

A validade expressa o grau em que as inferências observadas em um estudo são válidas. Duas medidas de validade podem ser aplicadas aos ensaios clínicos: a validade interna e externa. A validade interna está relacionada a capacidade de um estudo encontrar-se livre de vieses ou erros sistemáticos. A validade interna depende dos métodos utilizados para selecionar os participantes do estudo, coletar informações e analisar os dados. A validade externa representa a possibilidade de os resultados de um estudo serem generalizados para uma população ou grupo que não participou do estudo. Para que um estudo tenha validade externa é necessário, primeiramente, que ele tenha validade interna. Conclusões inválidas de um ensaio clínico também serão inválidas quando aplicadas à população mais ampla de pacientes.

Muitos fatores podem afetar a validade interna dos ensaios clínicos. Estes geralmente são originários de uma das seguintes fontes:

- Viés de seleção: ocorre quando os critérios de inclusão dos pacientes em um estudo não garantem a uniformidade dos indivíduos. Os pacientes podem diferir uns dos outros, afetando o resultado.
- Perdas de seguimento: perda do contato com alguns participantes. Assim, os pesquisadores não podem completar a coleta dos dados como planejado. Essas perdas podem gerar diferenças entres os participantes dos grupos, introduzindo, então, o viés.
- Viés de aferição: ocorre quando há diferenças no modo com que os dados sobre o evento de interesse são obtidos dos grupos de estudo.

REFERÊNCIAS

ALMEIDA FILHO, N; ROUQUAYROL, MZ. Elementos de metodologia epidemiológica. In: *Epidemiologia & Saúde*. 6. ed. Rio de Janeiro, MEDSI: 2003. 148-177 p.

ALTMAN, DG; SCHULZ, KF; MOHER, D; EGGER, M; DAVIDOFF, F; ELBOURNE, D; CONSORT GROUP (Consolidated Standards of Reporting Trials). *The revised CONSORT statement for reporting randomized trials: explanation and elaboration*. Ann Intern Med 134 (8), 2001. 663-94 p.

BONITA, R; BEAGLEHOLE, R; KJELLSTRÖM, T. Tipos de estudo. In: *Epidemiologia Básica*. 2. ed. São Paulo, Santos: Editora, 2010. 39-61 p.

CENTERS FOR DISEASE CONTROL. Achievments in Public Health, 1900-1999: *Fluoridation of Drinking Water to Prevent Dental Caries*. MMWR 48 (41), 1999. 933-40 p.

CHATELLIER, G; ZAPLETAL, E; LEMAITRE, D; MENARD, J; DEGOULET, P. *The number needed to treat: a clinically useful normogram in its proper contexto*. British Medical Journal. 1996. 312: 426-9 p.

COHEN, ND. Epidemiology of Colic In: *The Equine Acute Abdomen*. Jackson – WY, Teton New Media. Chapter 14, 2009. 217-231 p. E-book, ISBN 13: 978-1-4822-4114-3.

DICKER, RC. Designing studies in the field. In: *Field Epidemiology*. 3. ed. New York, Oxford University Press. 2008. 138-155 p.

FERREIRA, JC; PATINO, CM. *Randomização*: mais do que o lançamento de uma moeda. J Bras Pneumol. 2016. 42 (5), 310 p.

FRIEDMAN, GD. *Cigarette smoking and geographic variation in coronary heart disease mortality in the United States*. J Chronic Dis. 1967. 20 (10): 769-79 p.

GORDIS, L. *Epidemiologia*. 5. ed. Rio de Janeiro: Thieme Revinter Publicações; 2017.

HENNEKENS, CH; BURING, JE. *Epidemiology in Medicine*. 1. ed. Boston, Little, Brown and Company, 1987.

HIRAYAMA, T. *Epidemiology of breast cancer with special reference to the role of diet*. Prev Med. 1978. 7 (2): 173-95 p.

KELSEY, JL; MOORE, AS; GLICKMAN, LT. *Epidemiologic Studies of Risk Factors for Cancer in Pet Dogs*. Epidemiologic Reviews. 1998. 20 (2): 204-17 p.

MA, X; BLANTON, JD; RATHBUN, SL; RECUENCO, S; RUPPRECHT, CE. *Time series analysis of the impact of oral vaccination on raccoon rabies in West Virginia*. 1990-2007. Vector Borne Zoonotic Disease. 2010. 10 (8): 801-9 p.

MADEIRA, MF; SCHUBACH, A; SCHUBACH, TM; PACHECO, RS; OLIVEIRA, FS; PEREIRA, AS *et al*. Mixed infection with *Leishmania (Viannia) braziliensis* and *Leishmania (Leishmania) chagasi* in a naturally infected dog from Rio de Janeiro, Brazil. Trans R Soc Trop Med Hyg. 2006. 100 (5): 442-5 p.

McCLUSKEY, B; LOMBARD, J; STRUNK, S; NELSON, D; ROBBE-AUSTERMAN, S; NAUGLE, A *et al*. *Mycobacterium bovis in California dairies*: a case series of 2002-2013 outbreaks. Prev Vet Med. 2014. 115 (3-4): 205-16 p.

MEDRONHO, RA. *Epidemiologia*, 2. ed. São Paulo, Editora Atheneu, 2009.

PARSONS, CS; ORSINI, JA; KRAFTY, R; CAPEWELL, L; BOSTON, R. *Risk factors for development of acute laminitis in horses during hospitalization*: 73 cases (1997-2004). J Am Vet Med Assoc. 2007. 230 (6): 885-9 p.

POCOCK, SJ. *Clinical Trials*. A pratical approach. Brisbane, John Wiley & Sons, 1991.

PORTA, M. *A Dictionary of Epidemiology*. 6. ed. New York, Oxford University Press, 2014.

REIFF, JS; MAGUIRE, TG; KENNEY, RM; BRODEY, RS. *A cohort study of canine testicular neoplasia*. Journal of the American Veterinary Medical Association. 1979. 175 (7): 719-23 p.

REIS, FB; LOPES, AD; FALOPPA, F; CICONELLI, RM. *A importância da qualidade dos estudos para a busca da melhor evidência*. Revista Brasileira de Ortopedia. 2008. 43 (6): 209-16 p.

ROTHMAN, K; GREENLAND, S; LASH, TL. *Modern Epidemiology*. 3. ed. Philadelphia, Lippincott Williams & Wilkins, 2008.

SILVA, LG; BORGES, AMCM; VILLALOBOS, EMC; LARA, MCCSH; CUNHA, EMS; OLIVEIRA, ACS *et al*. *Prevalence of antibodies against influenza virus in non-vaccinated equines from the brazilian pantanal*. Rev. Inst. Med. trop. S. Paulo. 2014. 56 (6): 487-492 p.

SLATER, MR. *Veterinary Epidemiology*. Practical Veterinarian Series, 1. ed. St. Louis, Butterworth Heinemann, 2002.

SMITH, RD. *Veterinary clinical epidemiology*. 3. ed. Boca Raton, CRC Press, 2005.

SZKLO, M; JAVIER NIELO, F. *Epidemiology*: beyond the basics. 2. ed. Sudburry, Jones and Bartlett Publishers, 2007.

THRUSFIELD, M. *Veterinary Epidemiology*. 3. ed. Ofxord, Blackwell Science Ltd, 2005.

WILLEMSE, T. *Atopic skin disease*: a review and a reconsideration of diagnostic criteria. Journal of Small Animal Practice. 1986. 27: 771-78 p.

9 AMOSTRAGEM E ESTATÍSTICA BÁSICA EM EPIDEMIOLOGIA VETERINÁRIA

Cheryl Gouveia

A estatística é o campo do saber que apresenta as ferramentas básicas para o entendimento de situações de saúde que exigem uma tomada de decisão. Desta forma, em epidemiologia veterinária, a estatística é a chave para o levantamento, descrição e representação de dados (estatística descritiva ou dedutiva) para posterior geração de informações úteis à definição de práticas a partir da análise, interpretação e extrapolação dos resultados (estatística inferencial ou indutiva) (Figura 1).

Figura 1 – Etapas de uma análise estatística em epidemiologia

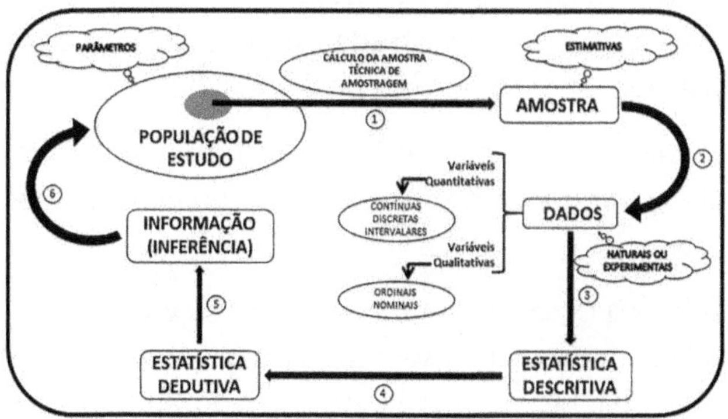

1 - Definir a população de estudo, o tamanho da amostra e o método de amostragem; 2 - Coletar dados e analisar variáveis; 3 - Descrever e representar os dados; 4 - Analisar e interpretar os resultados; 5 - Geração de informação útil à população de estudo; 6 - Extrapolar dos resultados do nível amostral para o nível populacional.
Fonte: elaborado pela autora (2024).

9.1 Amostra, amostragem e erro amostral

A epidemiologia tem por objetivo a compreensão de cenários coletivos, ou seja, a compreensão da ocorrência de determinados eventos nas populações. Contudo, muitas vezes, o trabalho com populações, chamado de censo, se torna dispendioso, demorado ou mesmo impraticável quando não se tem acesso a todos os indivíduos da população. Nesses casos, trabalha-se com a amostra, ou seja, com um subconjunto da população de interesse (também chamada de população alvo).

Então, para que um estudo epidemiológico seja considerado válido é necessário que as estimativas encontradas a partir do estudo da amostra reflitam os parâmetros presentes na população alvo. Porém, entre os elementos que compõem uma amostra existe uma variabilidade natural que, por si só, já leva a um erro. Esse erro já é esperado e é chamado de erro amostral, que é a diferença prevista entre os resultados amostrais e os resultados populacionais.

O erro amostral, portanto, não pode ser evitado e também não influencia negativamente o resultado do estudo quando a estimativa (amostra) encontrada está próxima ao parâmetro (população).

Para que isso seja possível é importante controlar o erro amostral e evitar que os resultados do estudo não correspondam à realidade.

Uma forma de controlar o erro amostral é garantir a representatividade da amostra elaborando um plano para escolha dos elementos que farão parte dela, isto é, elaborando um plano de amostragem. Este plano deve ser baseado no objetivo do estudo e na identificação da sua população alvo. Além disso, ele deve abranger o tamanho da amostra, os critérios de inclusão e exclusão das unidades amostrais e a seleção dos seus elementos.

A amostra deve ser calculada tendo-se em mente que quanto maior o seu tamanho menor será o erro amostral do estudo, uma vez que quanto maior o subconjunto amostral maior a probabilidade de captar toda a variabilidade existente no conjunto populacional. Todavia, amostras desnecessariamente grandes tornam o estudo mais dispendioso e demorado.

Os diferentes métodos de calcular o tamanho amostral levam em consideração o tamanho da população alvo, a prevalência do evento estudado nesta população, o tipo de dado a ser coletado, o erro amostral esperado e o intervalo de confiança, que reflete a probabilidade de a estimativa amostral representar o parâmetro populacional. Há um método simplificado de calcular o tamanho da amostra no qual se deve estabelecer qual o erro amostral esperado (E_0) para obtenção da estimativa do tamanho amostral (n_0). Posteriormente, deve-se calcular o tamanho da amostra (n) a partir da ponderação com o tamanho da população alvo do estudo (N). Esse cálculo simplificado pode ser utilizado para amostras aleatórias simples, mostradas mais adiante.

Suponha a existência de 620 frangos em determinada granja na qual se deseja avaliar o ganho de peso a partir da oferta de um novo suplemento nutricional, considerando um erro amostral esperado de 5% ($E_0=5/100=0,05$), primeiro deve-se calcular a estimativa do tamanho amostral(n_0):

$$n_0 = \frac{1}{(E_0)^2}$$

$$n_0 = \frac{1}{(0,05)^2} = 400$$

Para então calcular o tamanho da amostra (*n*):

$$n = \frac{(N \cdot n_0)}{N + n_0} = \frac{(620 \cdot 400)}{(620 + 400)} \cong 244$$

Portanto, será necessário alimentar 244 frangos (amostra) com o novo suplemento para que seja possível avaliar o ganho de peso dos animais dessa granja (população alvo).

Assim, o cálculo da amostra deve prever a quantidade de unidades amostrais a serem selecionadas. Essas unidades correspondem ao elemento sobre o qual são obtidos os dados de interesse e podem ser indivíduos, rebanhos, fazendas ou qualquer outra unidade útil à análise, já que a escolha das unidades amostrais deve considerar o objetivo do estudo. Ainda considerando o objetivo do estudo, devem ser definidos os critérios que definem se um elemento da população pode representar uma unidade amostral ou não, ou seja, se deve ser incluído (critérios de inclusão) ou excluído (critérios de exclusão) da amostra.

Um estudo que deseje investigar, por exemplo, a eficácia de uma vacina contra brucelose bovina pretende utilizar apenas bovinos saudáveis com idade superior a três anos, estes, portanto, são os critérios de inclusão das unidades amostrais no estudo. Entretanto, para compor a amostra, os bovinos não podem apresentar histórico da doença, sendo este o critério de exclusão, ou seja, aquele que impede um elemento de compor a amostra.

A partir da definição destes critérios pode-se então selecionar as unidades amostrais. Estas unidades podem ser escolhidas a partir de técnicas probabilísticas ou não probabilísticas. As probabilísticas são consideradas ideais por serem aquelas nas quais todos os elementos da população alvo possuem uma chance conhecida de serem escolhidos para compor a amostra, sendo possível estimar o erro amostral incutido no estudo. As não probabilísticas costumam ser utilizadas nos casos em que não se tem acesso a toda a população alvo, amostrando apenas parte dela (população amostrada), o que pode levar a resultados tendenciosos caso a população seja suficientemente heterogênea.

As técnicas de amostragem probabilísticas mais aplicadas em epidemiologia são a amostragem aleatória simples, sistemática, estratificada e por conglomerados.

A amostragem aleatória simples é a técnica que garante que cada elemento da população tenha a mesma chance de compor a amostra, trata-se, portanto, de um sorteio que pode ser realizado de diferentes maneiras desde que a premissa da igual probabilidade de seleção seja mantida, para isso é necessário que a população não apresente elementos igualmente identificados e que sua ordem de seleção não influencie o resultado esperado. Esta técnica é utilizada quando a característica de interesse se apresenta na população de modo homogêneo. A principal vantagem desta técnica está na garantia da representatividade da amostra, uma vez que a seleção das unidades amostrais se dá ao acaso e com igual probabilidade de participação, o que exige acesso a todos os indivíduos da população alvo.

Por exemplo, para selecionar os animais que participarão de um suposto estudo para identificar a ocorrência de mormo em equinos de haras de determinada região, pode-se simplesmente sortear os animais que participarão do estudo a partir do número de identificação de cada um.

Já a amostragem sistemática está relacionada a elaboração de um procedimento padrão de seleção das unidades amostrais, isto é, a elaboração de um sistema de escolha dos indivíduos que comporão a amostra. Esta técnica é utilizada quando a característica de interesse se apresenta de forma homogênea em uma população, na qual os elementos se encontram distribuídos de forma ordenada, facilitando seu processo de seleção. É importante que a característica de interesse não varie na população juntamente com o momento de seleção das unidades amostrais, evitando erros na extrapolação dos resultados.

Exemplificando: uma pesquisa que tenha por objetivo investigar o nível de conhecimento dos escolares de determinado município sobre o papel do médico veterinário na saúde pública poderia identificar os alunos participantes a partir da escolha sequencial de um a cada dez alunos listados na pauta escolar.

Em se tratando da amostragem estratificada, a população é inicialmente separada em grupos para posteriormente ser realizada uma amostragem aleatória simples ou sistemática em cada um deles. Esta técnica de amostragem é utilizada quando a característica de interesse se apresenta de modo heterogêneo na população alvo, sendo necessário separá-la em estratos homogêneos. Esta amostragem pode ser proporcional (a quantidade de unidades amostrais de cada grupo é diretamente proporcional a sua quantidade na população alvo) ou uniforme (a mesma quantidade de unidades amostrais é elencada para todos os grupos). A amostra estratificada proporcional é considerada mais precisa que a uniforme, de qualquer modo, a técnica estratificada é mais vantajosa quanto mais grupos heterogêneos forem definidos, o que exige informações prévias sobre a população alvo.

Sabendo-se que o padrão comportamental dos machos os tornam mais predispostos à infecção, seria importante iniciar o estudo separando os grupos por gênero para depois selecionar as unidades amostrais, visto que provavelmente os machos apresentarão maior prevalência da doença que as fêmeas.

Já a amostragem por conglomerados é utilizada quando a população alvo do estudo se apresenta dividida em grupos nos quais a característica de interesse se distribui de forma homogênea. Nesta técnica, inicialmente são selecionados, por meio de amostragem aleatória simples ou sistemática, os grupos que participarão do estudo para, posteriormente, serem selecionadas as unidades amostrais de cada grupo. Este tipo de amostragem é bastante utilizado quando os grupos representam os indivíduos dispostos em diferentes lugares, como cidades, bairros, fazendas, frigoríficos etc.

Considere a realização de um estudo com objetivo de estimar a população canina domiciliada de determinado município no qual devem ser realizadas visitas nas residências da região. Supondo uma grande quantidade de domicílios, uma amostra deve ser escolhida. Para facilitar a análise, inicialmente o município poderia ser dividido em sub-regiões com características mais homogêneas e dentro de cada uma delas serem sorteados os domicílios a serem visitados. Esta divisão espacial para coleta das unidades amostrais é caracterizada como um processo de amostragem por conglomerados.

Contudo, é importante ter em mente que durante o processo de definição do tamanho da amostra e do método de amostragem, ainda que se controle o erro amostral (inerente a qualquer estudo que utiliza amostras) por meio do estabelecimento de um plano de amostragem, sua operacionalização pode levar a erros não amostrais.

Estes erros não amostrais ocorrem quando a amostra é selecionada de modo incorreto ou mesmo quando há erros no processamento dos dados amostrais. Exemplos comuns de erros não amostrais são aqueles presentes em estudos nos quais a população acessível para amostragem não corresponde à população alvo, quando a amostragem é tendenciosa, quando há perda de unidades amostrais, quando o instrumento de coleta de dados não é apropriado, dentre outros.

9.2 Coleta de dados, tipos de variáveis e apresentação de resultados

Os dados de um estudo epidemiológico podem ser naturais ou experimentais. Dados naturais são aqueles que existem sem a intervenção do pesquisador, como o peso de um animal ou a incidência de uma doença. Já os dados experimentais são aqueles produzidos em condições controladas, como a eficácia de um medicamento ou a efetividade de um tratamento clínico.

No momento da coleta de dados é necessário utilizar um instrumento calibrado e/ou um método validado, no sentido de evitar a ocorrência de erros não amostrais que possam comprometer os resultados do estudo.

Desta forma, a coleta de dados deve ser cuidadosa e deve estar pautada no tipo de variável de interesse ao estudo. Uma variável pode ser compreendida como uma característica quantitativa ou qualitativa que varia entre as unidades amostrais, enquanto o dado pode ser entendido como a expressão matemática ou categórica desta variação. Por exemplo, o peso do bovino ao abate é uma variável cujos dados são coletados em arrobas.

Variáveis quantitativas estão relacionadas a dados mensuráveis matematicamente e podem ser classificadas como discretas (números inteiros), contínuas (números reais) ou intervalares (medições em escala onde o zero não corresponde a um valor absoluto que indica ausência do fenômeno), enquanto as variáveis qualitativas estão relacionadas com um atributo e podem ser classificadas como nominais (categorias sem ordem) ou ordinais (categorias implicam em uma ordem de importância ou tamanho).

O número de rebanhos de bovinos em Goiás pode ser classificado como uma variável quantitativa discreta enquanto o peso destes animais é considerado uma variável quantitativa contínua e sua temperatura em graus Celsius é uma variável quantitativa intervalar. Já a raça desses animais representa uma variável qualitativa nominal, enquanto o escore corporal deles representa uma variável qualitativa ordinal.

Definir o tipo de variável a ser utilizada é importante para estabelecer como os dados serão coletados, descritos, representados e analisados. Comumente, a descrição dos dados é realizada a partir da construção de uma tabela de distribuição de frequências, que permite conhecer de modo resumido como os dados estão presentes na amostra. Trata-se, portanto, de uma tabela na qual a frequência dos dados é mostrada em grupos ou intervalos, chamados classes.

Para construir uma tabela de distribuição de frequências é necessário organizar os dados em ordem crescente, definir as classes e calcular as frequências absolutas e relativas para cada uma delas.

Figura 2 – Etapas para a construção de uma tabela de distribuição de frequências

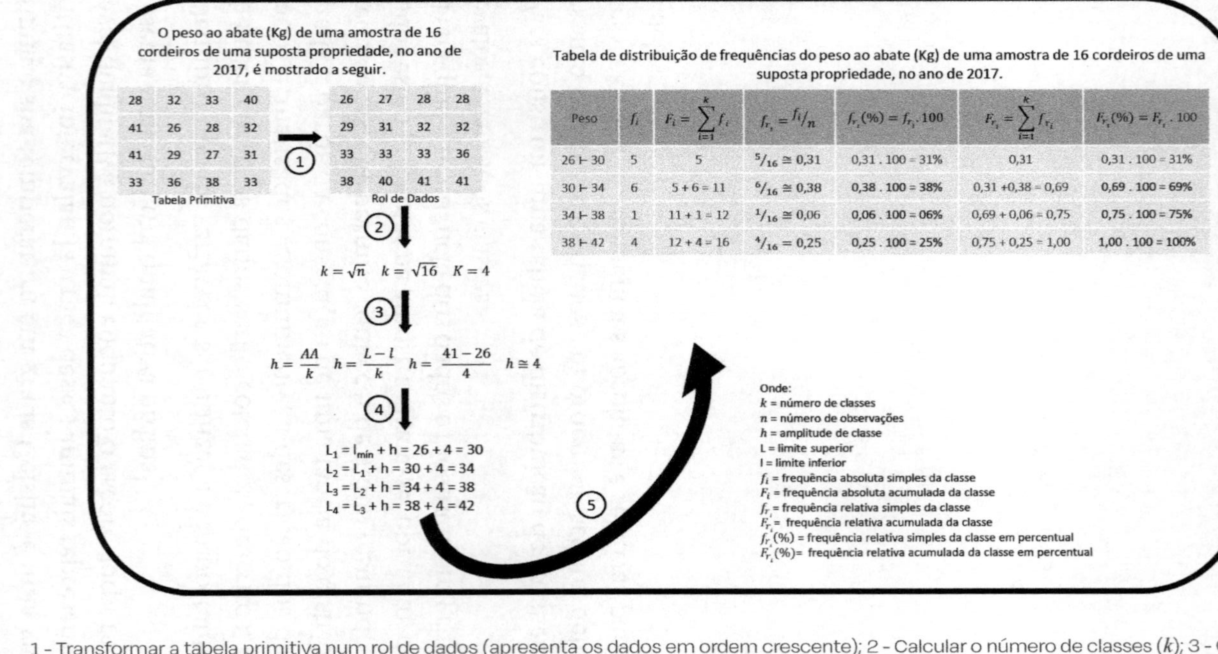

1 - Transformar a tabela primitiva num rol de dados (apresenta os dados em ordem crescente); 2 - Calcular o número de classes (k); 3 - Calcular a amplitude das classes (h); 4 - Calcular os limites das classes (L,l); 5 - Construir a tabela de distribuição de frequências.

Fonte: elaborado pela autora (2024).

A partir deste momento, os dados podem ser representados em gráficos ou tabelas que permitam analisar o comportamento da situação de interesse na amostra.

Existem diversos tipos de tabelas e gráficos que podem ser utilizados para representar os dados da amostra. As tabelas podem ser de simples ou de dupla entrada, quando expressam dados para uma ou mais variáveis, respectivamente. No caso das tabelas é importante que elas apresentem obrigatoriamente título, corpo, cabeçalho e coluna indicadora, além de rodapé contendo fonte e/ou notas, quando for o caso (Figura 3).

Figura 3 – Tabela de dupla entrada e seus respectivos componentes

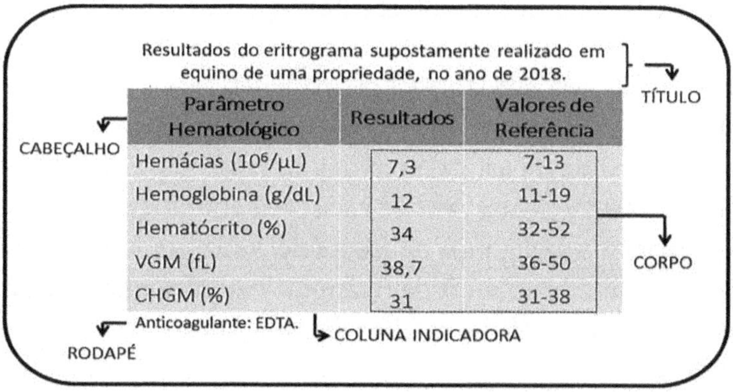

Resultados do eritrograma supostamente realizado em equino de uma propriedade, no ano de 2018. → TÍTULO

Parâmetro Hematológico	Resultados	Valores de Referência
Hemácias ($10^6/\mu L$)	7,3	7-13
Hemoglobina (g/dL)	12	11-19
Hematócrito (%)	34	32-52
VGM (fL)	38,7	36-50
CHGM (%)	31	31-38

Anticoagulante: EDTA.

CABEÇALHO
CORPO
COLUNA INDICADORA
RODAPÉ

Fonte: elaborado pela autora (2024).

Já a escolha do tipo de gráfico a ser utilizado depende dos dados e do objetivo da análise. Os gráficos de colunas e de barras são bastante utilizados por serem de fácil construção e leitura, porém não são indicados quando os valores dos dados são próximos (Figura 4). Nestes gráficos podem ser expressas uma ou mais variáveis, sendo a altura ou o comprimento das colunas e barras proporcional aos valores dos dados. Quando as frequências das ocorrências são ordenadas de modo decrescente o gráfico de colunas é chamado diagrama de Pareto e permite a priorização dos problemas.

Figura 4 – Gráficos de colunas e de barras

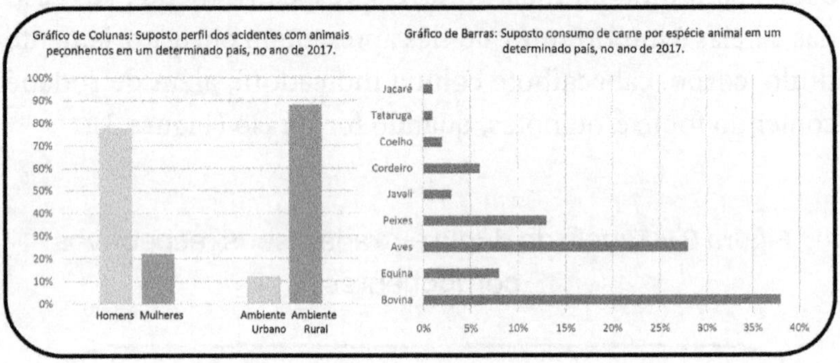
Gráfico de Colunas: Suposto perfil dos acidentes com animais peçonhentos em um determinado país, no ano de 2017.
100%
90%
80%
70%
60%
50%
40%
30%
20%
10%
0%
Homens
Mulheres
Ambiente Urbano
Ambiente Rural
Gráfico de Barras: Suposto consumo de carne por espécie animal em um determinado país, no ano de 2017.
Jacaré
Tataruga
Coelho
Cordeiro
Javali
Peixes
Aves
Equina
Bovina
0%
5%
10%
15%
20%
25%
30%
35%
40%

Fonte: elaborado pela autora (2024).

É construído a partir de retângulos justapostos nos quais a base representa o intervalo de classe e a altura representa sua frequência. Os polígonos de frequência são similares aos histogramas, porém, ao invés de retângulos são desenhadas linhas que conectam os valores médios de cada categoria (Figura 5).

Figura 5 – Histograma e polígono de frequências do peso ao abate (Kg) de uma amostra de 16 cordeiros de uma suposta propriedade no ano de 2017

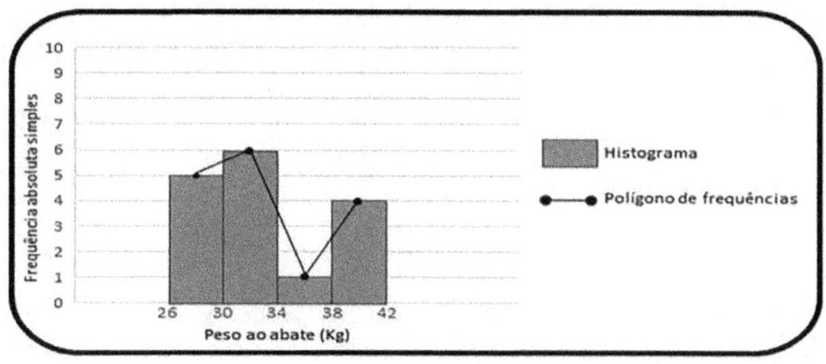

Fonte: elaborado pela autora (2024).

Outro gráfico muito utilizado em estudos epidemiológicos é o de setores, no qual a angulação dos setores corresponde ao valor relativo (percentual) observado para a categoria da variável. Este gráfico possibilita a análise das proporções entre si e em relação ao todo e deve ser utilizado quando se trabalha com até oito categorias, caso contrário torna-se confuso e de difícil interpretação (Figura 6).

Figura 6 – Gráfico de setores mostrando morte fetal, segundo a idade da fêmea bovina, em suposta fazenda com surto de trichomonose, no ano de 2016

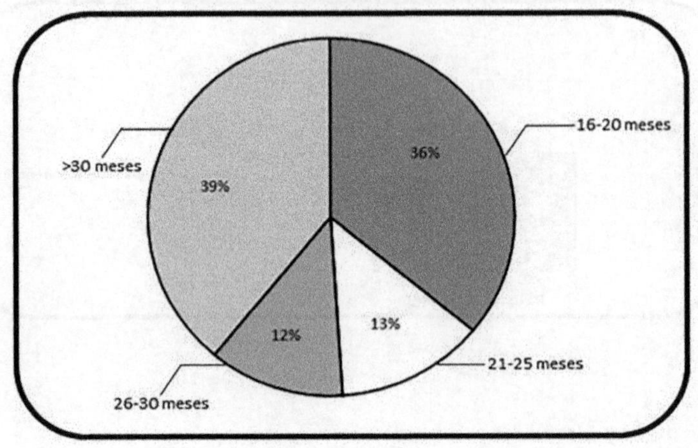

Fonte: elaborado pela autora (2024).

O gráfico de linha é importante para a análise de tendências temporais nas quais os dados para uma ou mais categorias da variável são uniformemente espaçados em períodos, como meses ou anos. Apesar de possibilitar a noção da tendência da variável no tempo, não devem ser utilizadas mais de três categorias para que não fique confuso e de difícil interpretação (Figura 7).

Figura 7 – Gráfico de Linhas do número de casos de leishmaniose visceral canina em um suposto município, no ano de 2017

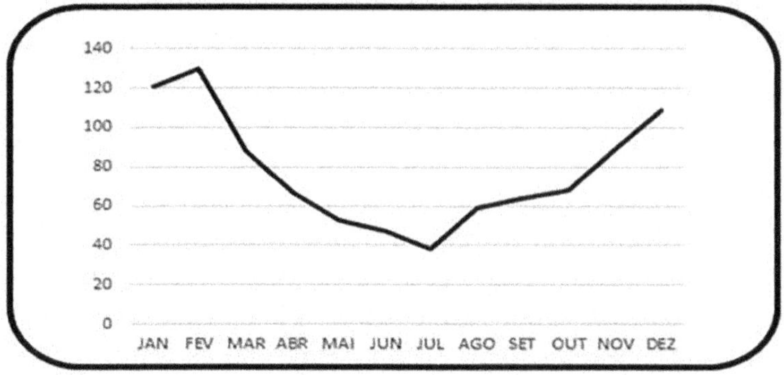

Fonte: elaborado pela autora (2024).

O diagrama de extremos e quartis, chamado rotineiramente de *box plot* ou *whisker plot*, permite a noção da distribuição dos dados segundo sua maior ou menor concentração, sua simetria e a ocorrência de valores extremos chamados *outliers*.

A questão de conhecer a simetria dos dados é importante para identificar a ocorrência de valores extremos que podem modificar as medidas a serem calculadas e sobre as quais as decisões serão tomadas.

As medidas a serem calculadas são denominadas medidas resumo dos dados e são constituídas por medidas de posição e de dispersão. As medidas de posição são aquelas que apontam o valor central sobre o qual os dados estão distribuídos, enquanto as medidas de dispersão indicam o quanto os dados se encontram afastados deste valor central.

9.3 Medidas de posição, assimetria e curtose

Dentre as medidas de posição, as medidas de tendência central indicam em torno de qual valor central os dados tendem a se agrupar e as mais importantes são a média, a mediana e a moda. Já as separatrizes dividem os dados em partes iguais, sendo os quartis e os percentis as mais relevantes em epidemiologia.

A média ($\overline{x}$) corresponde à soma dos dados obtidos para a variável de cada unidade amostral ($\sum^{n} x_i$) dividida pela quantidade de unidades amostrais presentes (*n*). Apesar de ser uma medida muito utilizada, é importante ter em mente que ela não deve ser interpretada sozinha, pois é muito influenciada por valores extremos. Tomando como exemplo os dados da Figura 2, observa-se que a média dos pesos dos cordeiros ao abate é de 33 Kg, conforme demonstrado a seguir.

$$\overline{x} = \frac{\sum_{i=1}^{n} x_i}{n}$$

$$\overline{x} = \frac{26+27+28(2)+29+31+32(2)+33(3)+36+38+40+41(2)}{16}$$

$$\overline{x} = \frac{528}{16} = 33\text{Kg}$$

Já a moda é obtida a partir da observação dos dados que ocorrem com maior frequência para determinada variável. Assim, a moda indica em qual ponto da distribuição de frequências há uma maior concentração de dados, porém não torna possível uma análise matemática mais criteriosa. Ainda tomando como exemplo os dados da Figura 2, a moda do peso ao abate dos 16 cordeiros é de 33 Kg. Como só tem um valor que representa a moda, esta distribuição é chamada unimodal, se houvessem dois valores seria chamada bimodal e assim sucessivamente.

A mediana é o valor central que divide a amostra em dois subconjuntos iguais. Para conhecer a mediana é importante que os dados estejam ordenados, comumente usa-se a ordenação crescente. Esta medida é menos influenciada por valores extremos que a média, porém é de difícil aplicação quando se trabalha com muitas unidades amostrais gerando uma grande quantidade de dados para a variável estudada. Utilizando os dados da Figura 2, a mediana do peso dos cordeiros ao abate é de 32 Kg, de acordo com os cálculos a seguir:

26 – 27 – 28 – 28 – 29 – 31 – 32 – 32 – 33 – 33 – 33 – 36 – 38 – 40 – 41 – 41 (16 observações)

$\frac{16}{2} = 8 \rightarrow$ *número de 8ª posição*

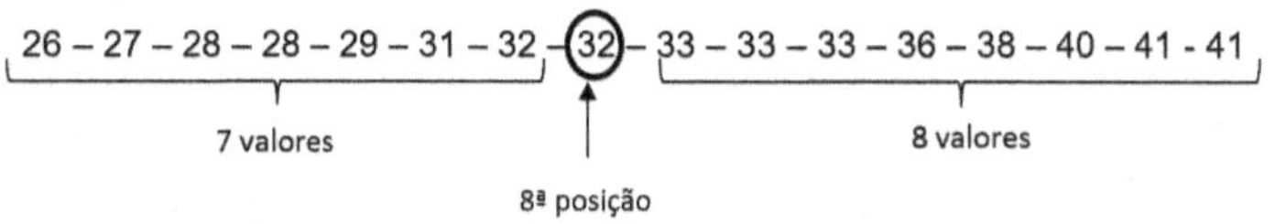

26 – 27 – 28 – 28 – 29 – 31 – 32 – (32) – 33 – 33 – 33 – 36 – 38 – 40 – 41 - 41

7 valores | 8ª posição | 8 valores

Como a distribuição apresenta um número par de observações é necessário somar o valor da posição encontrado com o valor seguinte e dividir por dois para que seja possível calcular o valor da mediana, aquele que divide a distribuição em dois subconjuntos iguais. Caso a distribuição apresentasse um número ímpar de observações, este passo não seria necessário.

$$Md = \frac{32+33}{2} = 32,5Kg$$

O quartil (Q) corresponde à separatriz que divide a distribuição dos dados em quatro partes iguais, enquanto o percentil (P) em cem partes iguais. Estas medidas permitem analisar o quanto os dados estão dispersos entre si, ou seja, a importância da variação presente na amostra.

$$Q_i = \frac{i(n+1)}{4}$$

$$Q_1 = \frac{1(16+1)}{4} \quad Q_1 = \frac{17}{4} \quad Q_1 = 4{,}25 \sim 4^a \text{ posição}$$

$$Q_2 = \frac{2(16+1)}{4} \quad Q_2 = \frac{34}{4} \quad Q_2 = 8{,}5 \sim \text{entre a } 8^a \text{ e } 9^a \text{ posição}$$

$$Q_3 = \frac{3(16+1)}{4} \quad Q_3 = \frac{51}{4} \quad Q_3 = 12{,}75 \sim 13^a \text{ posição}$$

Ou seja:

Q1=28Kg → 25% das observações apresentam valores inferiores a 28Kg

Q2=32,5Kg → 50% das observações apresentam valores abaixo de 32,5Kg

Q3=38Kg → 75% das observações apresentam valores abaixo de 38Kg

Deste modo, as medidas de tendência central devem ser próximas pois apresentam o mesmo objetivo, de indicar o valor central ao redor do qual os dados tendem a se agrupar. Quando os valores da média, moda e mediana são iguais, a distribuição dos dados é denominada simétrica ou normal, já quando o valor da mediana está situado entre os valores da média e da moda a distribuição é assimétrica, podendo ser negativa (a esquerda) ou positiva (a direita) (Figura 8).

Figura 8 – Classificação da distribuição de dados, segundo o coeficiente de assimetria

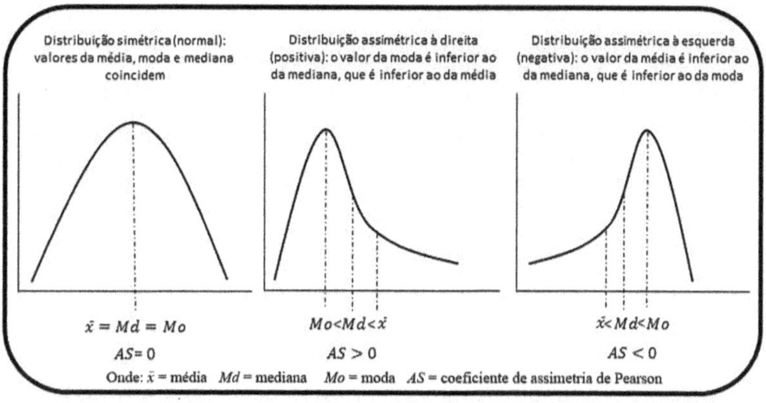

Fonte: elaborado pela autora (2024).

Assim, na medida em que a distribuição deixa de ser simétrica, os valores da média, da mediana e da moda se afastam entre si. Quanto maior o tamanho da amostra maior a probabilidade de se obter uma distribuição simétrica, que pode ser verificada pelo cálculo do coeficiente de assimetria de Pearson (AS). Conhecer a condição de simetria ou assimetria de uma distribuição é imprescindível para determinar o teste estatístico mais indicado para a análise dos dados. Utilizando os dados disponíveis na Figura 2, a distribuição apresenta uma assimetria positiva, já que o coeficiente de assimetria de Pearson é superior a zero, caso fosse inferior a assimetria seria negativa e casos fosse igual a zero, a distribuição seria considerada simétrica.

$$AS = \frac{3(\bar{x} - Md)}{s^*}$$

$$AS = \frac{3(33 - 32,5)}{5} = 0,3$$

*Desvio padrão: calculado mais adiante.

Como observado na Figura 9, graficamente a curva simétrica apresenta formato de sino, sendo chamada mesocúrtica, mas também poderia encontrar-se alongada (leptocúrtica) ou achada (platicúrtica). O modo como esta curva se apresenta é chamado curtose e exprime como os dados se configuram em torno da média. O coeficiente de curtose (*K*) pode ser calculado por meio do coeficiente percentílico de curtose, que utiliza as medidas separatrizes, pois não é possível conhecer a curtose a partir dos valores da média, moda e mediana, assim, assimetria e curtose são medidas independentes entre si (Figura 9).

Figura 9 – Classificação das curvas de distribuição de dados, segundo o coeficiente de curtose

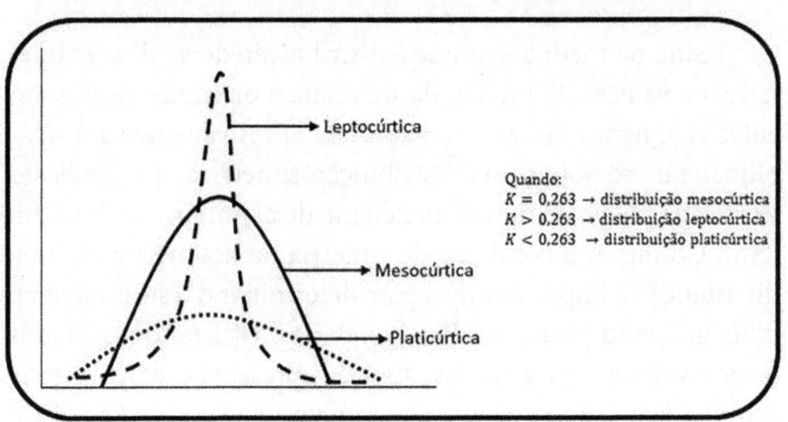

Fonte: elaborado pela autora (2024).

Empregando os dados da Figura 2:

$$K = \frac{\frac{(Q_3 - Q_1)}{2}}{2(P_{90} - P_{10})} \qquad K = \frac{\frac{(38 - 28)}{2}}{2\left({}^{90n}/_{100} - {}^{10n}/_{100}\right)}$$

$$K = \frac{{}^{10}/_{2}}{2(\underbrace{{}^{90(16)}/_{100}}_{15^{a}\ \text{posição}} - \underbrace{{}^{10(16)}/_{100}}_{2^{a}\ \text{posição}})} \qquad K = \frac{5}{2\,(41 - 27)} \cong 0{,}179 < 0{,}263 \rightarrow \text{platicúrtica}$$

Além da análise da assimetria e da curtose, a normalidade de uma distribuição de dados pode ser verificada também através de testes estatísticos mais complexos que comparam a distribuição da amostra com uma distribuição modelo, como Kolmogorov-Smirnov e Shapiro-Wilk.

9.4 Medidas de dispersão

Além da determinação das medidas de posição e da normalidade da distribuição dos dados, um aspecto importante no estudo descritivo de uma variável é o da determinação das medidas de dispersão, que revelam o quanto os dados estão próximos ou distantes do valor central determinado pela primeira medida.

Uma das mais utilizadas medidas de dispersão em epidemiologia é a variância (s^2), que indica o quanto os dados se afastam da média através do cálculo da média dos quadrados dos seus desvios. A variância, portanto, é expressa na unidade de medida da variável ao quadrado. Para facilitar a leitura desta medida, ela é reduzida pela sua raiz quadrada para que seja expressa na mesma unidade de medida da variável, obtendo-se assim outra medida de dispersão, o desvio padrão (s).

Utilizando-se os dados disponíveis na Figura 2 e considerando a média já calculada em 33 Kg, a variância (s^2) e o desvio padrão (s) dos dados em relação à média é calculado a seguir.

$$s^2 = \sum_{i=1}^{n} \frac{(x_i - \bar{x})^2}{n-1}$$

$$s^2 = \frac{(26-33)^2 + (27-33)^2 + 2.(28-33)^2 + (29-33)^2 + (31-33)^2 + 2.(32-33)^2 + 3.(33-33)^2 + (36-33)^2 + (38-33)^2 + (40-33)^2 + 2.(41-33)^2}{16-1} =$$

$$s^2 = \frac{368}{15} \cong 24{,}5 \text{ Kg}^2$$

$$s = \sqrt{s^2} = \sqrt{24{,}5} \cong 5{,}0 \text{ Kg}$$

Quanto maior o valor atribuído ao desvio padrão maior é a variabilidade dos dados em relação à média obtida na amostra, no exemplo, os dados variam cerca de 5 Kg, acima ou abaixo, da média. É importante notar que, como uma medida baseada na média, o desvio padrão é influenciado por valores extremos, sendo mais útil em análises de distribuições normais. Nestes casos outra medida de dispersão, como a amplitude interquartil (AIQ), deve ser utilizada. Esta medida é baseada na ordenação crescente dos dados e sua separação em quartis, sendo calculada pela diferença entre o terceiro e o primeiro quartil. Para evitar a influência de valores extremos são definidos os limites inferior e superior de cada quartil, a partir dos quais os dados são desconsiderados. A amplitude interquartil inclui 50% dos dados, no exemplo da Figura 2:

$AIQ=Q_3-Q_1=38-28=10Kg$

$Limite\ inferior=Q_1-1{,}5(Q_3-Q_1)=28-1{,}5(1)=13Kg$

$Limite\ superior=Q_3+1{,}5(Q_3-Q_1)=38+1{,}5(10)=53Kg$

Os dados abaixo do limite inferior e acima do superior são considerados *outliers* e para representar essa configuração dos dados utiliza-se gráfico do tipo *box plot* (Figura 10).

Figura 10 – Gráfico *box plot* do peso ao abate (Kg) de uma amostra de 16 cordeiros de uma suposta propriedade no ano de 2017

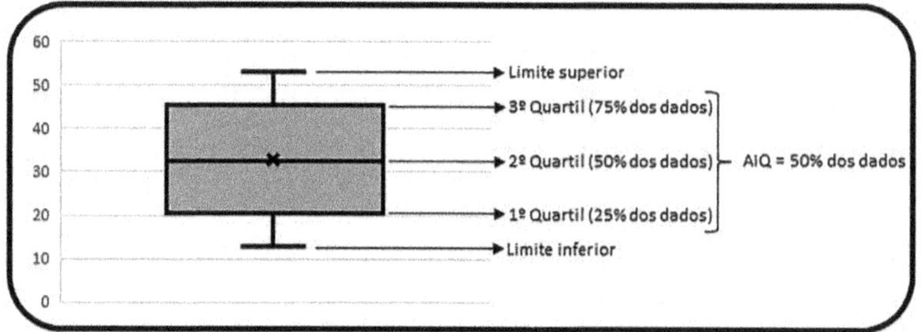

Fonte: elaborado pela autora (2024).

Outra medida de dispersão importante é o coeficiente de variação (CV), que expressa em porcentagem a variabilidade presente nos dados em relação à média observada. Como esta medida não é expressa em uma unidade específica, ela permite a comparação de dados medidos em unidades diferentes.

Ainda tomando como exemplo os dados da Figura 2, teremos um coeficiente de variação de cerca de 15%, ou seja, os dados dos pesos dos cordeiros variam cerca de 15% em relação à média da amostra.

$$CV = \frac{s}{\bar{x}}.100 \qquad CV = \frac{5}{33}.100 \qquad CV \cong 15\%$$

As medidas resumo, portanto, ajudam a compreender qual o valor central da variável na amostra e o quanto os dados estão dispersos em torno deste valor central. Desse modo, compreende-se que quanto maior uma amostra, maior a chance de se obter uma distribuição normal dos dados e de representar o que de fato ocorre na população alvo. Contudo, como explicado anteriormente, o próprio conceito de amostra traz em si um erro esperado (*SE*), desta forma torna-se útil estimar um intervalo de confiança (*IC*).

De uma forma simplificada, o intervalo de confiança de 95% é o mais utilizado em epidemiologia e significa que, se o experimento for realizado 100 vezes utilizando amostras aleatórias da mesma população, 95 delas apresentará seus resultados dentro deste intervalo. Portanto, quanto mais estreito é o intervalo de confiança mais precisa é a estimativa obtida na amostra.

No exemplo da amostra de cordeiros expresso na Figura 2 o peso médio ao abate foi de 33 Kg, supondo um intervalo de confiança de 95% o peso médio ao abate de 95% das amostras obtidas a partir desta população estaria entre 30,5 Kg e 35,5 Kg, segundo os cálculos mostrados a seguir.

$$SE = \frac{s}{\sqrt{n}} = \frac{5}{\sqrt{16}} = 1,25$$

$$IC = \left(\bar{x} - 1,96\ .\ SE; \bar{x} + 1,96\ .\ SE\right)$$

$$IC = 33 - 1,96(1,25); 33 + 1,96(1,25)$$

$$IC = 30,5\text{Kg}; 35,5\text{Kg}$$

9.5 Testes paramétricos e não paramétricos

Em epidemiologia veterinária não é suficiente conhecer como um determinado evento se apresenta na população, é preciso explicá-lo para que seja possível estabelecer relações de associação nas quais se podem atuar favorecendo ou minimizando um dado desfecho. A aplicação de testes estatísticos pode auxiliar este momento da análise, mas será importante escolher entre a utilização de testes paramétricos ou não paramétricos.

Resumidamente, os testes paramétricos (testes t) são direcionados para amostras de distribuição normal de dados enquanto os testes não paramétricos são aplicados em amostras de distribuição não normal. Após a execução do teste estatístico é importante observar sua significância estatística (*p_valor*). Esta é uma medida que indica a probabilidade de erro em aceitar o resultado, portanto, quanto menor o *p_valor* maior será a probabilidade de os resultados amostrais realmente refletirem o que ocorre na população alvo do estudo.

Em epidemiologia, geralmente é considerado aceitável um resultado com *p_valor* de até 0,05, o que significa considerar um erro máximo de 5% na extrapolação dos resultados da amostra para a população.

Desse modo, estabelecer a relação entre duas variáveis é importante para verificar se elas estão associadas e para predizer o valor de uma em função da outra. Duas importantes medidas estatísticas fornecem essas conclusões, a correlação e a regressão linear.

Ambas examinam a relação linear entre duas variáveis, estabelecendo, respectivamente, um coeficiente de correlação ou um modelo matemático preditivo entre elas. O coeficiente de correlação (*r*) indica se uma variável muda ou não em função de outra, enquanto o modelo matemático preditivo estabelece o quanto de uma variável muda em função do comportamento de outra. Nos dois casos não significa estabelecer uma associação de causa e efeito, mas sim de relação entre as variáveis.

Os valores encontrados em uma análise de correlação variam entre -1 e 1, de acordo com o valor encontrado, a correlação pode ser interpretada como positiva, negativa ou nula.

Quando uma variável segue a mesma direção da outra, ou seja, aumenta quando ocorre o aumento da outra ou diminui quando a outra diminui, diz-se que a correlação entre elas é positiva ($r>1$). Por exemplo, a quantidade de ingestão de uma ração suplementada pode ter correlação positiva com o ganho de peso dos animais, ou seja, quanto maior a ingestão da ração maior o ganho de peso.

Mas quando uma variável segue direção contrária da outra, ou seja, diminui enquanto a outra aumenta dizemos que a correlação é negativa ($r<1$). Por exemplo, a cobertura vacinal contra brucelose bovina pode ter correlação negativa com o número de casos novos da doença, ou seja, incidência de brucelose bovina diminui conforme a cobertura vacinal contra a doença aumenta.

Já uma correlação nula acontece quando uma variável não muda em função da outra ($r=0$).

Para variáveis quantitativas contínuas em distribuições normais, o coeficiente de correlação de Pearson (R^2) é o mais utilizado, enquanto para variáveis quantitativas discretas e ordinais em qualquer tipo de distribuição o mais aplicado é o coeficiente de correlação de *Spearman* (ρ).

Além do coeficiente de correlação de *Spearman*, os testes não paramétricos comumente utilizados em epidemiologia veterinária são os testes de *Mann-Whitney*, *Wilcoxon*, *Friedman* e *Kruskal-Wallis*, dependendo do número de grupos observados e do objetivo do estudo. Já os testes paramétricos mais aplicados são o teste *t-Student*, análise de variância (ANOVA), a regressão linear simples ou múltipla e a própria correlação de Pearson, cuja escolha do teste mais adequado também depende da quantidade de grupos observados e dos objetivos da pesquisa.

REFERÊNCIAS

BATISTA, LB; BATISTA, KM. *Estatística e Bioestatística*. 2. ed. Rio de Janeiro: Lauro Boechat Batista, 2010.

BONITA, R; BEAGLEHOLE, R; KJELLSTROM, T. *Epidemiologia Básica*. 2. ed. São Paulo: Santos, 2010.

LA TORRE, G. *Applied Epidemiology and Biostatistics*. Torino: Seed, 2010.

MEDRONHO, RA; BLOCH, KV; LUIZ, RR; WERNECK, GL. *Epidemiologia*. 2. ed. Rio de Janeiro: Atheneu, 2008.

MORETTIN, LG. *Estatística Básica*: Probabilidade e Inferência. São Paulo: Pearson Prentice Hall, 2010.

OLIVEIRA FILHO, PF. *Epidemiologia e Bioestatística*: Fundamentos para a Leitura Crítica. Rio de Janeiro: Rubio, 2015.

10 TESTES DE DIAGNÓSTICO

Fábio Rebouças

O profissional médico veterinário dedica um grande volume de tempo em busca do diagnóstico mais preciso, de maneira a não submeter seu paciente a um intervencionismo excessivo e, muitas vezes, danoso. Um bom posicionamento clínico, um conhecimento aprofundado e atualizado da literatura médica e uma abordagem adequada a respeito de como se deve organizar as informações coletadas estão relacionados a excelência do diagnóstico. No entanto, existem princípios básicos com os quais o clínico deve estar familiarizado quando interpreta os testes diagnósticos. Este capítulo se propõe a abordar estes princípios.

A identificação de microfilárias em teste de gota espessa, exames de anatomia patológica ou outros, onde é possível observar o agente etiológico *in situ* não costumam deixar dúvidas acerca da doença investigada, contudo, a escuta qualificada do tutor/proprietário, sinais/sintomas, ausculta, palpação, testes rápidos, exames sorológicos, exames de imagem e outras metodologias investigativas que visam captar construtos estão sujeitas à certo grau de incerteza (probabilidade de erro) e é na tentativa de minimizar estes erros que a avaliação dos testes diagnósticos ganha relevância.

Erroneamente, quando se fala em testes de investigação diagnóstica se interpreta como procedimentos restritos ao ambiente laboratorial. Todavia, os princípios descritos neste capítulo também se aplicam à informação clínica obtida a partir do histórico, investigação física e as técnicas de diagnóstico por imagens. Também se aplicam quando uma série de achados serve como teste diagnóstico. Desta forma, nós podemos mencionar o conjunto de sinais clínicos como o desvio de eixo da cabeça associado ao sinal da borra de café (cerúmen enegrecido, provindo de meato acústico externo) no pavilhão auditivo de cães para estabelecer o diagnóstico de otopatias externas parasitárias, decorrentes de otoacarioses acarretadas pelo *Otodectes cynotis*, e a lesão alopécica localizada com hiperpigmentação dorsal em cauda (sinal de cauda-de-rato) associado com aumento de volume, uniforme, localizado em plano nasal, com discreta alopecia infranaricular (sinal de Jericó) em cães como indicador de hipotireoidismo canino. Todos estes sinais, patognomônicos ou não, foram comparados a testes Padrão-ouro (sorologias, microscopia e outros) a fim de que fossem validados como séries de achados que servem como testes diagnósticos.

10.1 Validade e confiabilidade

A performance de um teste diagnóstico vai depender da exclusão ou minimização de desvios da verdade (vieses), o que chamamos de **validade**, e da exatidão/precisão (obter o mesmo resultado quando se aplica o mesmo teste diagnóstico ao mesmo animal ou amostra), o que chamamos **reprodutibilidade,** Utilizamos o termo **Confiabilidade**, no lugar de reprodutibilidade quando a reprodução do teste ocorre entre dois ou mais observadores.

- **Validade** (**Acurácia**)**:** diz respeito à capacidade do teste ou estimativa baseada num teste em determinar o verdadeiro valor daquilo que se pretende medir, de maneira que os vieses foram eliminados ou minimizados. A validade informa se os resultados representam o *status quo* (o estado das coisas/realidade). A título de exemplo, o uso da ultrassonografia Doppler é um teste de maior acurácia quando comparada à palpação retal feita pelo perito, no intuito de avaliar a funcionalidade do corpo lúteo e diagnosticar a gestação, aumentando a eficiência em programas comerciais de IATF (Inseminação Artificial em Tempo Fixo). Um teste rápido para detecção de anticorpos Ig-M utilizado para o diagnóstico da leptospirose canina pode apresentar 100% de acurácia quando for reagente para todas as amostras de animais infectados e quando for não reagente para aqueles não infectados.

- **Reprodutibilidade (precisão)** ou **Repetibilidade:** é quando o mesmo teste é aplicado na mesma situação/animal, sob as mesmas circunstâncias, repetidas vezes, e retorna os mesmos resultados de maneira consistente. Usamos o termo confiabilidade quando o mesmo teste é realizado de acordo com as circunstâncias supramencionadas, contudo, por dois profissionais diferentes. A título de exemplo, dois clínicos, individualmente, realizam a leitura de um exame de imagem e concluem pelo mesmo diagnóstico. Entretanto, mesmo tendo realizado a mesma leitura ainda restam duas possibilidades: ambos acertaram no diagnóstico e ambos erraram no diagnóstico. Outro exemplo, é o termômetro digital, um instrumento de medição utilizado para verificar a temperatura do animal e, assim, testar a presença ou ausência de um estado febril (de acordo com os pontos de corte estabelecidos para cada espécie/idade). De simples uso, considerado de elevada reprodutibilidade e confiabilidade, pois obtém repetidas vezes o mesmo resultado. Todavia, se o termômetro eletrônico utilizado para realização do teste não estiver adequadamente calibrado, o teste pode apresentar elevadíssima reprodutibilidade, porém, retornar resultados repetidamente errados. Quando um mesmo radiologista analisa uma radiografia em momentos diferentes e registrando seus achados é possível verificar a variabilidade intraobservador.

- **Relação entre Confiabilidade e Validade:** Note que é possível entender "Confiabilidade" e "Validade" como características fundamentais dos testes diagnósticos. Na prática aferimos a precisão por intermédio dos indicadores de "confiabilidade" e a Acurácia é medida por meio dos indicadores de validade denominados "Valores Preditivos, Especificidade e Sensibilidade". A Figura 10 utiliza uma adaptação da metáfora do alvo proposta por Moore (1985), para exemplificar a relação existente entre confiabilidade e validade. Na figura, os três círculos interiores sombreados de cinza representam o ponto de corte de determinado teste diagnóstico. Logo, é possível perceber que pontos de corte menores irão demandar testes com uma validade maior. Os alvos demonstram a relação entre o valor verdadeiro que determina se um animal é doente (raias do alvo/ponto de corte) e o valor atingido pelo teste (pequenos círculos cinza escuro) caracterizando situações de baixa, moderada e alta validade e reprodutibilidade. Um teste com alta validade e moderada confiabilidade que tenha seu ponto de corte reduzido para os dois círculos cinza centrais perderá em termos de validade. Por outro lado, uma alta confiabilidade da medida (resultados iguais ou muito similares quando o teste diagnóstico é reproduzido) não garante validade já que os índices alcançados podem estar distantes do valor verdadeiro, isto é, podem estar errados. Esta dinâmica se reveste de importância para distinguir animais doentes de sadios. A validade e a confiabilidade devem ser criteriosamente aferidas, objetivando qualificar a qualidade de um teste diagnóstico e, portanto, a informação gerada por ele.

Figura 10 – "Metáfora do alvo" – relação entre validade e confiabilidade

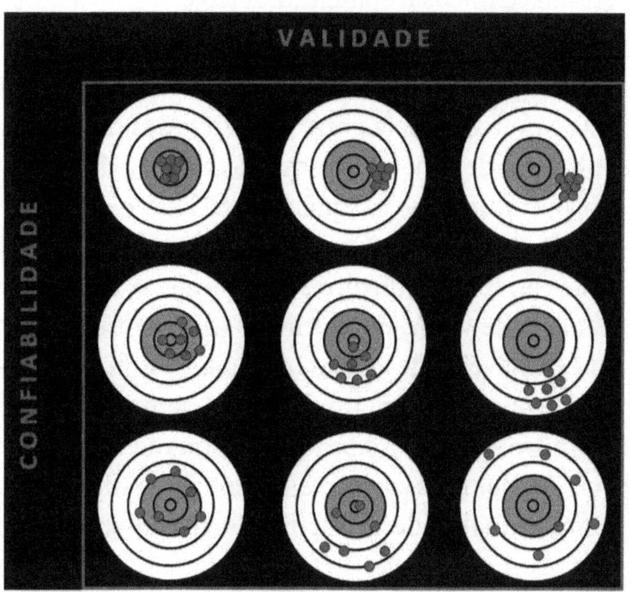

Fonte: elaborado pelo autor (2024).

- **Relação entre ensaio Clínico/Epidemiológico x Ensaio Laboratorial:** A investigação clínica é uma técnica frequentemente subjetiva e sujeita a interpretações divergentes, mesmo entre profissionais experientes. Usualmente, o nexo entre os eventos tende a ser enfraquecido por um baixo nível de reprodutibilidade, prejudicando a investigação das relações entre fatores de risco e danos à saúde. Isso limita a serventia do diagnóstico clínico em pesquisas de base populacional. Por outro lado, resultados de reprodutibilidade mais robustos, geralmente, são o resultado do trabalho de bancada em laboratório. A disponibilidade de aparelhos extremamente precisos, ambiente controlado, poucos observadores e amostras de controle certificadas garantem aos ensaios de laboratório uma reprodutibilidade que dificilmente se consegue nos ensaios clínicos e epidemiológicos.

- **Avaliação da confiabilidade / reprodutibilidade:** Existem diversas formas de se avaliar a concordância, seja a concordância entre os resultados do teste, seja da aplicação dele ou até mesmo da maneira de ler o resultado, permitindo ao pesquisador estimar o erro produzido em quaisquer das etapas do processo de diagnóstico. Os testes podem produzir resultados que se manifestam sob a forma de variáveis contínuas (glicose medida em mg/dL), variáveis categóricas (como a classificação dos valores de referência em um laudo de hemograma: "Ótimo", "Limítrofe", "Alto", "Muito Alto") ou mesmo como variáveis dicotômicas (presente/ausente ou positivo/negativo). Com a finalidade de facilitar o tratamento estatístico, bem como sua interpretação, é usual que os dados sejam reduzidos a variáveis dicotômicas e/ou categóricas. Logo, para verificar a reprodutibilidade/confiabilidade é necessário lançar mão de um método estatístico que avalie o grau de concordância ou reprodutibilidade entre dois conjuntos de dados, sejam dados produzidos pelo mesmo observador (intraobservador) ou entre dois ou mais observadores (interobservador). A avaliação dos resultados pode ser realizada por intermédio da taxa global de concordância entre os examinadores ou pelo indicador Kappa.
- **Índice Kappa (k):** Os examinadores podem concordar puramente devido ao acaso. Essa é a ideia central da estatística Kappa. Ela é uma medida de concordância utilizada para variáveis qualitativas nominais (dicotômicas ou categóricas) que descreve a intensidade da concordância entre dois ou mais examinadores, ou entre dois métodos

> de classificação. Portanto, o índice Kappa é uma medida de concordância interobservador que avalia o grau de concordância além do que seria esperado apenas pelo acaso, indicando o quão legítimas são as interpretações.

Trata-se de uma escolha estatística melhor que a taxa geral de concordância por ser mais robusta, estimando em seus cálculos a concordância associada à chance. Esta medida expressa a proporção de concordância não devida ao acaso entre examinadores ou medidas da mesma variável categórica, e seu valor pode variar de "-1" a "+1".

Kappa = 1, concordância perfeita.

Kappa = 0, concordância equivalente àquela que seria esperada ao acaso.

Kappa < 0, concordância mais fraca que o esperado pelo acaso; isto ocorre raramente.

Apresentando um resultado positivo e maior que zero, é possível inferir que existe algum grau de concordância. No entanto, isto não irá significar que a concordância seja expressiva, cabendo ao avaliador verificar se o Kappa obtido é o desejável para o tipo de estudo em que está sendo empregado. Para isto deverá basear sua tomada de decisão em informações oriundas de pesquisa bibliográfica ou estudos anteriores. Como forma de estabelecer um parâmetro, Landis & Koch (1977) sugeriram a seguinte interpretação:

Tabela 1 – Grau de concordância do índice Kappa

Resultado do Índice Kappa	Grau de Concordância
< 0,00	Ausente
0,01 - 0,20	Péssimo
0,21 - 0,40	Ruim
0,41 - 0,60	Moderado
0,61 - 0,80	Bom
0,81 - 0,99	Muito Bom
1,00	Perfeito

Adaptado de Landis e Koch, 1977.

Digamos que 100 cães da raça labrador portadores de obesidade sejam submetidos a exames radiográficos específicos para as articulações coxofemorais e que as imagens sejam submetidas à avaliação de dois radiologistas diferentes com a finalidade de detectar apenas a presença ou ausência de Displasia Coxofemoral (independentemente de seu grau). O primeiro radiologista identificou 38 animais como displásicos e 62 como normais, enquanto o segundo radiologista diagnosticou 37 animais como displásicos e 63 como normais, conforme disposto na tabela 2.

Tabela 2 – Concordância entre dois radiologistas na leitura de radiografias para o diagnóstico de Displasia Coxofemoral em Cães Obesos da Raça Labrador

(Tabela de frequências observadas)

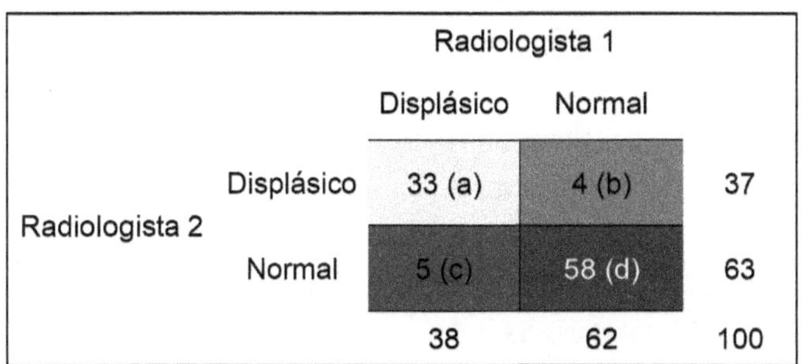

		Radiologista 1		
		Displásico	Normal	
Radiologista 2	Displásico	33 (a)	4 (b)	37
	Normal	5 (c)	58 (d)	63
		38	62	100

Foram produzidos 91 resultados concordantes (33+58) e 9 discordantes (5+4). Logo, a Taxa Geral de Concordância foi de 91% (91/100). Para calcular o índice Kappa utilizaremos a seguinte notação:

$$K = \frac{Po - Pe}{1 - Pe}$$

Onde:

Po = Proporção de concordâncias observadas.

Pe = Proporção de concordâncias estatisticamente esperadas.

$$Po = \frac{a + d}{a + b + c + d}$$

$$Pe = \frac{[(a+b)*(a+c)] + [(c+d)*(b+d)]}{(a+b+c+d)2}$$

Logo,

$$Po = \frac{33+58}{33+4+5+58} = \frac{91}{100} = 0,91$$

$$Pe = \frac{[(33+4)*(33+5)] + [(5+58)\ (4+58)]}{(33+4+5+58)^2} = 0,53$$

Lançando os valores das proporções observadas e esperadas na fórmula de Kappa, temos:

$$K = \frac{Po - Pe}{1 - Pe} = \frac{0,91 - 0,53}{1 - 0,53} = 0,81$$

Com um Kappa de 0,81 é possível dizer que houve um grau de concordância Muito Bom entre os diagnósticos realizados entre os dois radiologistas do exemplo.

A interpretação do índice Kappa precisa levar em consideração três quesitos relevantes: a independência da avaliação, a prevalência do agravo investigado e a categorização das variáveis:

A independência da avaliação diz respeito ao princípio de que as avaliações precisam ser independentes entre si. Isto é, quando o examinador repete o teste com a finalidade de mensurar a concordância intraobservador, ele deve ignorar os resultados anteriores, de maneira que não se permita ser influenciado pelo diagnóstico passado, prejudicando sua avaliação, ainda que de maneira involuntária.

A prevalência da doença em estudo irá influenciar diretamente no valor de k. Uma prevalência elevada irá resultar em um elevado nível de concordância devida ao acaso, o que implicará num valor de k mais baixo. Contudo, quando trabalhamos com doenças que apresentam baixas prevalências o cálculo de Kappa retornará valores mais altos. Desta forma, se usarmos apenas o índice Kappa para a comparação entre dois estudos realizados em situações de prevalências diferentes, poderemos estar cometendo um erro grosseiro. Deve-se observar, também, a existência de prevalências marginais entre os observadores, isto é, cada observador poderá estar analisando um número, significativamente, diferente de indivíduos (diferentes prevalências em um mesmo estudo). Nesta situação, o teste de McNemar se configura como estratégia útil para indicar se as prevalências marginais são muito diferentes, estimando a probabilidade de a diferença observada no número de discordâncias entre os dois observadores ter ocorrido ao acaso, garantindo assim uma distribuição mais homogênea. Por este motivo, deve-se informar a prevalência juntamente com os resultados do k.

A categorização das variáveis implica na diminuição do número de categorias de resultados, o que tende a aumentar o nível de concordância.

- **Avaliação da validade:** Este é um conceito mais sutil do que a confiabilidade, e se preocupa com a questão de saber se realmente estamos medindo aquilo que queremos medir. Por exemplo, se basear apenas na presença ou ausência de febre para fechar o diagnóstico de que um animal tem ou não uma infecção bacteriana (e, portanto, se deve ser instituída a antibioticoterapia) não é um teste muito válido. Da mesma forma, um teste com biomarcadores cardíacos que avaliam as concentrações de creatinoquinases (CK) cardíacas não identifica a presença do Parvovírus canino ou da *Dirofilaria immitis*. Ele é apenas um marcador bioquímico de lesão miocárdica.

Um teste diagnóstico pode ser altamente confiável, retornando repetidamente os mesmos valores cada vez que for executado. No entanto, ainda pode não nos fornecer a informação desejada sobre a doença do paciente. Se a associação entre o resultado do teste e a doença "verdadeira" no paciente é fraca, esse teste não seria muito válido para a situação em que a aplicarmos.

Para mensurar a validade, é necessário confrontar os resultados do teste diagnóstico que se pretende avaliar com os resultados obtidos num teste padrão ouro (diagnóstico de referência). Este teste padrão-ouro, para fins de estudo, refletirá a "realidade" (o verdadeiro estado do paciente). Espera-se que um novo teste diagnóstico seja ideal na medida em que forneça a resposta correta, isto é, apresente resultados positivos em animais doentes e resultados negativos nos animais saudáveis. Ademais, este novo teste que se pretende validar deve apresentar as seguintes propriedades que justifiquem todo o esforço no seu processo de validação e colocação no mercado: Apresentar, obviamente, validade aceitável, retornar resultados mais rápidos, ser seguro na sua execução, simples, pouco invasivo, inócuo, confiável e de baixo custo.

10.2 Sensibilidade e Especificidade

Com a finalidade de fechar um diagnóstico, entrevistamos o tutor/proprietário do paciente, realizamos o exame físico no animal e podemos realizar procedimentos ou exames complementares. Para cada uma dessas etapas, certos achados indicam que o animal possui determinada doença, com maior ou menor grau de probabilidade. Da mesma forma, sabemos que a ausência de certos achados pode indicar que o animal não possui a doença. Os dois principais termos utilizados para descrever o desempenho de um teste são sensibilidade e especificidade.

A sensibilidade mede com que frequência um teste diagnóstico retorna um resultado positivo quando ele está sendo usado em animais que verdadeiramente tem a doença (identificada pelo teste padrão-ouro). Se for realizado o teste intradérmico com tuberculina em 100 vacas de leite sabidamente doentes, e este teste der positivo em 80 animais, o método do teste, simplesmente, não terá sido perfeito. Neste caso, dizemos que a sensibilidade do teste da tuberculina foi de 80%. Um exemplo de um teste com baixa sensibilidade é a cultura sanguínea de animais com agranulocitose e suspeita de bacteremia.

Note que a definição de sensibilidade implica na existência de um padrão-ouro (ou verdade), ou seja, outro teste diagnóstico que irá definir inequivocamente se o animal tem ou não a doença. Na maioria das vezes, a sensibilidade está sendo medida em comparação com o melhor teste anterior disponível (teste padrão-ouro). Como você certamente está ciente, não há muitas doenças para as quais isso é aplicável, e a sensibilidade é, portanto, uma medida um tanto abstrata.

A especificidade nos mostra o contrário (mas não complementar), pois diz respeito à frequência com que o teste se mostra negativo quando está sendo usado em animais que sabidamente não tem a doença. Idealmente, quando um teste para uma doença retornar sempre resultados negativos quando usado em animais saudáveis, esse teste teria uma especificidade de 100%.

Para que seja possível trabalhar estes dois conceitos utilizaremos testes com resultados dicotômicos, isto é, resultados demonstrados em duas categorias: positivos ou negativos.

Abaixo é possível observar na Tabela 3 a correspondência entre os resultados de um teste diagnóstico e o diagnóstico verdadeiro (padrão-ouro). O teste é considerado positivo ou negativo, e a doença (dada pelo teste padrão-ouro) presente ou ausente. Assim, na avaliação de um teste diagnóstico existem 4 situações possíveis para o resultado do novo teste: o novo teste dar positivo na presença da doença (Verdadeiro-Positivo, VP), o novo teste dar negativo na presença da doença (Falso-Negativo, FN), o novo teste dar positivo na ausência da doença (Falso-Positivo, FP) e o novo teste retornar um resultado negativo na ausência da doença (Verdadeiro-Negativo, VN). O novo teste estará correto em duas destas situações, a saber, VP e VN, e é a partir destes dois indicadores que podemos calcular a Proporção de Acertos, ou Acurácia. Os melhores testes diagnósticos são aqueles com poucos resultados falso-positivos e falso-negativos.

Tabela 3 – Avaliação da validade dos testes diagnósticos

		DOENÇA (Padrão-Ouro)		
		+	-	
TESTE	+	Verdadeiro Positivo (a)	Falso Positivo (b)	a + b
	-	Falso Negativo (c)	Verdadeiro Negativo (d)	c + d
		a + c	b + b	N = a + b + c + d

A partir da análise dos resultados tabelados é possível calcular os indicadores abaixo:

Sensibilidade – é a probabilidade de um teste dar positivo na presença da doença, isto é, avalia a capacidade do teste em detectar a doença quando ela está presente.

Usos e características de testes sensíveis (que detecta grande proporção de doentes):

- Rastreamento/Triagem: Utilizados em processos diagnósticos em que um grande número de possibilidades são consideradas, como em exames de triagem populacional. Se o teste der negativo, há uma grande probabilidade de que o resultado seja verdadeiramente negativo, minimizando a ocorrência de falsos-negativos;

- Quando a probabilidade de doença é baixa e o propósito é descobrir a doença: Por exemplo, em exames periódicos de saúde ou em bancos de sangue, onde é importante detectar mesmo doenças raras;
- Quando a probabilidade de doença é baixa e o propósito é descobrir a doença: Em situações onde a detecção precoce é crucial para iniciar o tratamento e prevenir complicações, como em exames de diagnóstico de câncer;
- Está sujeito à ocorrência de falsos-positivos: Devido à sua sensibilidade em detectar uma ampla gama de condições, os testes sensíveis podem ter uma tendência maior a gerar resultados falsos-positivos, ou seja, indicar a presença da doença quando na verdade ela não está presente.

$$Sensibilidade = \frac{a}{a \quad c}$$

Especificidade – é a probabilidade de um teste dar negativo na ausência da doença, isto é, avalia a capacidade do teste em afastar a doença quando ela está ausente.

Usos e características de testes específicos (que detecta grande proporção de animais sadios):

- Testes confirmatórios: São empregados quando é crucial confirmar a presença da doença. Se o resultado der positivo, há uma grande chance de que seja verdadeiramente positivo (verdadeiro-positivo);
- Utilizado em série com testes sensíveis quando um resultado FP pode ocasionar danos físicos, morais ou financeiros ao animal e/ou proprietário: Nestes casos, os testes específicos são empregados para confirmar ou descartar os resultados positivos obtidos em testes sensíveis;

- Utilizado para fechar o diagnóstico quando o tratamento requer medidas mais agressivas ou invasivas, como uma quimioterapia ou cirurgia: Em situações em que o tratamento tem implicações sérias, é importante garantir que o diagnóstico seja o mais preciso possível;
- Está sujeito à ocorrência de falsos-negativos: Devido à sua especificidade em detectar uma condição específica, os testes específicos podem falhar em identificar casos verdadeiros da doença, resultando em falsos-negativos.

$$Especificidade = \frac{d}{b \quad d}$$

10.3 Acurácia

É a proporção de acertos do novo teste diagnóstico. Quando trabalhamos com variáveis dicotômicas a acurácia se subdivide em dois componentes: sensibilidade e especificidade. Todo método diagnóstico se baseia num equilíbrio entre estas duas variáveis, não existindo, assim, nenhum método que retorne 100% de sensibilidade e 100% de especificidade. Precisamos distinguir os animais doentes dos animais sadios, para isto precisamos trabalhar tanto com a sensibilidade quanto com a especificidade. Para ilustrar, podemos simular o desenvolvimento de um método fictício de diagnóstico que alcance 100% de sensibilidade, simplesmente declarando que todo o rebanho/amostra está doente. No entanto, esse método teria uma especificidade de 0%, ou seja, nenhum animal sadio seria identificado como tal. Esse método fictício não adicionaria conhecimento algum, pois não discriminaria absolutamente nada. Portanto, é fundamental considerar ambos os parâmetros simultaneamente por meio da acurácia.

$$Acurácia = \frac{a \quad d}{N}$$

10.4 Prevalência real e estimada

A prevalência mede a proporção de animais, numa dada amostra, que apresentam uma doença ou atributo, em um determinado ponto no tempo.

Para o cálculo da prevalência real o numerador irá abranger o total de animais que estavam doentes, segundo o teste padrão-ouro, em um período determinado *(a + c)*, ao passo que o denominador será a população da amostra no mesmo período *(N)*.

$$\textit{Prevalência real} = \frac{a \quad c}{N}$$

Já para o cálculo da prevalência estimada o numerador irá abranger o total de animais identificados como doentes, segundo o novo teste, no mesmo período determinado *(a + b)*, ao passo que o denominador continuará sendo a população da amostra no mesmo período *(N)*.

$$\textit{Prevalência estimada (teste)} = \frac{a + b}{N}$$

10.5 Valores preditivos

É um conceito frequentemente ignorado, mas deveras importante para o entendimento da dinâmica existente entre sensibilidade, especificidade e prevalência de um agravo numa população. O mesmo teste pode ser extremamente eficaz em uma situação e apresentar valores limitados em outra. Por exemplo, considerando que um teste de hidrocefalia em cordeiros neonatos pode ajudar a diagnosticar a Doença de *Schmallenberg* com alta probabilidade num rebanho ovino na Alemanha, mas não servirá para este propósito no Brasil, onde a prevalência desta infecção é baixa/nula e a maioria dos casos de hidrocefalia em neonatos ovinos é devido a outras causas.

Quando se considera as relações clínico-epidemiológicas, a validade de um marcador sorológico está relacionada à sua capacidade de predizer a ocorrência da doença ou infecção. Para o clínico, é importante o resultado negativo de um teste sensível, pois isso significa poucos falso-negativos: se o resultado for negativo, há uma maior probabilidade de ser verdadeiramente negativo. Da mesma forma, o resultado positivo de um teste específico é relevante, pois indica poucos falso-positivos: se o resultado for positivo, há uma maior probabilidade de ser verdadeiramente positivo.

Esta propriedade do teste é denominada Valor Preditivo (VP) podendo ser positivo (VPP) ou negativo (VPN), e é determinada pela interação de três variáveis: a sensibilidade, a especificidade do teste e a prevalência da doença no grupo de estudo.

Valor preditivo positivo (VPP) – é a proporção de verdadeiros positivos entre todos os indivíduos com teste positivo. Expressa a probabilidade de um paciente com o teste positivo ter a doença. Quanto mais específico um teste, maior será seu valor preditivo positivo (maior a segurança do médico veterinário de que um animal com teste positivo tem a doença).

$$\textit{Valor Preditivo Positivo (VPP)} = \frac{a}{a\ \ b}$$

Valor preditivo negativo (VPN) – é a proporção de verdadeiros negativos entre todos os indivíduos com teste negativo. Expressa a probabilidade de um paciente com o teste negativo não ter a doença. Quanto mais sensível um teste, maior seu valor preditivo negativo (maior a segurança do médico veterinário de que um animal com teste negativo não tem a doença).

$$\textit{Valor Preditivo Negativo (VPN)} = \frac{d}{c\ \ d}$$

Suponhamos que um teste apresente 100% de sensibilidade e 100% de especificidade, independentemente de onde ele venha a ser usado ele irá sempre identificar com exatidão os animais testados. Todavia, como já é esperado, quando estes valores estão abaixo dos 100%, a prevalência da doença que está sendo testada se reveste de importância.

Digamos que temos um teste rápido de anticorpos contra o FELV (vírus da leucemia felina) com 99% de sensibilidade e 95% de especificidade e que, por algum motivo, não é possível utilizar o PCR. Usaremos este teste para determinar a prevalência do FELV numa população de 1.000 gatos, onde a prevalência verdadeira (desconhecida para nós) é de 10%. Note a natureza abstrata das discussões sobre sensibilidade e especificidade: como é possível afirmar que a prevalência é de 10% antes mesmo de a medirmos? Nós assumimos que existe um valor para a prevalência nesta população baseado na literatura ou em projetos pilotos, com a finalidade de se levantar esta informação utilizando-se, sempre, metodologias padrão-ouro.

Desta forma, baseando-se no valor da prevalência, deverá haver 100 gatos soropositivos nessa população e, uma vez que o teste possui 99% de sensibilidade, rotulará corretamente 99 desses animais como infectados (verdadeiro-positivos). Um animal soropositivo não irá ser diagnosticado pelo novo teste (falso-negativo). Existem, também, 900 animais soronegativos, e com 95% de especificidade do teste temos 0,95 x 900 = 855 destes animais sendo rotulados como soronegativos (verdadeiro-negativos). Contudo, nosso teste produzirá 45 resultados falso-positivos.

Tabelas 4 e 5 (respectivamente) – Avaliação da validade dos testes diagnósticos em dois cenários distintos de prevalência

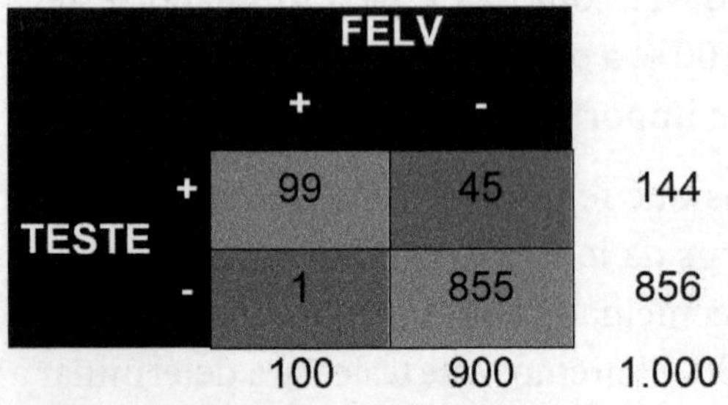

		FELV +	FELV -	
TESTE	+	99	45	144
	-	1	855	856
		100	900	1.000

		FELV +	FELV -	
TESTE	+	223	45	144
	-	2	855	856
		225	900	1.000

Tabela 6 – Indicadores de validade em dois cenários distintos de prevalência e a dinâmica de variação entre eles

INDICADORES	Figura 2	Figura 3	Dinâmica
Acurácia	95,4%	95,8%	↑
Sensibilidade	99,0%	99,0%	-
Especificidade	95,0%	95,0%	-
Valor Preditivo Positivo	68,8%	83,2%	↑
Valor Preditivo Negativo	99,9%	99,8%	↓
Prevalência	10,0%	20,0%	↑

Valores Preditivos x Prevalência: Os testes diagnósticos têm como propriedades inerentes a sensibilidade e a especificidade, e estas não apresentam grandes variações, a não ser por erro técnico. Já os valores preditivos irão depender sempre da prevalência da doença na população de estudo. Existe uma relação direta entre VPP e prevalência e uma relação indireta entre o VPN e a mesma prevalência, isto é, quanto maior a prevalência, maior o VPP e menor o VPN. Isto posto, em doenças raras o VPP é muito baixo, pois a maior parte dos testes positivos pertencem a animais sadios, representando resultados falso-positivos. Em contrapartida, O VPN apresenta valores elevados em baixas prevalências. É possível minimizar os diagnósticos falso-positivos e falso-negativos combinando testes, em paralelo (dois ou mais testes realizados simultaneamente) ou em série (dois ou mais testes realizados em sequência), para a definição de resultado positivo.

Se o objetivo é aumentar a especificidade (diminuindo resultados falso-positivos), um diagnóstico positivo deverá ser confirmado somente quando pelo menos dois testes diferentes forem positivos. Alternativamente, com a finalidade de reduzir resultados falso-negativos (e aumentar a sensibilidade), um único teste positivo já é suficiente para considerar um diagnóstico positivo. Em linhas gerais, o teste só será considerado positivo se os dois testes forem positivos, ou negativo se os dois forem negativos.

Tabela 7 – Exemplo da relação entre Prevalência e Valores Preditivos

Prevalência	VP+	VP-
0	0	100%
7	17,0%	99,6%
10	22,6%	99,5%
20	39,6%	98,8%
30	52,9%	98,0%
50	72,4%	95,5%
70	85,9%	90,0%
90	95,9%	70,0%
100	100%	0

Na tabela 7 é possível perceber a variação direta e indiretamente proporcional entre o VPP e VPN, respectivamente, e a prevalência. Note que a amplitude de variação do VPN é muito pequena quando comparada com a amplitude de variação do VPP. Estes dados corroboram o achado na Tabela 2, onde é possível observar que após um incremento de 10% no valor da prevalência o VPP variou 14,4%, enquanto o VPN apenas 0,1%.

10.6 Ponto de corte

Na prática não existe um teste com 100% de sensibilidade e 100% de especificidade (é muito raro), uma vez que a tentativa de incrementar a sensibilidade leva à diminuição da especificidade, e vice-versa. O diagnóstico de algumas doenças demanda resultados que são obtidos por intermédio de variáveis contínuas, não ficando clara a separação entre o que é "normal" e "anormal", a exemplo temos a medição da glicemia e o diagnóstico de diabetes. Para a definição do ponto de corte de positividade o investigador deverá levar em conta a importância relativa da sensibilidade e especificidade do teste diagnóstico, ponderando sobre as implicações dos dois possíveis erros.

Figura 2 – Relação entre Sensibilidade e Especificidade – Determinação do ponto de corte

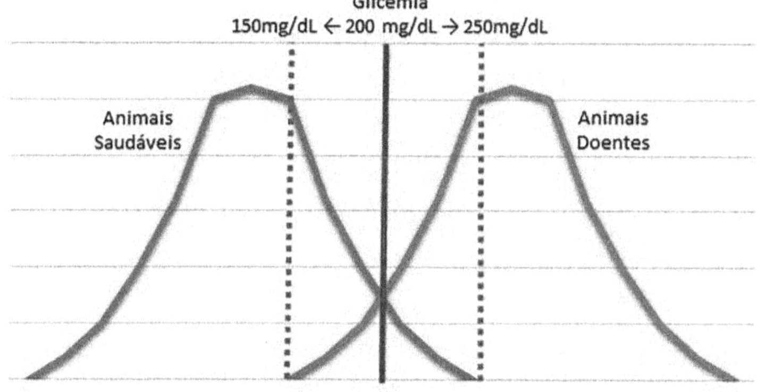

Fonte: elaborado pelo autor (2024).

O gráfico da figura 2 nos mostra a dinâmica da definição do ponto de corte e suas possíveis implicações para a Sensibilidade e Especificidade. Note que temos a representação gráfica dos índices glicêmicos de dois grupos de cães, os saudáveis (representados pela primeira curva) e os doentes (representados pela segunda curva). Ao se determinar o ponto de corte para o diagnóstico de Diabetes Mellitus em 200mg/dL, a maior parte dos animais doentes é identificada como diabética (verdadeiro-positivo) e a maior parte dos animais sem a doença é identificada como saudável (verdadeiro-negativo), contudo é possível observar que uma pequena fração de animais saudáveis possui glicemia superior a 200mg/dL e será erroneamente classificado como diabético (falso-positivo). Há também, uma pequena fração de animais doentes que irá apresentar glicemia em valores inferiores a 200mg/dL e, também, serão erroneamente classificados como sadios (falso-positivos). Desta forma é possível inferir que, se o objetivo é realizar um rastreio populacional é possível reduzir o ponto de corte para 150mg/dL, onde será possível captar 100% dos animais doentes (ganho em sensibilidade), todavia o número de falso-positivos também aumentará. Caso o objetivo seja utilizar o teste diagnóstico para a confirmação da enfermidade deve-se optar por testes mais específicos, neste caso aumentando o ponto de corte para 250mg/dL, o teste identificará 100% dos indivíduos saudáveis, às custas do aumento do número de resultados falso-negativos. Daí a necessidade de, muitas vezes, serem realizados testes em paralelo ou em série para que, após o rastreio inicial, seja possível confirmar ou não a enfermidade de que se suspeita.

Em indicações de procedimentos de risco (certas cirurgias), por exemplo, devem-se evitar resultados falso-positivos, nestes casos, o ponto de corte deve ser definido de tal forma que aumente a especificidade do teste. Por outro lado, em triagens sorológicas em bancos de sangue para prevenção de transmissão de infecções nas quais a não detecção de casos acarretará risco para a população, o ponto de corte deverá ser estabelecido tendo como objetivo alcançar 100% de sensibilidade do teste para que não ocorram resultados falso-negativos, em que pese o aumento da proporção de falso-positivos. Para aumentar a sensibilidade em uma triagem pode-se utilizar mais do que um teste diagnóstico, em paralelo considerando-se como positivo as amostras que apresentarem pelo menos uma reação positiva. Em inquéritos populacionais, testes com alta sensibilidade devem ser utilizados quando a prevalência da infecção na população em geral for baixa. Por outro lado, como já dito, na clínica, é comum realizarem-se testes em série. Testes adicionais são realizados para confirmar resultados positivos ou negativos previamente obtidos.

10.7 A interferência do acaso (erro aleatório) e do viés (erro sistemático) nos parâmetros de sensibilidade e especificidade

A verdade absoluta não está ao alcance da ciência, por isto o que pode ser descrito sempre será "aquilo que está de acordo com a realidade". Novas informações e formas de abordar um mesmo problema são propostas a cada dia, logo a verdade científica é dinâmica e vai variar de acordo com o contexto tempo-espacial.

O método científico baseia-se em eventos observáveis, os quais estão intimamente relacionados à capacidade ou curiosidade de observá-los. Partindo de uma hipótese de trabalho, buscamos esquadrinhar a verdade por meio da aplicação exaustiva do método científico, testando esta hipótese em experimentos e, finalmente, refutando-a ou aceitando-a. Para que suas conclusões possam ser consideradas válidas, o pesquisador deve tentar controlar todas as possíveis fontes de erros aleatórios e sistemáticos envolvidos no estudo. Assim, reuniremos argumentos suficientes para falar de aproximações da verdade, já que a verdade absoluta é um conceito abstrato. Dessa forma, podemos definir que a verdade na pesquisa científica é o resultado de uma experiência empírica, com controle dos erros aleatórios e sistemáticos.

Verdade na Pesquisa Científica = Fato Observado - (Acaso + Viés)

Acaso (Erro Aleatório) – O erro aleatório origina-se, tão somente, do acaso e pode ser medido por testes estatísticos e oscila uniformemente em torno do valor real, mas sem modificá-lo. Diz-se que esta oscilação é representada por um desvio bidirecional da medida, ou seja, a variação ocorre tanto para valores maiores quanto para valores menores que os reais.

É possível inferir sobre a experiência de todo um rebanho/ população com base na observação de uma amostra (inferência estatística), desde que esta seja representativa. Medidas de frequência podem ser extraídas de amostras da população e podem, fortuitamente, não representar a realidade da população que deu origem à amostra, apenas por obra do acaso. Contudo, se aumentarmos o tamanho da amostra os resultados irão variar em torno do valor que representa a realidade.

A discrepância entre os valores encontrados na amostra e na população total (censo), atribuídas apenas ao acaso, recebe o nome de variação aleatória ou randômica. Se utilizarmos um termômetro digital para aferir a temperatura retal de um animal, obteremos, repetidas vezes, valores diferentes entre si, mas que variam em torno de um valor médio, que representa o valor real. Quanto mais vezes repetirmos as medidas, maior será o número de valores próximos da média e menor será a variabilidade. Neste caso o método de colheita das informações (inquietação do animal, estresse, variabilidade biológica e outros) que irá produzir os valores dispersos ao redor da média ou, simplesmente, pela variação aleatória na medida.

Quando se admite a variação aleatória da medida os valores tendem a se dispersar ao redor da média, enquanto no erro sistemático, as medidas tendem a ocupar preferencialmente um dos lados da média real (desvio unidirecional). Se, por exemplo, o termômetro digital apresentar algum defeito de fabricação de tal sorte que todas as temperaturas mostradas por ele apresentem um acréscimo de 4ºC, superestimando a temperatura retal dos animais, todos os valores estarão acima da temperatura real. Este erro do instrumento produziu, sistematicamente, um desvio unilateral da medida real, configurando um viés ou erro sistemático. Logo, para garantir a validade dos estudos epidemiológicos é preciso realizar testes de significância estatística para quantificar em que grau o acaso pode ser responsabilizado pelas medidas produzidas por um estudo (ex.: teste t-Student e Qui-quadrado).

A significância estatística vai representar a probabilidade de que a diferença observada entre os tratamentos ser devida ao acaso, e não aos fatores que estão sendo estudados e está intimamente ligada ao tamanho da amostra do estudo. Quando se utiliza amostras grandes, até mesmo as pequenas diferenças podem ser detectadas pelos testes estatísticos e apresentarem resultados significativos. Semelhantemente, amostras pequenas apresentam pouca possibilidade de retornar resultados significativos, mesmo que existam diferenças grandes, e clinicamente importantes, entre os grupos.

Uma das estratégias para tentar reduzir os erros aleatórios é estimar o tamanho da amostra para determinar a validade do teste diagnóstico, baseando-se na determinação de intervalos de confiança, definindo-se espectros que incluam o valor que se deseja obter para a sensibilidade e especificidade do teste. Isto implicará no cálculo de dois tamanhos da amostra: um para a sensibilidade e outro para a especificidade.

Determinação do tamanho da amostra em estudos que visam avaliar a sensibilidade e especificidade

Quando trabalhamos com variáveis dicotômicas, o cálculo do tamanho da amostra irá seguir os princípios utilizados nos estudos de prevalência, sendo necessário determinar:

a. O intervalo de confiança: em estudos biomédicos clínicos, o intervalo de confiança mínimo aceitado é de 95%, ou seja, em 95% dos resultados observados o valor esperado se situa entre o intervalo de números apresentados;
b. A amplitude do intervalo de confiança que se deseja: em termos de precisão, quanto menor for o intervalo de confiança, maior será a precisão dos resultados. O tamanho da amostra é um dos fatores que podem aumentar a precisão do intervalo de confiança, ou seja, quanto maior a amostra, maior a precisão; e
c. A estimativa da proporção esperada da positividade na população testada (quando maior de 50% utilize a proporção de animais com resultados negativos).

$$N = \frac{Z * Z(P(1-P))}{(D*D)}$$

Onde:

Z = 1,96 (para α=0,05 e IC 95%) ou 2,58 (para α=0,01 e IC 99%)

P= Proporção esperada

D= Semi-amplitude do intervalo de confiança

Digamos que um estudo se proponha a avaliar a sensibilidade de um novo teste para cinomose canina, espera-se que 90% dos animais com cinomose sejam soro-reagentes (baseado na literatura ou estudos-piloto). Quantos animais com cinomose precisarão ser testados para que seja possível estimar uma sensibilidade do teste de 90% com intervalo de 95% de confiança e precisão do teste de 0,04?

Considerando as três informações necessárias para o cálculo do tamanho da amostra, teríamos:

(A) intervalo de confiança = 95%;

(B) espectro do intervalo de confiança = 0,10 (dez pontos percentuais de variação serão aceitos). Utilize a semi-amplitude (0,05 acima ou 0,05 abaixo) como o erro máximo aceitável; e

(C) proporção esperada de animais com cinomose que tenham teste positivo = 0,10 (90% é maior que 50%, portanto, utiliza-se a proporção de animais com resultados negativos, que é 10%).

Logo, seria preciso uma amostra com 138 animais com cinomose para se estimar uma sensibilidade de 90% do teste com intervalo de 95% de confiança de 85%-95%:

$$N_{Sens} = \frac{1,96 * 1,96\left(0,10\left(1-0,10\right)\right)}{0,05 * 0,05} = 138 \text{ animais}$$

Para o cálculo do tamanho da amostra para determinar a especificidade do teste basta refazer os procedimentos acima, realizando as substituições cabíveis. Assim, se o pesquisador espera que 75% dos animais sem cinomose tenham teste negativo (75% de especificidade), com 95% de confiança e admitindo um intervalo de ±5,0% temos:

$$N_{Espec} = \frac{1,96 * 1,96\left(0,25\left(1-0,25\right)\right)}{0,05 * 0,05} = 288 \text{ animais}$$

Viéses (Erros Sistemáticos) – do inglês "*bias*", é qualquer processo metodológico que produza resultados ou medidas que sejam sistematicamente diferentes da verdade. Irá distorcer a medida de uma variável, como por exemplo, aumentando a média da temperatura retal, como exemplificado anteriormente, ou diminuindo o risco de ocorrência de alguma doença em determinado grupo de animais.

Para fins de classificação falaremos de apenas três grandes grupos de vieses, embora dezenas deles já tenham sido descritos. São eles: viés de seleção, viés de aferição e confundimento.

Viés de seleção – ocorre em amostras pouco representativas da população, onde a forma como os animais foram selecionados para compor o estudo (amostra) ocorreu de maneira tendenciosa ou simplesmente errada. Associação entre a exposição e o desfecho difere entre os que participaram e não participaram do estudo. Como exemplo, podemos citar a hipótese de um estudo que tem por objetivo verificar o gasto médio mensal dos proprietários com seus pets em determinado município. Para isto o pesquisador faz um acordo de cooperação com 50 clínicas veterinárias espalhadas pela cidade que colherão estas informações durante um período de 6 meses. O viés de seleção ocorre na medida em que existe um universo muito grande de proprietários que levam seu animal à clínica com uma frequência muito baixa, ou simplesmente não levam. Desta forma a medida atribuída ao gasto médio mensal com pet estará enviesada (superestimada), uma vez que não contempla o universo de possibilidades que existe na população total de proprietários, fato que poderá invalidar os resultados do estudo. Neste caso específico, o viés de seleção pode ser evitado ao introduzirmos o acaso na seleção dos proprietários para o estudo. Por exemplo, realizando pesquisas domiciliares em diferentes locais da cidade e que possuam diferentes níveis de renda, uma vez que a renda já se configura como um fator diretamente relacionado à percepção de saúde tanto humana quanto animal. Alguns métodos para o controle do viés de seleção são a restrição, a estratificação, cegamento, ajustes estatísticos e a análise de sensibilidade (melhor e pior cenário).

Viés de aferição (mensuração ou informação) – é a forma pela qual a informação colhida sobre a exposição ou doença pode distorcer os resultados do estudo. Em variáveis categóricas apresenta-se sob a forma de classificações incorretas, enquanto para variáveis numéricas ocorre sob a forma de mensuração incorreta. O erro pode levar o resultado para qualquer direção (subestimando ou superestimando a diferença entre os grupos avaliados). Como exemplo destas discrepâncias temos o esfigmomanômetro, instrumento costumeiramente utilizado para realizar a aferição da Pressão Arterial na prática clínica. Em levantamentos epidemiológicos o uso deste ou de qualquer outro aparelho pode apresentar viés de aferição em duas situações, são elas: 1) Leitura/uso incorreto do aparelho por parte do avaliador e 2) Uso de aparelho defeituoso ou mal calibrado. Ambas situações introduzirão um "desvio da realidade" nos valores das medidas, de tal forma que não representarão a real medida obtida na população que deu origem à amostra. Para evitar o viés de aferição, três medidas podem ser tomadas: a) usar instrumentos de alta qualidade e validação; b) usar mascaramento quando possível (em ensaios cegos os proprietários/tutores não sabem se seu animal está recebendo medicamento ou placebo e em ensaios duplo-cegos nem os proprietários nem os pesquisadores conhecem esta distribuição, ficando restrita ao comitê de acompanhamento esta informação); e c) agir de maneira uniforme e consistente na detecção dos eventos, em todos os grupos do estudo. Ocasionalmente, é possível realizar um estudo triplo-cego, onde o estatístico que fará a análise, também desconhece a distribuição dos grupos tratados e placebo. O ensaio clínico randomizado com duplo-cego incorpora no seu delineamento medidas indispensáveis para o controle dos vieses, e, por isto, é a melhor maneira de avaliar segurança e eficácia de intervenções.

Viés de confundimento – ocorre quando não há comparabilidade entre os grupos estudados. Em termos práticos outros fatores com potencial preditor para o desfecho estão distribuídos diferentemente entre os grupos de exposição, com isto o efeito da exposição se "mistura" com o efeito de outra variável, levando a um viés do resultado. Por isso, por exemplo, ao avaliar os fatores de risco para a ocorrência de um AVC isquêmico em cães de pequeno porte seria incorreto incriminar a Fibrilação atrial (variável de confusão) como causa direta. De fato, a fibrilação atrial está associada ao desfecho, contudo ela é responsável pela formação dos trombos atriais e, estes sim, se configuram como fatores de risco para o AVC isquêmico.

Figura 3 – Confundimento – interação entre as variáveis

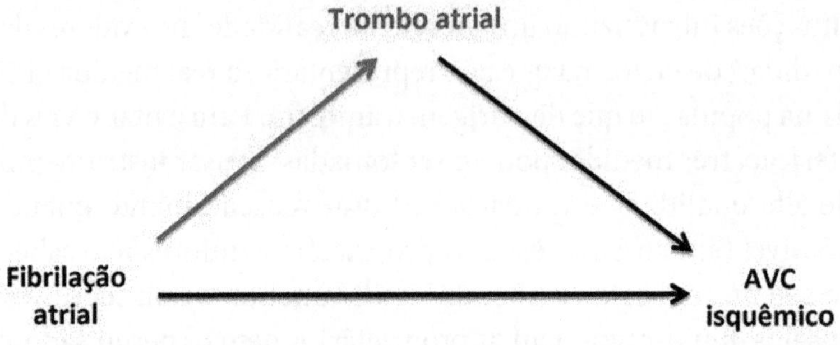

Fonte: elaborado pelo autor (2024).

Por exemplo, num estudo sobre fatores de risco, uma associação entre o hábito de beber café e a doença coronária é detectada. Porém, se não for considerado o fato de que os fumantes bebem mais café do que os não fumantes pode se chegar à errônea conclusão de que o café é um fator de risco independente para doença coronária, o que não corresponde à realidade. Neste caso, o café é um fator de confusão, e não um fator causal independente para a doença coronária.

A questão do confundimento demanda que, primeiramente, se saiba onde e quando procurá-lo, e o que fazer para evitá--lo. Desta forma é possível controlar este viés, minimizando seus efeitos a partir do planejamento do estudo em sua fase de Delineamento, e ao seu término, na fase de Análise.

No delineamento do estudo:

- Restrição – Limitar a população a uma categoria/nível da variável de confusão.
- Pareamento (*matching*) – Seleção restrita no grupo comparador de acordo com a variável de confusão. Contudo, esta medida introduz um viés de seleção.
- Randomização – Tendência a balancear variáveis de confusão conhecidas e desconhecidas.

Na análise do estudo:

- Estratificação – o pesquisador deve avaliar a associação em cada estrato da variável de confusão. É um método simples e intuitivo, assumindo que não há confundimento residual no extrato. Quando se precisa controlar para inúmeros fatores torna-se pouco factível. O pesquisador deverá calcular uma medida da associação sumarizada por extrato (média ponderada, por exemplo).
- Modelagem por regressão – É a mais utilizada. Trata-se de uma técnica estatística que examina como uma variável dependente é afetada por uma ou mais variáveis independentes. Ela é usada para quantificar e entender as

relações entre variáveis, permitindo previsões ou explicações de resultados. Essa abordagem permite identificar padrões e fazer inferências sobre fenômenos complexos.

10.8 Princípios básicos para avaliar um teste de diagnóstico/triagem

O delineamento de estudos para avaliar/comparar a utilidade clínica ou populacional de testes de diagnósticos deve incorporar dois aspectos. O primeiro deles diz respeito aos princípios da aleatorização e mascaramento. Se os pacientes são alocados aleatoriamente para receber o novo teste (versus aquele usado na rotina), os indivíduos que receberem este novo teste terão uma melhor evolução clínica? A comparação dos testes pode e deve ser feita nos mesmos indivíduos e amostras, para eliminar variações externas aos testes. O segundo aspecto a ser levado em conta refere-se à prática clínica vigente. O teste será aplicado nas mesmas condições de seu uso na clínica? O fato de um teste discriminar casos graves da doença não significa que será igualmente útil para distinguir pacientes portadores de doença leve dos demais pacientes com sintomas semelhantes.

Estudos conduzidos para determinar a validade de um teste de diagnóstico apresentam estrutura semelhante aos estudos observacionais. Eles incluem a variável preditora (resultado do teste) e a variável de efeito (presença ou ausência da doença). A diferença entre eles reside nos seus objetivos. Na avaliação de testes diagnósticos, descreve-se a intensidade da associação, em termos de sensibilidade e especificidade (capacidade do teste em discriminar doentes de não doentes). Por outro lado, os estudos observacionais buscam determinar a presença de uma associação. Portanto, na análise da validade de um teste não basta apenas mostrar que existe uma associação entre o resultado do teste e a doença.

Diante de um estudo clínico o investigador deve sempre se perguntar:

- Existe viés de seleção?

  A associação entre exposição e desfecho pode ser diferente entre grupos comparados?

  Os componentes dos grupos são semelhantes em todos os aspectos exceto pela variável de alocação (observando exposição em coorte e desfecho em casos-controles)?

- Existe viés de Informação?

  A coleta da informação realizada de forma acurada com instrumentos validados e de forma sistemática entre os grupos?

- Existe viés de confundimento?

  Podem os resultados serem explicados por algum fator que não foi avaliado ou ajustado na análise?

10.9 Roteiro prático para estabelecer a validade de um teste diagnóstico

(adaptado de Hulley & Cummings, 1988)

1. O novo teste diagnóstico é realmente necessário?

   » Relacione os benefícios que o novo teste tem em relação àqueles que já existem;

» Identifique as vantagens para os animais, com a introdução deste novo teste; e

» Leve em consideração a questão financeira para a aplicação do teste, tanto em nível individual como em nível coletivo (voltado para a saúde pública).

2. Qual será o critério de amostragem?

» Inicialmente determine a população de referência e a população de estudo;

» Defina a fonte de seleção dos animais participantes; e

» Caso faça sentido para o teste que se pretende avaliar, considere a inclusão de casos graves, moderados e leves (estratificado).

3. Quais as diferenças entre o teste padrão-ouro e o novo teste a ser testado?

» Descreva todas as características possíveis para ambos os testes;

» Seja criterioso na identificação de: produtos químicos, imunobiológicos, antígenos, anticorpos, procedências e outros;

» Defina as etapas para processamento das reações; e

» Seja detalhista na interpretação e categorização dos parâmetros a serem avaliados.

4. Quais os procedimentos que devem ser adotados para a aplicação dos testes?

» Descreva os procedimentos para a aplicação do novo teste e do teste padrão-ouro;

» Considere aplicar os testes de forma mascarada (cegamento); e

- » Verifique a viabilidade de codificar as amostras para serem enviadas ao laboratório – processamento do material sem conhecimento do status doente/não doente ajuda a reduzir possíveis vieses.

5. Com qual tamanho de amostra irei trabalhar?
   - » Determine o número mínimo de animais para se estimar a sensibilidade e especificidade do teste com 95% de intervalo de confiança.
   - » Estabeleça o número de casos disponíveis ou a serem detectados no futuro próximo no local de seleção dos animais.

6. O estudo é eticamente aceitável?
   - » Verifique se seu estudo atende às normas previstas pela CEUA (Comissão de Ética no uso de Animais);
   - » Identifique os riscos da aplicação do teste e os benefícios da detecção de animais positivos;
   - » Preveja como será prestada a atenção médica aos animais positivos; e
   - » Garanta a confidencialidade dos resultados.

7. Como irei analisar os dados coletados?
   - » Procure sempre apresentar os resultados obtidos no estudo em termos de sensibilidade, especificidade e valores preditivos com respectivos Intervalos de Confiança de 95%.

REFERÊNCIAS

ALMEIDA FILHO, N; ROUQUAYROL, MZ. *Introdução à epidemiologia*. Rio de Janeiro: Guanabara Koogan, 2006.

BONITA, R *et al*. *Epidemiologia básica*. São Paulo: Livraria Santos, 2007.

CAMPOS, GWS *et al*. *Tratado de Saúde Coletiva*. São Paulo, Hucitec. Rio de Janeiro: FIOCRUZ, 2006.

FLETCHER, RM *et al*. *Clinical Epidemiology, the essentials*. Baltimore-USA, Wawerly, 1983.

GALEN, RS; GAMBINO, SR. *Beyond normality*: the predictive value and efficiency of medical diagnoses. New York, J. Wiley & Sons, 1975.

GART, JJ; BUCK, AA. *Comparison of a screening test and a reference test in epidemiologic studies*. II. A probabilistic model for the comparison of diagnostic tests. American Journal of Epidemiology 83(3), 1966. 586-92 p.

GIESECKE, J. *Modern Infectious Disease Epidemiology*. New York, Oxford University Press, 2001.

HULLEY, SB; CUMMINGS, SR. *Designing Clinical Research*: an epidemiologic approach. Baltimore, Williams & Wilkins, 1988.

KRAEMER, HC; BLOCH, DA. *Kappa coefficients in epidemiology*: an appraisal of a reappraisal. Journal of Clinical 41, 1988. 959-68 p.

PEREIRA, MG. *Epidemiologia*: teoria e prática. Rio de Janeiro: Guanabara Koogan, 2006.

11 VIGILÂNCIA EPIDEMIOLÓGICA VETERINÁRIA

Flavio Moutinho
Tassia de Vasconcelos[1]

O termo "vigiar" tem origem em *vigilare*, do latim, e pode ser traduzido como observar atentamente. Daí surge o termo Vigilância Epidemiológica. Assim, podemos definir Vigilância Epidemiológica Veterinária como o conjunto de ações que visam detectar mudanças nos fatores determinantes e condicionantes da saúde individual ou coletiva dos animais, com a finalidade de recomendar ou adotar medidas de prevenção e/ou controle.

Vigilância epidemiológica = informação para a ação.

A área de atuação do médico veterinário é muito ampla e a Vigilância Epidemiológica Veterinária pode ser utilizada em praticamente todo esse campo, mas é importante saber que sua principal utilização está relacionada às doenças zoonóticas, principalmente aquelas de interesse econômico.

1 "As manifestações registradas neste trabalho se tratam de opinião própria, de caráter pessoal e não refletem, necessariamente, o posicionamento oficial do Ministério da Agricultura, Pecuária e Abastecimento, nos termos do Art. 14, inciso I, § 2º, do anexo da Portaria nº 249, de 22 de fevereiro de 2018".

Segundo o Conselho Federal de Medicina Veterinária (CFMV), são mais de oitenta as áreas de atuação do médico veterinário. Dentre essas, pode-se depreender que as atividades principais da profissão estão relacionadas aos campos do cuidado com a saúde e o bem-estar dos animais, da preservação da saúde pública, da produção de alimentos saudáveis e das atividades voltadas para garantir a sustentabilidade ambiental do planeta (CFMV, 2013). Em todos esses campos gerais de atuação, podem-se salientar importantes pontos de ligação com a Vigilância Epidemiológica.

Tal amplitude de atuação acaba por permitir aos diferentes profissionais veterinários a identificação concomitante de doenças e agravos de importância para o sistema de vigilância, tornando-os importantes agentes na dinâmica da Vigilância Epidemiológica, independentemente de sua especialização. Dessa forma, este capítulo visa trazer informações consistentes e em caráter formativo sobre essa temática, apresentando-a de forma sintética e em abordagem didática, a fim de servir como um guia de ações.

Dentre as atividades de Vigilância Epidemiológica, temos:

- Coleta e consolidação de dados;
- Investigação epidemiológica;
- Análise e interpretação de dados e informações;
- Recomendação e adoção de medidas de controle;
- Avaliação; e
- Retroalimentação e divulgação de informações.

Importante destacar que as medidas de controle na Vigilância Epidemiológica visam a interrupção da cadeia de transmissão, logo, podem ser direcionadas a qualquer elemento dessa cadeia, como agente etiológico, vetores ou fontes de infecção.

Figura 1 – Síntese da vigilância epidemiológica

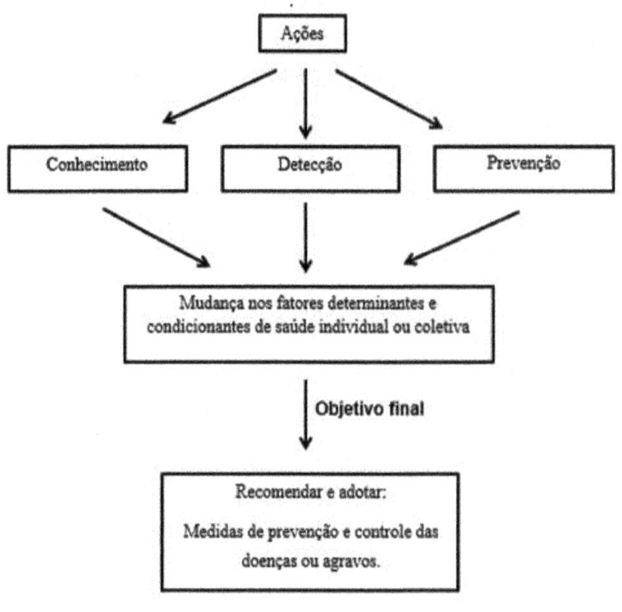

Fonte: elaborado pelos autores (2024).

A base para as ações de Vigilância Epidemiológica são os dados referentes às enfermidades e aos agravos. Esses dados envolvem a suspeita ou ocorrência confirmada de casos, os óbitos, dentre outros. Mas como podemos conseguir os dados necessários?

Podem ser utilizados dados demográficos, ambientais, de morbidade, e mortalidade, dentre outros, mas a principal fonte de dados é a notificação compulsória das enfermidades. Existem no Brasil duas listas de enfermidades e agravos que são de notificação compulsória, uma ligada ao Sistema Único de Saúde (SUS) e a outra ligada ao Sistema Unificado de Atenção à Sanidade Agropecuária (SUASA). Abordaremos essa questão das listas mais adiante.

Notificação compulsória nada mais é do que a comunicação obrigatória ao órgão sanitário competente da suspeita ou de caso confirmado de alguma das enfermidades ou agravos constantes das listas. Ela é obrigatória para todos os profissionais de saúde, como os médicos veterinários, além de laboratórios, órgãos de ensino e instituições de pesquisa. Além de ser o ponto de partida para a investigação epidemiológica, a notificação serve, ainda, para o cálculo de indicadores epidemiológicos e para avaliar falhas e o impacto de medidas de controle de enfermidades porventura tomadas.

É fundamental a sensibilização do médico veterinário quanto à necessidade de se notificar a simples suspeita da enfermidade, não esperando a comprovação do diagnóstico. Isso se faz necessário para que não se retarde a adoção das medidas necessárias à prevenção ou ao controle da enfermidade.

Cabe destacar que há normas fixando os prazos de notificação, que vão variar de acordo com a enfermidade, podendo ser imediata (24 horas), semanal ou mensal, de acordo com o previsto nas listas de doenças de notificação compulsória.

Outro aspecto de extrema importância é que o médico veterinário precisa ter ciência que, além do prejuízo para a Vigilância Epidemiológica e o controle de doenças, a ausência de notificação pode lhe acarretar uma série de punições previstas na legislação vigente. Deixar de notificar doença de notificação obrigatória é considerado uma infração sanitária punível com advertência ou multa, à luz da Lei nº 6.437/1977 (Brasil, 1977). Além disso, a não notificação é considerada infração grave pelo Código de Ética do médico veterinário, que pode ser punido com a suspensão do exercício profissional (CFMV, 2016). Por fim, de acordo com o Código Penal, quando o médico deixa de efetuar a notificação obrigatória de doença ele pode estar sujeito à pena de detenção de seis meses a dois anos, além de multa (Brasil, 1940). Apesar de o código não especificar o médico veterinário, há o risco de esse ser punido por analogia já que ambos têm título de médico, mudando somente as espécies das quais cuidam diretamente.

Muitas vezes a fonte de dados inicial é a imprensa ou a própria população que, apesar de não terem necessariamente o conhecimento técnico da área, podem ser muito importantes. Assim, sempre devem ser levadas em consideração e o serviço de Vigilância Epidemiológica Veterinária deve, a partir do momento em que toma conhecimento, iniciar uma investigação epidemiológica visando confirmar ou descartar os possíveis casos.

A Investigação Epidemiológica de Campo também é uma fonte de dados, pois permite complementar os dados de uma notificação e a descoberta de casos secundários que não foram notificados. Quando um serviço de Vigilância Epidemiológica recebe a notificação de uma enfermidade ou agravo, deve iniciar imediatamente a Investigação Epidemiológica de Campo, envolvendo o possível caso e seus contatos, buscando a identificação dos componentes da cadeia de transmissão, como a fonte de infecção, o modo de transmissão, possíveis fatores determinantes e os hospedeiros suscetíveis. Dentre os hospedeiros suscetíveis é importante tentar identificar quais estão expostos a um risco maior de infecção. A investigação deve, ainda, buscar a confirmação do diagnóstico, caso se trate de uma notificação de suspeita. Por fim, deve ser feita uma caracterização epidemiológica da situação encontrada, o que possibilitará a tomada de decisão sobre as medidas de controle que poderão evitar novos casos. Importante destacar que, dependendo da gravidade do evento, as medidas de controle devem ser tomadas imediatamente, não sendo necessário aguardar o término da investigação. Assim, as ações podem ser instituídas durante ou mesmo antes do início da investigação.

Além dos casos em que o serviço de Vigilância Epidemiológica recebe uma notificação de enfermidade de notificação obrigatória, é recomendado que se proceda a uma investigação epidemiológica sempre que ocorra uma epidemia, quando do surgimento de uma enfermidade até então desconhecida na região e quando uma enfermidade conhecida apresente evolução mais grave do que o comumente encontrado.

Muitas vezes é necessário recorrer ao que o Ministério da Saúde define como fontes especiais de dados, que são utilizadas para obter dados complementares ou com maior representatividade. Essas fontes são os estudos epidemiológicos (inquéritos e levantamentos) e o uso de sentinelas.

Os inquéritos epidemiológicos são estudos seccionais de campo que buscam melhorar a qualidade ou aumentar a quantidade de informações disponíveis. São usados, por exemplo, quando as notificações estão deficientes, na busca da identificação de agravos inusitados, quando se deseja avaliar intervenções de controle ou quando se percebe alteração na epidemiologia de uma enfermidade.

Os levantamentos epidemiológicos são efetuados no sentido de complementar as informações que se tem. São desenvolvidos a partir de dados secundários existentes nos serviços de saúde humana ou animal ou em outras instituições. Podemos elencar como exemplos a busca ativa de casos e as pesquisas envolvendo séries históricas de dados visando analisar tendência de enfermidades.

Já o uso de sentinelas visa o acompanhamento de indicadores na população ou em grupos pré-definidos que sirvam de alerta de maneira precoce para que as ações de Vigilância Epidemiológica sejam desenvolvidas. O monitoramento da *causa mortis* de óbitos de primatas é uma estratégia de sentinela para os casos humanos de febre amarela, por exemplo.

Além disso, tanto o Sistema Único de Saúde (SUS), quanto o Sistema Unificado de Atenção à Sanidade Agropecuária (SUASA) têm sistemas de informações próprios que podem servir de suporte às ações de Vigilância Epidemiológica Veterinária e para a formulação e avaliação de políticas públicas, como programas de controle e erradicação de enfermidades.

No SUS existem diversos sistemas de informações, mas os principais são o Sistema de Informações sobre Mortalidade (SIM), o Sistema de Informações sobre Nascidos Vivos (SINASC), o Sistema de Informações do Programa Nacional de Imunizações (SI-PNI), o Sistema de Informações Ambulatoriais (SIA-SUS), o Sistema de Informações Hospitalares (SIH-SUS), o Sistema de Informações da Atenção Básica (SIAB) e o Sistema de Informação de Agravos de Notificação (SINAN), sobre o qual falaremos mais adiante.

No SUASA trabalha-se, principalmente, com o Sistema Brasileiro de Vigilância e Emergências Veterinárias (e-SISBRAVET) que será abordado na seção sobre o SUASA, além de diversos outros sistemas, tais como o de controle do trânsito de animais (e-GTA) e o Sistema Brasileiro de Identificação Individual de Bovinos e Bubalinos (SISBOV).

Por fim, os abatedouros frigoríficos são também uma importante fonte de dados já que os animais a serem abatidos devem passar, obrigatoriamente, por inspeções *ante* e *post mortem*, ocasiões em que pode haver a suspeita ou detecção de enfermidades.

O Quadro 1 traz uma síntese das principais fontes de dados utilizadas na Vigilância Epidemiológica Veterinária.

Quadro 1 – Fontes de dados para a Vigilância Epidemiológica Veterinária

- Notificação Compulsória;
- Laboratórios de Saúde Humana e Animal;
- População de modo geral;
- Imprensa;
- Investigação Epidemiológica de Campo;
- Especiais (inquéritos e levantamentos epidemiológicos);
- Sistemas de Informação de Saúde Humana e Animal;
- Abatedouros Frigoríficos.

De modo geral, tanto o SUS quanto o SUASA atuam com base em normas que possibilitam a uniformização de procedimentos e, como consequência, a comparação de dados e informações.

Como os indicadores epidemiológicos são fundamentais para a Vigilância Epidemiológica, é muito importante a uniformização do conceito de "caso". Somente assim, poder-se-á comparar a ocorrência da enfermidade em diferentes espaços de tempo e em diferentes locais. Desse modo, é importante conciliar os critérios de sensibilidade e especificidade, ou seja, a definição de um caso deve ter a sensibilidade suficiente para detectar a ocorrência e a especificidade necessária para excluir os casos falso-positivos.

Portanto, pode-se definir como caso suspeito, aquele cujo animal apresente história clínica e/ou epidemiológica compatíveis com a enfermidade ou agravo, apresentando sintomas e possível exposição à fonte de infecção ou contaminação. O caso confirmado vai diferir do suspeito por ter havido o isolamento e identificação do agente etiológico ou, ainda, alguma outra evidência laboratorial ou epidemiológica da presença desse agente. Se um caso suspeito não tiver confirmado o diagnóstico ou deixar de apresentar situação clínica ou epidemiológica compatível com a enfermidade, ele passa a ser considerado um caso descartado. O mesmo ocorre quando é diagnosticada outra enfermidade, diferente daquela que era o objeto da ação de vigilância.

Dentre as ações desenvolvidas para a detecção de casos, podemos dividir três estratégias diferentes, mas igualmente importantes, para a coleta de dados: vigilância ativa, passiva e sindrômica.

Na vigilância ativa, como o próprio nome diz, buscam-se ativamente os possíveis casos. Isso é muito comum quando se vai investigar um caso notificado de enfermidade, e se parte desse para a busca de casos secundários. É utilizada, também, em situações excepcionais alarmantes, como na epidemia de febre amarela iniciada no final de 2016, principalmente na região Sudeste, em que foi feita a busca ativa de casos positivos em primatas. É comum utilizá-la, também, quando se tem instituídos programas de controle ou erradicação de determinada enfermidade, como no caso da raiva animal.

A vigilância passiva é a mais comumente utilizada e é aquela em que o sistema de vigilância aguarda passivamente as notificações das enfermidades de notificação obrigatória na rotina do serviço. É mais simples e mais barata de ser efetuada, mas está sujeita à subnotificação. Por exemplo, quando um médico veterinário atende em sua clínica um cão com suspeita de raiva e faz a notificação dessa suspeita ao serviço de Vigilância Epidemiológica municipal ou, ainda, quando um veterinário está atendendo em uma propriedade rural e se depara com casos de tuberculose bovina, procedendo à notificação ao órgão local de Defesa Sanitária Animal.

Já a vigilância sindrômica envolve as enfermidades que têm sinais, sintomas e fisiopatologia semelhantes, com diferentes agentes causadores, como nas doenças vesiculares de bovinos e suínos, e nas síndromes neurológicas.

Por fim, é fundamental destacar a importância da retroalimentação por parte dos sistemas de Vigilância Epidemiológica Veterinária, com a produção de informes, que possibilitarão o acesso da população à informação consolidada e qualificada.

Ainda que, como visto, possamos desenvolver ações de Vigilância Epidemiológica Veterinária em diferentes níveis e espaços como, por exemplo, em um canil comercial ou em uma fazenda de criação de caprinos, devemos saber que, no Brasil, existem dois grandes sistemas separados entre si que trabalham com a Vigilância Epidemiológica Veterinária.

No âmbito do SUS, o Ministério da Saúde e os órgãos de saúde dos estados, Distrito Federal e municípios atuam no contexto das doenças zoonóticas, especialmente naquelas que afetam animais de companhia e animais silvestres. Além disso, atuam na vigilância de animais peçonhentos.

Já no âmbito do SUASA, o Ministério da Agricultura e Pecuária (MAPA) e os órgãos de saúde/ defesa sanitária dos estados, distrito federal e municípios, atuam em relação às doenças, zoonóticas ou não, que afetam os animais de produção, como cavalos, bovinos, caprinos, dentre outros.

Assim sendo, abordaremos de maneira separada a Vigilância Epidemiológica Veterinária em ambos os sistemas já que eles suscitam uma série de dúvidas nos veterinários.

11.1 Vigilância Epidemiológica Veterinária no SUS

A Constituição Federal, em seu capítulo sobre saúde, prevê que as ações e serviços públicos dessa área devem estar organizados em rede, de maneira hierarquizada, em um sistema único, descentralizado, com atendimento integral e participação da comunidade. Assim, em 1990, foi criado o Sistema Único de Saúde (SUS). O SUS englobou o já existente Sistema Nacional de Vigilância Epidemiológica, que foi criado pela Lei nº 6.259 em 1975, e regulamentado pelo decreto 78.231 no ano seguinte, após recomendação da 5ª Conferência Nacional de Saúde.

A Vigilância Epidemiológica pode ser definida, à luz da Lei Orgânica da Saúde (Lei nº 8.080, de 1990) como "um conjunto de ações que proporcionam o conhecimento, a detecção ou prevenção de qualquer mudança nos fatores determinantes e condicionantes de saúde individual ou coletiva, com a finalidade de recomendar e adotar as medidas de prevenção e controle das doenças ou agravos".

Sob essa ótica, veterinários e outros profissionais atuantes no campo da medicina preventiva e saúde pública utilizam métodos epidemiológicos para a vigilância de doenças, investigação de surtos e condução de estudos observacionais para a identificação de fatores de risco de doenças zoonóticas em populações humanas e animais.

A base da Vigilância Epidemiológica Veterinária desenvolvida no âmbito do SUS é a notificação de casos suspeitos ou confirmados de enfermidades ou agravos à saúde. De modo geral, a porta de entrada das notificações no SUS é o serviço municipal de Vigilância Epidemiológica. O ideal é que seja utilizada a ficha de notificação apropriada para a enfermidade ou agravo a ser notificado, disponível para *download* no site do Ministério da Saúde, mas na impossibilidade de acesso à ela, é importante que se faça a notificação com os dados que se tem disponível, desde que possibilitando a identificação da suspeita e do local, a fim de que se proceda à investigação epidemiológica. Essa notificação pode ser feita pessoalmente, por telefone, por e-mail etc., de acordo com a realidade de cada município.

O arcabouço legal referente à notificação obrigatória de enfermidades no âmbito do SUS está previsto na Lei nº 6.259, de 30/10/1975 e as enfermidades de notificação compulsória estão consolidadas no Sistema de Informação de Agravos de Notificação (SINAN).

Saiba mais: Sistema Nacional de Agravos de Notificação - SINAN

O Sinan é um sistema operacional alimentado pela notificação compulsória e pela investigação e tem como objetivo a coleta, transmissão e disseminação dos dados gerados pela Vigilância Epidemiológica no âmbito do SUS, em seus três níveis (federal, estadual/distrital e municipal). Começou a ser implantado em 1993 e, a partir de 1998, sua alimentação passou a ser obrigatória por municípios, estados, Distrito Federal e União. A partir dele podem-se adquirir informações epidemiológicas que traçam um perfil de morbidade, facilitando a tomada de decisão e possibilitando a formulação e a avaliação de políticas de saúde.

A relação de enfermidades e agravos que são considerados de notificação compulsória, ou seja, sua identificação ou suspeita é de comunicação obrigatória à autoridade sanitária do SUS, por profissionais de saúde como os médicos veterinários, está publicada na Portaria de Consolidação MS nº 4/2017, que define a lista nacional de notificação compulsória de doenças, agravos e eventos de saúde pública, sendo constantemente atualizada

(Quadro 2). Para os médicos veterinários essa lista traz diversos agravos e doenças de interesse, como intoxicações, botulismo, febre maculosa e acidentes com animais peçonhentos.

Quadro 2 – Lista de doenças ou agravos em animais de notificação compulsória, de acordo com a Portaria de Consolidação MS nº 4/2017 (Brasil, 2017*)

Lista de doenças de notificação compulsória imediata, com base na vigilância animal:

- Febre amarela;
- Raiva;
- Febre do Nilo Ocidental;
- Outras arboviroses de importância em saúde pública (Encefalomielite equina do Oeste, Leste e Venezuelana, Oropouche, Mayaro);
- Peste;
- Influenza.

Eventos de saúde pública (ESP), Epizootias de notificação compulsória imediata:

- Morte de primatas não humanos;
- Morte ou adoecimento de cães e gatos com sintomatologia neurológica;
- Morte de aves silvestres;
- Morte ou adoecimento de equídeos com sintomatologia neurológica;
- Morte de canídeos silvestres;
- Morte de quirópteros em áreas urbanas;
- Morte de roedores silvestres em áreas de ocorrência de peste;
- Morte de animais silvestres sem causa conhecida.

*Atualizada pela Portaria GM/MS nº 217/2023.

No site do Ministério da Saúde podem ser encontradas as fichas de notificação que contêm o roteiro de informações a serem buscadas. De modo geral, para as notificações envolvendo animais é utilizada a ficha referente a epizootias. Mas, como já foi informado, mesmo na impossibilidade de acessar e utilizar a ficha é fundamental que a notificação seja feita, ao menos com os dados básicos que possibilitem encontrar o possível caso.

Importante lembrar que essas relações são atualizadas periodicamente pelo Ministério da Saúde, por intermédio da publicação de portarias, logo, é sempre bom o médico veterinário estar atento.

Além das doenças de notificações obrigatórias em nível federal, os estados, o Distrito Federal e os municípios têm competência para incluir outras em sua jurisdição, desde que atendendo ao interesse local e de acordo com critérios epidemiológicos. É o caso da esporotricose que, apesar de não ser considerada de notificação compulsória nacional, está listada como de notificação compulsória no estado do Rio de Janeiro desde 2011 (Rio de Janeiro, 2011).

Mas você pode estar se perguntando quais critérios levam uma enfermidade ou agravo a ser incluído na lista de notificação compulsória do SUS.

Para a escolha dessas enfermidades ou agravos são levados em consideração sua magnitude, potencial de disseminação, transcendência, vulnerabilidade, o Regulamento Sanitário Internacional e compromissos assumidos pelo Brasil perante órgãos internacionais. Além desses critérios, todas as suspeitas de surtos, epidemias e ocorrência de agravos inusitados devem ser objeto de notificação compulsória objetivando sua rápida investigação epidemiológica.

Quando falamos em magnitude estamos nos referindo aos indicadores de morbimortalidade da doença, ou seja, sua incidência, prevalência e mortalidade. Além disso, levam-se em consideração os anos potenciais de vida perdidos dos humanos. Se a doença ou agravo ocorre com frequência elevada atingindo um grande número de pessoas ela é candidata a ser inserida na lista.

O potencial de disseminação por outras fontes de infecção e por vetores também é levado em conta, já que quando ele é alto, pode colocar em risco outros indivíduos.

A transcendência está associada à percepção da população em relação aos portadores da doença, considerando, por exemplo, estigma ou medo dos adoentados. Relaciona-se, também, a questões econômicas como faltas ao trabalho, custos relacionados à doença, dentre outros. Tudo isso pode variar muito em função da apresentação clínica e do perfil epidemiológico da doença.

O grau de vulnerabilidade está relacionado à possibilidade de prevenção e controle da enfermidade, ou seja, à existência de estratégias que os possibilitem, como meios de diagnóstico, tratamento e existência de vacina.

Os compromissos internacionais são acordados com o governo federal junto aos organismos internacionais de saúde, especialmente a Organização Panamericana de Saúde (OPAS) e a Organização Mundial de Saúde (OMS). Eles objetivam o enfrentamento conjunto de doenças e agravos visando o controle ou erradicação de enfermidades, seja em nível continental, seja em nível mundial. O Regulamento Sanitário Internacional (RSI) trata das doenças que são de notificação obrigatória nos países membros da OMS.

Saiba mais: Organização Mundial da Saúde (OMS)

A Organização Mundial da Saúde (OMS), sediada em Genebra, Suíça, é uma agência da Organização das Nações Unidas (ONU), criada formalmente em 1948. Tem o objetivo de desenvolver ao máximo a saúde de todos os povos. Dentre suas funções, a OMS faz a supervisão do RSI, publica classificações médicas como a Classificação Estatística Internacional de Doenças - CID, realiza campanhas mundiais de saúde, desenvolve pesquisas e publica uma série de informativos, como o seu Boletim Internacional e o *World Health Report*.

Saiba mais: Regulamento Sanitário Internacional (RSI)

O Regulamento Sanitário Internacional (RSI), cuja versão atual foi aprovada em 2005, é um documento que tem o objetivo de evitar a propagação internacional de doenças. Em seu escopo, estão previstos a vigilância, a notificação de doenças, o compartilhamento de informações, recomendações sanitárias, controle de portos, aeroportos e fronteiras terrestres, controle do trânsito de viajantes e mercadorias e exigências documentais (certificado de vacinação, certificado de controle sanitário da embarcação, dentre outros). É o RSI que trata, também, da "determinação de emergência de saúde pública de importância internacional", como ocorreu na epidemia de zika vírus no Brasil, em 2016. Para isso, ele conta com um "instrumento de decisão" (roteiro) para avaliação e notificação de eventos que possam constituir tais emergências. Nele, constam questões relativas à gravidade do impacto do evento sobre a saúde pública, do fato de se tratar de um evento incomum ou inesperado de saúde pública, sobre a possibilidade de risco significativo de propagação internacional e risco significativo de restrição a viagens ou ao comércio internacional.

Saiba mais: Organização Pan-Americana de Saúde (OPAS) e Centro Pan-Americano de Febre Aftosa (PANAFTOSA)

A Organização Pan-Americana de Saúde (OPAS) é um organismo internacional de saúde pública, sediado em Washington, nos Estados Unidos da América, e fundado em 1902. Seu objetivo principal é melhorar as condições de saúde nos países americanos, sendo integrado à ONU, OMS e Organização dos Estados Americanos (OEA). A OPAS desenvolve ações de transferência de tecnologia e difusão de conhecimento nas áreas de epidemiologia, promoção da saúde, saúde e ambiente, controle de zoonoses, medicamentos, comunicação e recursos humanos. Além disso, promove e apoia campanhas de erradicação e controle de doenças transmissíveis (como raiva e malária, por exemplo), coopera em situações de emergência e para cessar epidemias, coopera em situações de desastres e atua na capacitação de trabalhadores de saúde, redução da morbimortalidade por doenças diarreicas, provisão de água potável, saneamento ambiental e melhoria das condições nutricionais, dentre outras ações. A OPAS é responsável, ainda, pelo Centro Pan-Americano de Febre Aftosa (PANAFTOSA), que é seu órgão científico e localiza-se em Duque de Caxias-RJ.

O PANAFTOSA desenvolve a cooperação técnica na área de saúde pública veterinária com os países membros da OPAS, visando o fortalecimento dos serviços veterinários e de saúde pública, especialmente no que diz respeito à prevenção de doenças, aos planos de contingência para doenças prioritárias, às zoonoses, às enfermidades transmitidas por alimentos e à atenção a emergências e desastres com impacto na saúde humana ou animal. O PANAFTOSA é parceiro, também, do Ministério da Saúde, por intermédio da Secretaria Nacional de Vigilância em Saúde (SVS) e da Agência Nacional de Vigilância Sanitária (ANVISA), visando fortalecer as ações que possibilitem a redução da morbidade e mortalidade por zoonoses, doenças de transmissão vetorial e de origem alimentar e hídrica.

11.2 Vigilância Epidemiológica Veterinária no SUASA

O Sistema Unificado de Atenção à Sanidade Agropecuária (SUASA) foi criado em 2006 e tem, dentre seus objetivos, garantir a proteção da saúde dos animais, por intermédio de ações de promoção da saúde animal, prevenção, controle e erradicação de doenças que atinjam os animais e possam ter impactos negativos à sanidade agropecuária, à economia ou à produtividade animal. Cabe a ele coordenar um sistema de alerta zoossanitário visando a notificação de riscos à saúde animal e que possibilite a gestão rápida e adequada desses riscos.

O SUASA está dividido em três instâncias: a Central e Superior, representada principalmente pelo MAPA; as Intermediárias, representadas pelos órgãos de agricultura de estados e Distrito Federal; e as Locais, representadas pela unidade local de atenção à sanidade animal, que é vinculada à instância intermediária. Esta instância local pode compreender diferentes arranjos organizacionais, desde um município até consórcios de municípios.

Cada uma dessas instâncias tem competências diferentes na área de Vigilância Epidemiológica Veterinária e controle e erradicação de doenças em animais:

- **Instância Central e Superior:** responsável pela elaboração dos regulamentos sanitários, pelo gerenciamento, compilação e sistematização das informações de risco relacionadas às doenças dos animais, definição de norma para campanhas de controle e erradicação de doenças dos animais, aprovação dos métodos de diagnósticos oficiais, desenvolvimento de estudos epidemiológicos e pela manutenção do sistema de informações epidemiológicas.
- **Instâncias Intermediárias**: são responsáveis pela vigilância do trânsito de animais entre os estados, coordenação e execução de programas e campanhas visando ao controle ou erradicação de doenças, coordenação e execução de ações de epidemiologia e manutenção de informes nosográficos (distribuição espacial e temporal das doenças dos animais).
- **Instâncias Locais**: são responsáveis por realizar o inventário das doenças dos animais ocorrentes em sua jurisdição, bem como a notificação dos eventos relacionados à sanidade animal por intermédio dos escritórios locais, atuando na execução dos programas, projetos e atividades de educação sanitária em defesa agropecuária.

A Vigilância Epidemiológica Veterinária pode ser considerada a principal ação desenvolvida pelos órgãos de Defesa Sanitária Animal. É ela que vai gerar, a partir da coleta de dados, informações zoossanitárias que podem ser fundamentais para a tomada de decisão visando recomendar de maneira oportuna medidas de prevenção e controle de doenças nos animais. Além disso, a análise dessas informações é fundamental para o planejamento e a avaliação das medidas de prevenção e controle efetivadas.

No âmbito do SUASA, a notificação também é um instrumento fundamental para a Vigilância Epidemiológica Veterinária já que é por intermédio dela que os órgãos de defesa sanitária tomam conhecimento da ocorrência de uma enfermidade ou de um surto, por exemplo. A partir daí medidas podem ser tomadas visando ao controle da situação. Essa notificação vai, em um sistema geralmente ascendente, passar do nível local onde foi detectado o problema, até chegar ao MAPA, que vai informar à Organização Mundial de Saúde Animal (OMSA).

A OMSA recomenda que sejam notificados:

- A primeira ocorrência de uma doença e / ou infecção da lista de doenças de notificação obrigatória.
- O reaparecimento de uma doença e / ou infecção da lista de doenças de notificação obrigatória.
- A primeira aparição de uma nova cepa de um patógeno de doenças de notificação obrigatória.
- O aumento repentino e inesperado da distribuição, incidência, morbidade e mortalidade de uma doença da lista de doenças de notificação obrigatória.
- Uma doença emergente, com significativa morbidade e mortalidade, ou zoonose.
- Qualquer mudança na epidemiologia de uma doença da lista de doenças de notificação obrigatória.

Saiba mais: Organização Mundial da Saúde Animal (OMSA)

A Organização Mundial da Saúde Animal (OMSA) é uma organização intergovernamental com quase duzentos países membros. Foi criada em 1924, após um incidente envolvendo bovinos que eram trazidos da Ásia com destino ao Brasil, em 1920, e apresentaram quadro de Peste Bovina quando estavam em um porto da Bélgica. Esse incidente levou os países a se unirem e se organizarem visando o desenvolvimento de um sistema de vigilância internacional das enfermidades veterinárias. Tem como objetivos garantir a transparência da situação zoosanitária mundial; a coleta, análise e disseminação de informação científica veterinária; o assessoramento e o estímulo à solidariedade internacional para o controle das enfermidades dos animais, com prioridade para os países pobres; elaboração de normas sanitárias para o comércio internacional de animais e produtos de origem animal visando à segurança sanitária; a promoção dos serviços veterinários dos países, com apoio à melhoria do marco jurídico e apoio com recursos; a segurança dos alimentos e o bem-estar animal. A OMSA dispõe de dois códigos sanitários, um para animais terrestres e outro para animais aquáticos, além de manuais de testes de diagnóstico e de vacinas para animais (terrestres e aquáticos).

A OMSA publica e atualiza periodicamente uma lista dessas doenças para seus países membros. Além disso, no Brasil, o MAPA também faz o mesmo procedimento, com base no Decreto nº 24.548/1934 e no Decreto nº 5.741/2006. Atualmente, está em vigor a Instrução Normativa nº 50/2013, que lista 141 doenças de notificação obrigatória de diferentes espécies animais ao Serviço Veterinário Oficial (Defesa Sanitária Animal) no Brasil. Ela define, também, o prazo para notificação de cada uma das doenças listadas. Para acesso à lista atualizada, acesse o site Ministério da Agricultura e Pecuária.

Saiba mais: Sistema Mundial de Informação Zoossanitária (*World Animal Health Information system* – WAHIS)

O WAHIS é um sistema que coleta, consolida e analisa informações sobre enfermidades animais de seus países membros. Esses países têm o compromisso de encaminhar tais informações periodicamente, nos prazos acordados. Esse sistema possibilita que os países sejam alertados dos riscos de epidemias, promove o fortalecimento da cooperação internacional no controle das enfermidades dos animais e facilita o comércio internacional seguro de animais e seus produtos e subprodutos.

Mais uma vez você poderia estar se perguntando quais os critérios para a inclusão de uma doença que afete animais na lista de notificação obrigatória do SUASA. Seriam os mesmos critérios do SUS?

De acordo com a OMSA, há alguns critérios que devem ser obedecidos para que uma doença entre para a lista daquelas de notificação obrigatória. Em primeiro lugar, deve ser uma doença de disseminação internacional. Esse critério inclui a comprovação em no mínimo três ocasiões, da existência de mais de três países com animais suscetíveis livres da doença ou na iminência de serem declarados como livres dela, ou uma significativa quantidade de países com populações de animais suscetíveis e com ausência da doença por três anos seguidos. Outro critério é o fato de a doença ser considerada emergente, que inclui um novo agente etiológico ou um já conhecido apresentando comportamento diferente do comum e de rápida disseminação. O fato de a doença ter potencial zoonótico é mais um dos critérios considerados, o que pode ser evidenciado pela comprovação da transmissão para humanos em condições naturais e associada a consequências graves, incluindo clínica prolongada ou morte. Por fim, um último critério é sua disseminação significativa em populações animais que sejam imunologicamente desprotegidas, que pode ser medido pela morbidade e mortalidade significativas.

De modo geral, a notificação efetuada vai ser inserida no Sistema Nacional de Informação Zoossanitária (SIZ). Além das notificações recebidas de médicos veterinários, laboratórios, instituições de ensino e pesquisa e demais integrantes da cadeia produtiva animal, são inseridas no SIZ as notificações recebidas dos estabelecimentos de abate de animais sob inspeção sanitária.

Atualmente, o MAPA disponibiliza um canal de notificação digital, o Sistema Nacional de Vigilância e Emergências Veterinárias – e-Sisbravet. A notificação é obrigatória para todos aqueles que têm conhecimento da suspeita ou de casos confirmados. Ao receber uma notificação, o e-Sisbravet direciona a informação para a unidade veterinária local responsável pelo atendimento no município onde se encontram os animais suspeitos. A partir desse momento, o serviço veterinário oficial do estado onde aconteceu o problema realiza a investigação, tomando as providências necessárias. O MAPA acompanha o processo de investigação até a confirmação ou exclusão de doenças de notificação imediata das categorias 1, 2 e 3 que requerem aplicação de medidas de controle ou erradicação pelo serviço veterinário oficial.

Saiba mais: Sistema Nacional de Informação Zoossanitária (SIZ)

O SIZ é administrado pela Coordenação de Epidemiologia (CEPI), pertencente ao Departamento de Saúde Animal do MAPA. A CEPI é responsável pela notificação de doenças do Brasil junto à OIE. O SIZ tem por objetivos principais a coleta, consolidação, análise e divulgação de informações zoossanitárias, e baseia-se na lista de doenças de notificação obrigatória da Instrução Normativa nº 50/2013.

O MAPA dispõe de um portal na internet onde qualquer pessoa pode acessar as informações do SIZ, confeccionar mapas, gráficos e efetuar o download de planilhas. Acesse e experimente: http://indicadores.agricultura.gov.br/saudeanimal/index.htm.

As informações do SIZ possibilitam a tomada de decisão e o desenvolvimento de medidas de vigilância, prevenção, controle e, preferencialmente, erradicação das doenças veterinárias relevantes para a pecuária e a saúde coletiva. São essas informações também que darão embasamento à certificação, para demonstração do cumprimento de requisitos zoossanitários, nas relações do Brasil com seus parceiros comerciais ao redor do mundo.

Da mesma maneira que ocorre com as doenças de notificação obrigatórias no SUS, mais uma vez é importante salientar que a notificação é obrigatória não somente para o médico veterinário, mas para todos os participantes da cadeia produtiva que tiverem conhecimento acerca da suspeita ou de casos confirmados de alguma das doenças constantes da lista. A porta de entrada preferencial das notificações são os órgãos de Defesa Sanitária Animal estaduais e do Distrito Federal, além do e-Sisbravet.

Os objetivos básicos a serem alcançados pela Vigilância Epidemiológica Veterinária no âmbito do SUASA são:

- Impedir o ingresso, em locais considerados livres, de fontes de infecção ou contaminação.
- Detecção precoce desse ingresso, caso ele ocorra.
- Notificação rápida.
- Reação oportuna para controle ou erradicação do foco.

Um programa de vigilância veterinária ativa deve contemplar a integração entre as atividades de campo e os laboratórios, visitas regulares às propriedades, utilização de indicadores e realização de inquéritos para avaliar a circulação do agente etiológico. A vigilância deve considerar, ainda, os parâmetros sensibilidade, especificidade e oportunidade.

A qualidade de um sistema de vigilância veterinária vai ser um reflexo de uma coleta adequada de informações (laboratórios, abatedouros, indústria, produtores, médicos veterinários, dentre outros).

No âmbito dos estabelecimentos de abate animal sob inspeção sanitária há também, de acordo com o Regulamento de Inspeção Sanitária e Industrial de Produtos de Origem Animal (RIISPOA), em seus artigos 92 e 535, a previsão de notificação da suspeita de doenças infecciosas de notificação imediata ao serviço oficial de saúde animal, bem como o isolamento e manutenção sob observação do lote de animais, enquanto não forem definidas as medidas a serem tomadas, além da determinação de imediata desinfecção de locais, equipamentos e utensílios que possam ter entrado em contato com o animal objeto da notificação, seus resíduos ou qualquer material contaminado.

As ações de Vigilância Epidemiológica Veterinária, no âmbito do SUASA, são muito variadas em função do envolvimento de diferentes espécies e doenças, passando por animais mais comuns como bovinos e equinos, mas envolvendo também abelhas e camelídeos, por exemplo.

Um exemplo importante trata do conjunto das doenças vesiculares de biungulados, que envolve o risco da tão temida economicamente febre aftosa, além de doenças incluídas no diagnóstico diferencial por serem clinicamente indistinguíveis, como a estomatite vesicular e a infecção por Senecavírus. As ações envolvem o controle da movimentação animal, inspeções a propriedades rurais, inspeções em eventos agropecuários como feiras e exposições agropecuárias onde há aglomeração de animais, vigilância sorológica, entre outros. Quando da coleta de amostras por parte dos serviços veterinários estaduais, é solicitado que os registros de investigação sejam realizados previamente no e-Sisbravet, antes do envio das amostras ao laboratório, para que o ponto focal do Programa Nacional de Vigilância para a Febre Aftosa, da Superintendência Federal de Agricultura do MAPA, possa ter conhecimento e acompanhar o andamento da investigação.

Nas doenças de notificação imediata, é fundamental que a investigação epidemiológica ocorra imediatamente após o recebimento da notificação. Um roteiro para uma investigação epidemiológica adequada deve contemplar, minimamente, questões acerca da fonte de infecção, do início da ocorrência, da possível via de disseminação, da faixa etária, raça e sexo acometidos, dos possíveis animais suscetíveis, dos locais para onde a doença pode ter sido disseminada, do porquê dela ter ocorrido nesse momento, se ela tem algum padrão de repetição periódica, se ela envolve um vetor, se apresenta portadores sadios do agente etiológico, se houve imunização dos animais e em que condições, se trata-se do caso índice ou caso secundário e se há possibilidade de relacionamento epidemiológico com alguma outra propriedade ou local. A partir da investigação inicial no local do caso notificado, pode haver necessidade de se fazer busca ativa de possíveis casos em outras propriedades para tentar se detectar a verdadeira origem do foco e delimitar seu alcance.

11.3 Atividades veterinárias e Vigilância Epidemiológica Veterinária

Agora imagine que você se depare com um animal apresentando sintomas ou sinais que sugiram uma enfermidade de notificação obrigatória. Ou uma doença de causa desconhecida. Ou que você atenda um animal que apresente uma enfermidade de causa conhecida, mas com comportamento diferente do considerado normal. Imagine, por fim, que você se depare com um caso de enfermidade emergente. Em todas essas situações a detecção e notificação precoce são fundamentais para a tomada de decisão tempestiva, no sentido de desencadear medidas para controlar o problema.

O conhecimento pelos médicos veterinários, nas suas diferentes áreas de atuação, da relação de doenças e agravos de notificação obrigatória é fundamental para o seu dia a dia profissional. A seguir, alguns exemplos de áreas de atuação do médico veterinário e possíveis doenças, agravos ou eventos passíveis de serem detectados:

- **Medicina veterinária de pequenos animais**: raiva ou morte ou adoecimento de cães e gatos com sintomatologia neurológica.

- **Medicina veterinária de animais silvestres e selvagens, medicina da conservação e atuações junto a órgãos ambientais:** febre amarela, febre do Nilo Ocidental, peste, influenza, além das mortes de primatas não humanos, de aves silvestres, de quirópteros em área urbana, de canídeos silvestres, de roedores silvestres em área de ocorrência de peste, assim como a morte de animais silvestres sem causa conhecida.
- **Medicina veterinária de animais de produção:** raiva, encefalopatia espongiforma bovina, febre do Nilo Ocidental e as encefalomielites equinas do Leste, Oeste e Venezuelana.
- **Inspeção de produtos de origem animal** (*ante e post mortem*): influenza, doença de Newcastle, micoplasmose, salmonelose, colibacilose, coriza aviária, tuberculose, cisticercose, pestes suínas, síndrome reprodutiva e respiratória suína, doença de Aujeszky, doenças vesiculares e erisipela.
- **Centros educacionais, universidades, instituições de pesquisa e unidades laboratoriais** podem ser contempladas todas as doenças e eventos de saúde pública citados nas listas de doenças de notificação obrigatória.
- **SUS (Vigilância em Saúde e Equipes Ampliadas de Saúde da Família (e-multi):** recebem e efetuam notificações, geram dados, efetuam investigações epidemiológicas e alimentam os sistemas de informação em saúde. Além disso, atuam no controle dos focos porventura encontrados.
- **SUASA:** recebe e efetua notificações, gera dados, desenvolve investigações epidemiológicas e alimenta os sistemas de informação em saúde animal. Além disso, os órgãos de Defesa Sanitária Animal atuam no controle dos focos porventura encontrados.

REFERÊNCIAS

BARTLETT, PC; JUDGE, LJ. *The role of epidemiology in public health*. Revue scientifique et technique-Office international des épizooties 16, 1997. 331-336 p.

BRASIL. *Decreto nº 9.013 de 29 de março de 2017b*. Disponível em: https://www.saude.rj.gov.br/comum/code/MostrarArquivo.php?C=NzU2NQ%2C%2C. Acesso em: 20 jan. 2018.

BRASIL. *Decreto nº 5741 de 30 de março de 2006*. Disponível em: http://www.planalto.gov.br/ccivil_03/_ato2004-2006/2006/decreto/d5741.htm. Acesso em: 20 jan. 2018.

BRASIL. *Decreto nº 24.548 de 3 de julho de 1934*. Disponível em: http://www.planalto.gov.br/ccivil_03/decreto/1930-1949/d24548.htm. Acesso em: 20 jan. 2018.

BRASIL. *Decreto nº 78.231 de 12 de agosto de 1976*. Disponível em: http://www2.camara.leg.br/legin/fed/decret/1970-1979/decreto-78231-12-agosto-1976-427054-publicacaooriginal-1-pe.html. Acesso em: 20 jan. 2018.

BRASIL. *Lei nº 6437 de 20 de agosto de 1977*. Disponível em: http://www.planalto.gov.br/ccivil_03/leis/l6437.htm. Acesso em: 20 jan. 2018.

BRASIL. *Lei nº 8.080 de 19 de setembro de 1990*. Disponível em: http://www.planalto.gov.br/ccivil_03/leis/l8080.htm. Acesso em: 20 jan. 2018.

BRASIL. Ministério da Saúde. *Portaria de Consolidação nº 4 de 28 de setembro de 2017*. Disponível em: http://bvsms.saude.gov.br/bvs/saudelegis/gm/2017/prc0004_03_10_2017.html. Acesso em: 20 jan. 2018.

BRASIL. *Lei nº 6.259, de 30 de outubro de 1975*. Disponível em: http://www.planalto.gov.br/ccivil_03/leis/l6259.htm. Acesso em: 20 jan. 2018.

BRASIL. *Decreto nº 2.848 de 6 de dezembro de 1940*. Disponível em: http://www.planalto.gov.br/ccivil_03/decreto-lei/Del2848.htm. Acesso em: 20 jan. 2018.

BRASIL. *Constituição da República Federativa do Brasil*. 1988. Disponível em: http://www.planalto.gov.br/ccivil_03/constituicao/constitui%C3%A7ao.htm. Acesso em: 20 jan. 2018.

BRASIL. Ministério da Saúde. Secretaria de Vigilância em Saúde. Departamento de Vigilância Epidemiológica. *Curso Básico de Vigilância Epidemiológica*. Brasília, Ministério da Saúde, 2005.

BRASIL. Agência Nacional de Vigilância Sanitária (Anvisa). *Regulamento Sanitário Internacional (RSI). 2005 b.* Disponível em: http://www.anvisa.gov.br/hotsite/viajante/Regulamento_Sanitario_Internacional_vers%C3%A3o%20para%20impress%C3%A3o.pdf. Acesso em: 20 jan. 2018.

BRASIL. Ministério da Saúde. *Sistema de Informação de Agravos de Notificação – Sinan: normas e rotinas.* 2. ed. Brasília, Ministério da Saúde, 2007.

BRASIL. Ministério da Agricultura, Pecuária e Abastecimento. *Manual de investigação de doença vesicular.* Brasília: MAPA/AECS, 2020.

BRASIL. Ministério da Agricultura, Pecuária e Abastecimento. Secretaria de Defesa Agropecuária. Departamento de Saúde Animal. *Vigilância veterinária de doenças vesiculares.* Brasília, MAPA, 2007.

BRASIL. Ministério da Agricultura, Pecuária e Abastecimento. *Sistema de Informação em Saúde Animal.* Disponível em: https://www.gov.br/agricultura/pt-br/assuntos/sanidade-animal-e-vegetal/saude-animal/epidemiologia/portugues. Acesso em: 08 mar. 2024.

CFMV – Conselho Federal de Medicina Veterinária. Áreas de atuação. 2013. Disponível em: http://portal.cfmv.gov.br/pagina/index/id/67/secao/5. Acesso em: 20 jan. 2018.

CFMV – Conselho Federal de Medicina Veterinária. Resolução CFMV nº 1.138/2016. *Código de Ética Profissional do Médico Veterinário.* Disponível em:http://portal.cfmv.gov.br/uploads/codeticacfmv.pdf. Acesso em: 20 jan. 2018.

OMSA – Organização Mundial da Saúde. *Brasil.* Disponível na internet: http://www.who.int/eportuguese/countries/bra/pt/. Acesso em: 20 jan. 2018.

OMSA – Organización Mundial de Sanidad Animal. *Guidelines for Animal Disease Control.* 2014. Disponível em: https://www.oie.int/fileadmin/Home/eng/Our_scientific_expertise/docs/pdf/A_Guidelines_for_Animal_Disease_Control_final.pdf. Acesso em: 20 jan. 2018.

OMSA – Organización Mundial de Sanidad Animal. *Código Sanitario para los Animales Acuáticos.* 2017. Disponível em: http://www.oie.int/es/normas-internacionales/codigo-acuatico/acceso-en-linea/. Acesso em: 20 jan. 2018.

OMSA – Organización Mundial de Sanidad Animal. *Código Sanitario para los Animales Terrestres.* 2017. Disponível em: http://www.oie.int/es/normas-internacionales/codigo-terrestre/acceso-en-linea/. Acesso em: 20 jan. 2018.

OMSA – Organización Mundial de Sanidad Animal. *World Animal Health Information Database (WAHIS Interface)*. Disponível em: http://www.oie.int/animal-health-in-the-world/the-world-animal-health-information-system/data-after-2004-wahis-interface/. Acesso em: 20 jan. 2018.

ONU – Organização das Nações Unidas. *Centro Pan-Americano de Febre Aftosa*. Disponível em: https://nacoesunidas.org/panaftosa/. Acesso em: 20 jan. 2018.

ONU – Organizações das Nações Unidas. *Organização Pan-Americana da Saúde*. Disponível em: https://nacoesunidas.org/agencia/opasoms/. Acesso em: 20 jan. 2018.

PARANÁ. Secretaria de Estado da Agricultura e do Abastecimento. Agência de Defesa Agropecuária do Paraná. *Epidemiologia veterinária e sistema de informação em saúde animal*. 6. ed. Curitiba: ADAPAR, 2014.

RIO DE JANEIRO. Nota Técnica nº 3/2011 - GDTVZ/DTI/CVE/SVEA/SVS-SESRJ e IPEC/FIOCRUZ. *Orientações sobre Vigilância da Esporotricose no Estado do Rio de Janeiro*. Disponível em: http://www.rio.rj.gov.br/dlstatic/10112/5126030/4132713/NOTATeCNICAN32011GDTVZDTICVESVEASVSSESRJeIPECFIOCRUZ.pdf. Acesso em: 20 jan. 2018.

12 CONTROLE DE FOCOS DE DOENÇAS TRANSMISSÍVEIS

Flavio Moutinho

O médico veterinário é um profissional fundamental no contexto da Saúde Única. Quando falamos em Saúde Única estamos nos referindo ao fato de as saúdes dos humanos, dos animais e do ambiente serem interligadas e qualquer desequilíbrio em um desses componentes pode influenciar nos demais. Isso sustenta a afirmação da primeira frase do texto já que o médico veterinário atua diretamente na saúde dos animais e do ambiente o que irá salvaguardar, indiretamente, a saúde dos humanos.

Neste capítulo serão abordados conceitos chaves e estratégias fundamentais no que diz respeito ao controle de focos de doenças transmissíveis pelos médicos veterinários. Importante destacar, que grande parte dessas ações dependem do chamado Poder de Polícia Administrativo, que é inerente ao serviço público. Por intermédio dele é que o poder público pode obrigar os cidadãos ou empresas a cumprirem o previsto na legislação vigente visando à saúde da coletividade.

Já vimos no capítulo anterior que a medicina veterinária está diretamente associada a dois sistemas de saúde existentes no Brasil, o Sistema Único de Saúde (SUS), ligado ao Ministério da Saúde, e o Sistema Unificado de Atenção à Sanidade Animal (SUASA), ligado ao Ministério da Agricultura (MAPA).

O SUS organiza o sistema de saúde brasileiro com foco na saúde humana e a medicina veterinária é de grande importância na prevenção e no controle das doenças de transmissão vetorial e nas zoonoses, que são as doenças naturalmente transmissíveis entre os animais vertebrados e os humanos, e vice-versa. Como exemplo, podemos citar a leishmaniose visceral americana, que tem no cão doméstico o principal reservatório do protozoário causador da enfermidade.

Já o SUASA está direcionado aos animais domésticos, especialmente os de produção, como bovinos, equinos, suínos e aves. Este sistema, além de atuar com as zoonoses, se preocupa também com as doenças não zoonóticas, mas que são importantes no contexto econômico, como é caso da anemia infecciosa equina.

Existem ainda doenças importantes para os animais de estimação, como a cinomose e a parvovirose, mas que, infelizmente, não são objetos de vigilância e controle por nenhum sistema, por não apresentarem potencial zoonótico e também não terem impacto econômico considerável.

Para algumas enfermidades de grande importância econômica e/ou sanitária, existem Planos de Contingência estrategicamente elaborados, para no caso de uma Emergência Sanitária envolvendo focos dessas doenças, já se saiba exatamente a responsabilidade de cada setor para efetuar o controle de maneira tempestiva. Tanto o SUASA quanto o SUS dispõem de grupos nacionais treinados para atuação no modelo de força-tarefa quando da possível ocorrência de uma emergência.

O controle precoce dos focos de doenças transmissíveis é fundamental para interromper a cadeia de transmissão dessas doenças e evitar a ocorrência de novos casos.

12.1 Investigação epidemiológica

A investigação epidemiológica de um foco de doença deve buscar responder a várias questões que podem ajudar na implementação de medidas de seu controle, conforme o Quadro 1:

Quadro 1 – Questões a serem respondidas em uma investigação epidemiológica

Questões a serem respondidas	Informações produzidas
Tratam-se realmente de casos da doença que se suspeita?	Confirmação do diagnóstico.
Quais são as principais características individuais dos casos?	Identificação de características biológicas, ambientais e sociais.
A partir de quê ou de qual animal foi contraída a doença?	Fonte de infecção.
Como o agente biológico foi transmitido aos infectados?	Modo de transmissão.
Outros animais podem ter sido infectados a partir da mesma fonte de infecção?	Determinação da abrangência da transmissão.
A quem os casos investigados podem ter transmitido a doença?	Identificação de novos casos, contatos ou comunicantes.
Que fatores determinaram a ocorrência da doença para que os casos possam transmitir a doença a outros animais?	Identificação de fatores de risco.
Durante quanto tempo os doentes podem transmitir a doença?	Determinação do período de transmissibilidade.
Como os casos se encontram distribuídos no espaço e no tempo?	Determinação de agregação espacial e/ou temporal dos casos.
Como evitar que a doença atinja outros animais ou se dissemine na população?	Medidas de controle.

Fonte: adaptado de Brasil (2017).

Como exposto no quadro acima, na investigação epidemiológica, não se deve ficar restrito ao foco, sendo importante também realizar um rastreamento para tentar identificar sua origem, como ele surgiu naquele local, de onde foram adquiridos animais, produtos e subprodutos, bem como seu potencial de disseminação, ou seja, para onde foram encaminhados os animais, produtos e subprodutos.

Por mais que o ideal quando ocorre uma doença transmissível é que se faça a adequada investigação epidemiológica, muitas vezes é necessário iniciar simultaneamente o controle de foco, para não se perder a oportunidade de debelá-lo ainda no início, já que as populações humanas e animais podem estar em risco, principalmente nos casos de doenças de grande impacto sanitário e/ou econômico.

12.2 Estratégias e ferramentas de controle de foco de doenças transmissíveis

Vamos agora conhecer os principais conceitos, ferramentas e estratégias utilizadas no controle de focos das doenças transmissíveis, lembrando que cada enfermidade vai ter uma maneira específica de controle, de acordo com sua epidemiologia. Assim, utilizaremos sempre exemplos da aplicação de cada estratégia e ferramenta em relação às doenças e programas sanitários, quando eles existirem.

12.2.1 Notificação

Já nos referimos à notificação compulsória no capítulo anterior, mas recordando, ela nada mais é do que comunicação ao órgão sanitário competente do SUS ou do SUASA de qualquer suspeita ou de caso confirmado de enfermidade ou agravo constante das listas de doenças de notificação obrigatória.

Notificar é uma obrigação de todos os profissionais de saúde, inclusive dos médicos veterinários, além de instituições de ensino e pesquisa e laboratórios. No caso das doenças relacionadas ao SUASA, todos os componentes da cadeia produtiva são responsáveis pela notificação, ou seja, médicos veterinários, técnicos em agropecuária, produtores, dentre outros.

A notificação é, na maioria das vezes, o ponto de partida para que o poder público inicie a investigação epidemiológica e, consequentemente, busque o controle do foco.

12.2.2 Delimitação da área afetada

Foco é local ou estabelecimento onde foi constatado um ou mais animais com diagnóstico positivo para determinada doença. Se for identificado um ou mais casos de esporotricose em gatos em uma determinada casa, trata-se de um foco da doença. Da mesma maneira, se for identificado um ou mais casos de febre aftosa numa propriedade rural, tratar-se-á de um foco da enfermidade.

Nos casos que envolvem a Defesa Sanitária Animal e doenças que sejam objeto de programas sanitários, é comum que, ao redor do foco, seja delimitada uma área de proteção sanitária. Ela pode englobar, como no exemplo de focos de febre aftosa, uma área perifocal, uma área de vigilância e uma área tampão (Figura 1). Em cada uma dessas áreas serão tomadas medidas diferenciadas visando ao controle do foco, sendo que quanto mais próximo dele, mas rígidas e limitantes são as medidas.

Figura 1 – Exemplo de delimitação de área afetada para controle de foco de febre aftosa

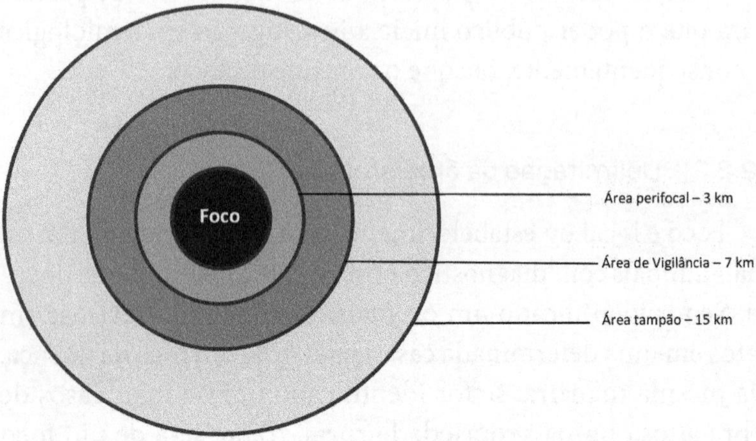

Foco
Área perifocal – 3 km
Área de Vigilância – 7 km
Área tampão – 15 km

Fonte: elaborado pelo autor (2024).

12.2.3 Interdição

No caso de animais de produção e propriedades rurais, muitas vezes, é necessária a interdição da propriedade pelos órgãos de Defesa Sanitária, a qual envolve a proibição de entrada e saída de animais (suscetíveis ou não à doença) bem como de quaisquer produtos ou materiais que possam servir de veículo para o agente biológico. Fica proibida, também, a entrada de veículos e pessoas não autorizadas. Geralmente é uma das primeiras ações a serem tomadas, logo após a notificação, para evitar a disseminação da enfermidade.

12.2.4 Diagnóstico

Sempre que ocorrer uma notificação de doença transmissível deve ser realizada uma visita ao possível foco para avaliar a situação e tomar as medidas necessárias. Nessa visita inicial, sempre que possível deve-se coletar material biológico para diagnóstico (sangue, fezes etc.), que deve ser tempestivamente encaminhado ao laboratório oficial de referência, que pode ser ligado ao SUASA ou ao SUS, a depender da enfermidade em investigação. Nessa ocasião deve-se, também, buscar identificar os animais doentes e seus contatos, para que se possa fazer o isolamento, quando necessário. Por isso é importante que os animais, sejam de companhia, sejam de produção, estejam sempre identificados por plaquetas, brincos, tatuagens ou outro dispositivo que permita sua separação dos demais, caso seja necessária.

12.2.5 Isolamento

Muitas vezes, quando um animal recebe um diagnóstico positivo para determinada doença, é necessário que ele seja isolado dos demais para evitar a transmissão. Vacas com diagnóstico positivo para brucelose, por exemplo, recebem marcação com ferro candente com um "P" no lado direito da cara e devem permanecer isoladas do rebanho até o sacrifício. Já equídeos portadores de anemia infecciosa equina (AIE) devem ficar isolados dos demais animais e são marcados com ferro candente na paleta esquerda, se forem ser mantidos vivos como portadores nas regiões consideradas de alto risco (endêmicas e com características que favoreçam a persistência da doença), como no Pantanal.

12.2.6 Sacrifício sanitário, abate sanitário, eutanásia e destruição de carcaças

Para determinadas doenças, há necessidade prevista em lei de que os animais com diagnóstico positivo sejam eliminados. No âmbito do SUASA, são previstos o "sacrifício sanitário" e o "abate sanitário".

De acordo com o MAPA, sacrifício sanitário é a eliminação, geralmente no próprio estabelecimento rural, de todos os animais que ofereçam risco de manutenção ou difusão do agente biológico de determinada doença. Pode envolver somente os animais positivos, mas também os suscetíveis, os contatantes dos positivos etc. e deve ser feita pelos órgãos de Defesa Sanitária Animal. É usado para focos de doenças de alto impacto sanitário e/ou econômico, como a febre aftosa.

Já no caso do abate sanitário, este deve ser realizado em abatedouro frigorífico licenciado, seguindo determinação do órgão de defesa sanitária. É usado, por exemplo, no caso de suídeos com diagnóstico positivo para doença de Aujeszky.

No âmbito do SUS, a eutanásia dos animais com diagnóstico positivo está prevista, por exemplo, no caso dos cães com leishmaniose visceral e que não estejam sendo tratados.

É fundamental que esses procedimentos de eliminação dos animais sigam o previsto nas normas vigentes, como a Resolução CFMV nº 1.000/2012 e a Lei nº 14.228/2021.

De modo geral, nos casos que envolvem doenças de animais de produção mais graves e de maior impacto socioeconômico, o despovoamento das propriedades é feito de maneira imediata, visando à rápida eliminação do agente etiológico. Esse tipo de estratégia, chamada de sacrifício ou abate imediato e total, é mais onerosa no curto prazo e exige um grande aparato para a sua realização.

Mas em alguns casos, o despovoamento é feito de maneira gradual, como no caso da doença de Aujeszky em que os suídeos com doença clínica são imediatamente sacrificados e os demais podem obedecer a uma série de etapas para passarem por abate sanitário. Por exemplo, as fêmeas em lactação devem aguardar o desmame para serem enviadas ao abate sanitário, os leitões somente serão encaminhados para abate sanitário quando atingirem em torno de 23 quilos, dentre outras etapas, sendo que todos serão abatidos em até 90 dias. Este é o chamado abate parcial progressivo.

Há, ainda, a possibilidade de despovoamento e eliminação por sorologia, em que os animais são submetidos a testes sorológicos periódicos, sendo sacrificados ou abatidos os inicialmente infectados e, consecutivamente, quando forem positivos nos testes posteriores.

Após a morte dos animais deve ocorrer a destruição adequada das carcaças e a limpeza e a desinfecção dos espaços, quando necessário. No caso de animais de produção que passaram por sacrifício sanitário, a destruição é feita principalmente pela incineração ou enterramento na própria propriedade. Para animais que passaram por abate sanitário em estabelecimentos licenciados, a carcaça é destinada à graxaria. E no caso de animais de companhia, o destino do cadáver deve ocorrer de acordo com as normas vigentes da Agência Nacional de Vigilância Sanitária (ANVISA) e do Conselho Nacional de Meio Ambiente (CONAMA).

12.2.7 Limpeza, desinfecção e vazio sanitário

Após a eliminação dos animais com diagnóstico positivo para doenças transmissíveis, geralmente é necessário realizar a limpeza e desinfecção do local de criação, seja ele um canil, um gatil, uma residência, um galpão, um estábulo etc. Estes procedimentos buscam eliminar os agentes patogênicos que porventura tenham permanecido no ambiente, sendo uma estratégia complementar à eliminação dos animais.

Inicialmente deve ser realizada a limpeza, que é muito importante para a retirada da matéria orgânica presente no ambiente. Uma limpeza mal feita pode diminuir a eficácia dos desinfetantes posteriormente utilizados. Para a limpeza, a construção deve ser esvaziada ao máximo, retirando cama, restos de ração e demais objetos. Em seguida deve-se providenciar a lavagem com água (preferencialmente sob pressão) de paredes, pisos, equipamentos e objetos. Cuidado especial deve ser dado às juntas e revestimentos de cimento. Por fim a construção deve receber ventilação adequada para possibilitar a secagem. Após a lavagem e secagem deve-se realizar a desinfecção, geralmente com a pulverização de desinfetantes na construção, equipamentos, objetos etc.

Uma estratégia complementar é o Vazio Sanitário. Ele consiste em um espaço de tempo em que o local potencialmente, contaminado fica sem a presença de animais suscetíveis à determinada doença, para evitar a infecção de novos animais suscetíveis que ali sejam introduzidos. O tempo de Vazio Sanitário varia em função do agente etiológico e da epidemiologia de cada enfermidade. No caso da doença de Aujeszky, por exemplo, deve ser de, no mínimo, 30 dias.

12.2.8 Medidas de proteção individual e tratamento

Nos casos em que não seja obrigatória ou recomendada a eliminação dos animais com diagnóstico positivo, pode-se proceder ao tratamento dos animais afetados, se existir medicação adequada. Isso pode ser utilizado, por exemplo, em cães com leishmaniose visceral.

Em algumas doenças, apesar de existir medicação, o tratamento é longo e difícil, como no caso da esporotricose felina. É um tratamento que pode durar muitos meses e requer a administração diária de medicação oral para os felinos, o que pode ser bastante complicado. Apesar disso, o tratamento pode levar à cura do animal e ainda evita que ele continue transmitindo a doença.

Há casos em que existem medidas de proteção individual que podem ser muito importantes para evitar a disseminação da enfermidade, como o uso de repelentes para evitar a transmissão de arboviroses e uso de coleira impregnada com deltametrina nos cães para evitar a picada do flebotomíneo no caso da leishmaniose visceral.

12.2.9 Controle de reservatórios e/ou vetores

O controle da população de reservatórios e de vetores também pode ser uma estratégia utilizada em alguns casos. No caso da raiva de herbívoros, por exemplo, uma das estratégias previstas para serem utilizadas é a eliminação de morcegos hematófagos da espécie *Desmodus rotundus* que estejam espoliando animais.

No controle de focos de arboviroses pode ser usada a aplicação espacial de inseticidas ou o uso de larvicidas diretamente nas coleções hídricas visando o controle vetorial.

Já nas enfermidades que envolvam em seu ciclo biológico caramujos, como a fasciolíase dos bovinos, pode ser recomendado o uso de moluscicida em coleções hídricas, desde que respeitadas as normas ambientais.

No caso da febre maculosa brasileira pode ser recomendado o controle químico de carrapatos. Para o controle da leptospirose pode ser importante o controle químico (desratização) visando reduzir ou eliminar os roedores que podem funcionar como fonte de infecção.

12.2.10 Quarentena

A quarentena é um período em que um animal que teve contato com outro, com diagnóstico positivo para determinada doença, deve ficar isolado dos demais, a fim de se descartar a possibilidade de estar infectado. Dependendo do caso, o período de quarentena pode ser equivalente ao período de incubação do agente que se quer descartar a presença ou ao período necessário para que sejam efetuados os testes diagnósticos que possam descartar a infecção.

Ela é muito utilizada, também, quando vão ser introduzidos novos animais em um rebanho, por exemplo, a fim de evitar que esses animais transmitam eventuais doenças para aqueles que já estavam na propriedade. Além disso, é utilizada, também, quando da importação de animais, ocasião em que os animais podem ficar abrigados, por exemplo, na Estação Quarentenária de Cananéia, em São Paulo, que é uma estrutura oficial do MAPA que pode receber bovinos, bubalinos, suínos e aves de companhia.

12.2.11 Vacinação

A vacina é um produto que causa imunidade ativa artificial, sendo usada rotineiramente na prevenção de enfermidades. Algumas vacinas são de uso obrigatório nos animais, como a contra brucelose nas fêmeas bovinas e bubalinas entre três e oito meses de idade. Outro exemplo de vacinação compulsória é a contra a raiva em cães e gatos na maioria dos estados da federação.

Apesar dessa vacinação de rotina, as vacinas são usadas, também, em bloqueios de focos, como no caso de ser identificado um cão com diagnóstico positivo para raiva com cepa viral característica de cães (AV1 ou AV2), ocasião em que se deve proceder a um bloqueio vacinal ao redor do foco. O mesmo pode ocorrer caso de foco de doença de Newcastle ou influenza aviária em aves.

Em alguns casos, como o da brucelose, os animais recebem uma identificação corporal (marcação com ferro quente) para comprovar a vacinação. Em outros casos, como o da raiva em animais de estimação, o responsável pelo animal recebe um comprovante de vacinação em papel.

12.2.12 Controle do trânsito

Os animais, seus produtos e subprodutos podem disseminar agentes biológicos para outros lugares, muitas vezes distantes do foco da doença. Sendo assim, é fundamental o controle do trânsito desses elementos. Isso é feito entre os estados brasileiros, em postos fixos e móveis e, também, nos casos de importação e exportação, em portos, aeroportos, fronteiras e aduanas. Isso se aplica a todas as vias de transporte, sendo que no trânsito entre os estados a fiscalização é realizada pelos órgãos estaduais de Defesa Sanitária e, em portos, aeroportos, aduanas e fronteiras, pelo MAPA, por intermédio do Sistema de Vigilância Agropecuária Internacional (VIGIAGRO).

Para o transporte interestadual de animais é exigida a avaliação das suas condições sanitárias. No caso de cães e gatos, é exigido também um Atestado Sanitário e o comprovante de vacinação antirrábica assinados por um médico veterinário, ou o passaporte emitido pelo MAPA. Já no caso dos demais animais é exigida a Guia de Trânsito Animal (GTA) emitida, geralmente, pelos órgãos de Defesa Sanitária ou médicos veterinários credenciados. Além disso, dependendo da espécie envolvida, podem ser exigidos comprovantes de vacinação e exames com resultados negativos, como no caso da brucelose em vacas.

Para o transporte internacional de animais também é exigida a avaliação das suas condições sanitárias. No caso de cães e gatos, pode ser utilizado o passaporte ou o Certificado Veterinário Internacional (CVI), ambos emitidos pelo MAPA. Além disso, pode haver outras exigências de acordo com o país de destino. Já para os demais animais é exigido o CVI, podendo haver exigências também de comprovantes de vacinação e exames com resultados negativos, dependendo da espécie e do país de destino.

No caso de foco de doenças transmissíveis, dependendo da gravidade, pode haver suspensão temporária total do trânsito de animais, produtos e subprodutos de origem animal, incluindo as propriedades limítrofes ao foco e aquelas que porventura tenham vínculo epidemiológico com o foco (compraram ou venderam animal para a propriedade foco, por exemplo).

12.2.13 Manejo ambiental

No caso de se tratar de doença que tenha componente ambiental envolvido, pode ser necessário desenvolver estratégias de manejo do ambiente visando dificultar a sobrevivência do agente no meio ou diminuir ou impedir o contato do agente biológico com animais suscetíveis.

Em doenças de veiculação hídrica, por exemplo, pode-se realizar desinfecção da água de abastecimento com uso de cloro, por exemplo, ou disponibilizar outra fonte de água para os animais enquanto o problema não for solucionado. Quando envolver caramujos, como na fasciolíase, pode-se providenciar a drenagem de coleções hídricas.

No caso de doenças que envolvem agentes biológicos telúricos, é fundamental que se mantenham os espaços limpos e isentos de matéria orgânica. É o que acontece com a esporotricose, por exemplo.

12.2.14 Educação sanitária e comunicação de risco

A educação sanitária ou em saúde é ferramenta prevista no SUS e no SUASA e que deve ser feita de maneira contínua e participativa visando sensibilizar e empoderar a população, no intuito de comprometê-la com a prevenção e no combate às enfermidades.

Além das ações educativas, podem ser muito importantes as ações de comunicação de risco. Por exemplo, se está ocorrendo em determinada região um surto de raiva em animais domésticos ou morcegos, os veterinários que atuam na região devem ser sensibilizados para a possibilidade de atenderem algum caso suspeito. A população também deve ser comunicada nos meios de comunicação em massa e redes sociais visando aumentar a cobertura vacinal contra a doença em animais domésticos. O mesmo vale para a leishmaniose visceral canina, em que a comunicação aos veterinários em relação à ocorrência de um surto em sua área de atuação pode levar ao aumento da sensibilidade para a detecção de novos casos bem como levar à recomendação de uso de coleiras impregnadas com deltametrina pelos cães.

REFERÊNCIAS

BRASIL. *Lei nº 8080, de 19 de setembro de 1990.* Disponível em: http://www.planalto.gov.br/ccivil_03/leis/l8080.htm.Acesso em: 20 jan. 2018.

BRASIL. Ministério da Saúde. *Guia de vigilância em saúde:* volume único. Brasília: Ministério da Saúde, 2017.

BRASIL. *Decreto nº 5741*, de 30 de março de 2006. Disponível em: http://www.planalto.gov.br/ccivil_03/_ato2004-2006/2006/decreto/d5741.htm.Acesso em: 20 jan. 2018.

BRASIL. Ministério da Agricultura, Pecuária e Abastecimento. *Manual de legislação*: programas nacionais de saúde animal no Brasil. Brasília: MAPA/DAS/DSA, 2009.

BRASIL. Ministério da Agricultura, Pecuária e Abastecimento. *Instrução Normativa nº 50 de 24 de setembro de 2013.* Disponível em: http://www.agricultura.gov.br/assuntos/sanidade-animal-e-vegetal/saude-animal/arquivos-das-publicacoes-de-saude-animal/Listadedoencasanimaisdenotificacaoobrigatoria.pdf. Acesso em: 21 nov. 2023.

BRASIL. Ministério da Saúde. *Portaria de consolidação nº 7, de 28 de setembro de 2017.* Disponível em: http://bvsms.saude.gov.br/bvs/saudelegis/gm/2017/prc0005_03_10_2017.html. Acesso em: 23 nov. 2023.

BRASIL. Ministério da Agricultura, Pecuária e Abastecimento. *Trânsito internacional.* Disponível em: www.agricultura.gov.br/guia-de-servicos/transito-internacional. Acesso em: 21 nov. 2018.

BRASIL. *Lei nº 14.228, de 20 de outubro de 2021.* Dispõe sobre a proibição da eliminação de cães e gatos pelos órgãos de controle de zoonoses, canis públicos e estabelecimentos oficiais congêneres; e dá outras providências. Disponível em: https://www.planalto.gov.br/ccivil_03/_ato2019-2022/2021/lei/l14228.htm. Acesso em: 10 dez. 2023.

STEDMAN, T. L. Dicionário Médico Stedman. 27. ed. Rio de Janeiro: Guanabara Koogan, 2003.

TOMA, B. *Epidemiologia aplica à luta colectiva contra as principais doenças animais transmissíveis.* Lisboa: Fundação CalousteGulbekian, 2004.

13 PREVENÇÃO, CONTROLE E ERRADICAÇÃO DE DOENÇAS

Ana Flávia Gomes
Daniela de Melo Aguiar
Fúlvia de Castro
Guilherme de Souza
Lucas Dias

O papel da epidemiologia e economia veterinária em programas regionais ou nacionais de controle de doenças animais em todo o mundo aborda as doenças zoonóticas, epidêmicas, endêmicas e as doenças veiculadas por alimentos (toxinfecções alimentares).

Quando se trata de doenças endêmicas procura-se escolher entre as opções estratégicas mais adequadas para o caso de decidir pelo controle e/ou erradicação da doença. Os estudos epidemiológicos populacionais são fundamentais para o controle de doenças em animais com objetivo de promover a saúde dos rebanhos e assegurar maior produtividade.

O avanço do conhecimento na área de Epidemiologia Veterinária é assegurado pelo uso de modelos estatísticos e o uso de base de dados que permitem avaliar e identificar a prevalência, os fatores de risco e a distribuição temporal e espacial para a ocorrência de determinada doença. Deste modo, é possível estabelecer uma série de medidas adequadas para a prevenção, controle e erradicação de doenças, como foi visto no capítulo anterior. Assim, podem-se minimizar as perdas produtivas, a transmissão de patógenos zoonóticos e melhorar a situação sanitária de uma população animal em uma área, região, estado e até mesmo país. O objetivo do presente capítulo é apresentar o conceito e exemplificar estudos epidemiológicos de prevalência, de fatores de risco e de avaliação temporal e espacial da ocorrência de doenças específicas que puderam auxiliar o controle, prevenção e erradicação em nível de populacional.

13.1 Estudo de prevalência

Relembrando o que vimos em capítulos anteriores, estudo de prevalência ou estudo transversal, é o tipo de estudo epidemiológico mais comumente realizado em nível populacional. Estes estudos são delineados para estimar a frequência de indivíduos doentes e sadios em uma população em um determinado período de tempo. Com eles também é possível avaliar associações entre possíveis fatores de risco para a ocorrência da doença, apesar deste tipo de estudo não ser o mais eficiente para identificar a causa da doença.

A população a ser estudada, ou seja, a população em risco, geralmente é a população de uma área estudada, que é definida em função de aspectos geográficos, administrativos, demográficos ou outro parâmetro. A prevalência geralmente é reportada em percentual e é estimada pelo número de indivíduos doentes, positivos em um determinado teste de diagnóstico, pelo número total de indivíduos da população. Entretanto, geralmente nos estudos de prevalência, uma amostragem é realizada de forma a otimizar recursos econômicos e humanos e que seja possível inferir os resultados para a população.

É importante comparar as prevalências entre os períodos para verificar a eficiência das medidas exigidas em um programa de controle. Em um mesmo país é possível avaliar a evolução das diferentes medidas de controle da doença, e assim verificar a sua eficiência, visto que elas podem interferir na prevalência. Como exemplos, temos os estudos de prevalência de brucelose e tuberculose realizadas no Brasil logo após o lançamento do Programa Nacional de Controle e Erradicação de Brucelose e Tuberculose (PNCEBT), em 2001, e 15 anos depois do início do Programa, com a finalidade de avaliar a eficiência das medidas de controle que foram desenvolvidas nos Estados da Federação (Ferreira Neto *et al.*, 2016).

Na Tabela 1 estão dados desses estudos de prevalência de brucelose, realizados nos estados de Rondônia, São Paulo e Santa Catarina. É possível verificar que no estado de Rondônia (RO), no início do programa, a prevalência era muito alta (35,2%), contudo houve uma redução da prevalência após a adoção das medidas de controle estabelecidas, mostrando uma eficácia nessas medidas. No estado de São Paulo (SP), verificou-se que a prevalência se manteve dez anos após o primeiro estudo, o que indica que neste estado as medidas de controle não foram seguidas de forma adequada. Todavia, diferentemente do estado de SP, em SC, que no início do programa já tinha uma baixa prevalência, dez anos depois a prevalência se manteve, isto é reflexo de uma ação efetiva do serviço veterinário oficial do estado em relação ao controle da doença, além da boa aceitação, por parte dos produtores, da importância da adoção das medidas de controle da doença em seus rebanhos, tornando-o único estado no Brasil livre da brucelose sem vacinação.

Tabela 1 – Comparação da prevalência de brucelose em rebanhos bovinos entre o primeiro e segundo estudos realizados em estados brasileiros com um intervalo de aproximadamente 10 anos

Estado	Primeiro estudo			Segundo estudo			Prevalência
	Ano	P (%)	IC 95%	Ano	P (%)	IC 95%	
RO	2004	35,2	32,1-38,4	2014	12,3	10,3-14,6	Redução
SP	2001	9,7	7,8-11,6	2011	10,2	8,8-11,8	Manutenção
SC	2001	0,3	0,1-0,7	2012	0,9	0,3-2,1	Manutenção

Fonte: adaptado de Ferreira Neto *et al.* (2016)

13.2 Estudos sobre fatores de risco

Um dos principais objetivos dos estudos epidemiológicos observacionais é identificar os determinantes de doença e saúde, bem como quantificar a contribuição desses para a ocorrência da doença. Estudos observacionais procuram investigar associações entre doenças e possíveis fatores de risco, usando técnicas estatísticas para estimar o grau do risco associado à exposição aos fatores. Os fatores de risco podem ser associados ao hospedeiro, ao agente infeccioso ou não infeccioso responsável pela doença, e ao meio ambiente. A necessidade de identificar objetivamente os riscos associados com doenças particulares é importante, pois possibilita estabelecer programas de controle e erradicação.

Fatores de risco relacionados ao animal, ao ambiente e aos procedimentos de manejo são associados à saúde da glândula mamária em rebanhos leiteiros. Exemplos de fatores relacionados aos animais identificados como de risco para mastite são: número de parições, período de lactação (início e final), alta produção e escape de leite no momento da ordenha (Omore *et al.*, 1996; Peeler *et al.*, 2000). Manejo e características do rebanho como tamanho e tipo de ordenha (manual ou mecânica) e procedimentos durante a ordenha (não desinfecção das tetas antes e após a ordenha) foram associados à ocorrência de novas infecções intramamárias e aumento da Contagem de Células Somáticas (CCS) (Brito *et al.*, 1998; Oliver *et al.*, 1993).

Estudos sobre fatores de risco para a mastite e seu impacto econômico foram realizados em países de pecuária leiteira desenvolvida. Neles a maioria dos rebanhos é composta por animais de alta produção criados em sistemas de confinamento total ou parcial (Barkema *et al.*, 1998; Ott; Novak, 2001; Schukken *et al.*, 1989; Wilson *et al.*, 1997).

Estudo sobre fatores de risco foram realizados considerando a CCS de rebanhos, considerada uma medida indireta do percentual de quartos mamários infectados no rebanho, obedecendo à relação diretamente proporcional entre a contagem de células somáticas e o número de quartos mamários infectados no rebanho (Philpot; Nickerson, 1991). A utilização de areia na cama das vacas em lactação ao invés de matéria orgânica, as boas condições higiênicas do estábulo, a imersão das tetas em solução desinfetante após a ordenha, o tratamento à secagem, o tratamento imediato dos casos clínicos com antimicrobianos, o descarte de animais-problema e a segregação de animais infectados no momento da ordenha, bem como a utilização de unidades de ordenha específicas para esses animais, foram identificados como fatores que reduzem a CCS (Barkema *et al.*, 1998, Berry; Hillerton, 2002; Hueston *et al.*, 1990, Wilson *et al.*, 1997).

No Brasil, estudo desta natureza foi realizado com 175 rebanhos, sendo que 92 (52,6%) utilizavam ordenha manual e 82 (46,9%) a ordenha mecânica. Na maioria dos rebanhos os proprietários estavam há mais de dez anos na atividade e os rebanhos eram formados por animais mestiços (Holandês-Gir com diferentes graus de sangue). O principal sistema de exploração foi o semiestabulado, seguido pelo sistema de produção a pasto e de confinamento total (*free-stall*). Aproximadamente a metade das propriedades adotava a ordenha mecânica e manual. Entre aquelas que adotavam ordenha mecânica, o número das que utilizavam ordenha mecânica canalizada foi maior em relação à ordenha mecânica balde ao pé. Em 94 rebanhos (53,7%) havia salas de ordenha. Em 80,0% e 74,9% dos rebanhos havia no mínimo 60,0% de vacas até a terceira lactação e mais de 50,0% das vacas no período seco, respectivamente. O tratamento dos casos clínicos de mastite foi o único procedimento realizado em praticamente todos os rebanhos. A adoção dos demais procedimentos relacionados ao controle variou de 27,4% (tratamento à secagem em todos os animais) a 65,1% (segregação dos animais com mastite clínica).

Os dados relativos à frequência dos procedimentos e dos cuidados higiênicos ligados à prevenção de novas infecções mostraram que essas medidas não estavam bem difundidas, com exceção ao tratamento dos casos clínicos. Procedimentos como a lavagem das tetas antes da ordenha e secagem com papel toalha individual e tratamento à secagem em todos os animais influenciam na frequência e controle de mastite do rebanho (Brito *et al.*, 1998; Oliver *et al.*, 1993). Seleção de animais para realização do tratamento à secagem e utilização de pano comum para secagem das tetas após realização da lavagem e/ou realização de antissepsia antes da ordenha foram procedimentos inadequados identificados. O tratamento à secagem em parte do rebanho favorece o aparecimento de novas infecções intramamárias durante o período seco e no momento do parto (Berry; Hillerton, 2002).

Em 53,0% das propriedades os equipamentos de ordenha tinham no máximo quatro anos de uso e em menos de 10,0% os equipamentos tinham mais de dez anos de uso, indicando que nos últimos anos houve aumento na aquisição de equipamentos ordenha. Em decorrência disso as propriedades passaram a necessitar de assistência técnica especializada e adotaram procedimentos de rotina relacionados à higienização do equipamento. Observou-se que 34,1% das propriedades não faziam manutenção dos equipamentos ou a faziam de forma esporádica e que 68,3% dispunham de água quente e de dispositivo para limpeza automática do equipamento.

O detergente alcalino era utilizado em 93,9% das propriedades, seguido pelo detergente ácido e sanitizante com 85,4% e 61,0%, respectivamente. Treinamento para limpeza do equipamento de ordenha e hábitos higiênicos adequados foram descritos em 84,1% e 86,6% das propriedades, respectivamente. O funcionamento inadequado do equipamento de ordenha, a falta de treinamento e motivação do pessoal responsável pela operação e higienização do equipamento e, a não adoção de procedimentos recomendados em programas de controle e prevenção da mastite interagem e influenciam na frequência de mastite no rebanho e, consequentemente, na CCS (Brito *et al.*, 2002; Cavazos, 2003; Spencer, 2002).

Foi observado no estudo que o sistema de ordenha e rebanhos com até 79% dos animais nas três primeiras lactações não foram fatores de risco para CCS acima de 500.000 células/ml. Os principais fatores de risco identificados para CCS acima de 500.000 células/ml foram a ausência de antissepsia dos tetos, antes e após ordenha, e a linha de ordenha. As interações que apresentaram resultados que sugeriram possíveis fatores de risco para CCS acima de 500.000 células/ml foram aquelas que ocorreram entre a não realização de antissepsia das tetas após a ordenha, linha de ordenha com fornecimento de alimento durante a ordenha e higienização do equipamento de ordenha (ausência de água quente e/ou treinamento dos ordenhadores). Apesar da ausência de antissepsia das tetas antes da ordenha e a interação entre fatores relacionados à higienização terem apresentado risco (OR) de 7,62 e 2,93, respectivamente (p=0,17) nos seus modelos, esses podem ser considerados possíveis fatores de risco devido ao alto valor encontrado para OR. Fatores de risco identificados para rebanhos com CCS de 250.000 células/ml elevarem essa contagem para 750.000 células/ml, foram o fornecimento de alimento durante a ordenha e ausência de linha de ordenha.

A identificação dos fatores de risco para mastite tendo como referência a CCS é objetiva e de baixo custo, mas os resultados devem ser interpretados considerando-se as características gerais do rebanho e de procedimentos comuns a todos os animais. Para identificar possíveis fatores de risco para mastite associada às características do rebanho, aos procedimentos de manejo e às características individuais dos animais em uma determinada população de bovinos leiteiros ou em estratos dessa população, é necessário obter informações individuais por meio da contagem de células somáticas e/ou exames microbiológicos dos animais.

13.3 Estudo temporal e espacial para mastite subclínica

Os atributos geográficos relacionados à localização dos rebanhos e seus problemas sanitários podem ser explorados em termos geoestatísticos para análise e identificação de territórios com características espaciais semelhantes. Estas características são expressas em mapas temáticos digitais gerados a partir de tabelas relacionais construídas em Sistema de Informações Geográficas, dotados de sistema de gerenciamento de banco de dados capaz de processar grande volume de dados vetoriais ou matriciais.

De forma geral, a Epidemiologia Veterinária pode contribuir significativamente para o desenvolvimento de políticas regionais ou nacionais e auxiliar na definição de estratégias para a melhoria da saúde animal de rebanhos leiteiros da região ou país. A expansão do conhecimento de epidemiologia aplicada à medicina veterinária tem sido significativa devido ao grande progresso, sofisticação e disponibilidade de métodos estatísticos, softwares, computadores e habilidade em trabalhar com grandes bases de dados, que permitiram quantificar e identificar relações entre doença, produção, reprodução e descarte de vacas leiteiras.

Em função dos recursos tecnológicos disponíveis atualmente e a aplicação do conhecimento de epidemiologia, um dos principais objetivos de pesquisas na área é quantificar a ocorrência de doenças em uma determinada região e avaliar a distribuição e determinantes de doenças envolvendo o componente espacial e/ou temporal.

Estudo realizado por Gay *et al.* (2006) mostrou diferentes padrões de contagem de células somáticas (CCS), que representa a situação de mastite subclínica de rebanhos de acordo com o tempo (1996 a 2000) e regiões da França, permitindo a identificação de aglomerados de rebanhos com baixas e altas CCS. Estudo posterior realizado pelo mesmo grupo de pesquisa (Gay *et al.*, 2007) identificou três diferentes aglomerados altamente significantes, sendo estes três aglomerados próximos ao aglomerado central que aumentou a ocorrência de altas CCS.

13.4 Considerações finais

Com base no exposto, a epidemiologia e seus diferentes estudos são usados na medicina veterinária para prevenir futuros surtos de doenças, mas também para entender a situação sanitária de uma população animal, bem como os principais fatores associados à transmissão e, consequentemente, à ocorrência da doença. São vários os procedimentos ligados ao controle, prevenção e erradicação de doenças, entretanto a epidemiologia mostra quais são os mais importantes para uma população em específico. Investir em estudos epidemiológicos, infraestrutura ligada à Tecnologia da Informação e Comunicação (TIC) e base de dados georreferenciados é uma estratégia usada geralmente para realizar monitoramento, vigilância epidemiológica e estudos capazes de avaliar a situação sanitária, predizer surtos e auxiliar na tomada de decisão em nível populacional em relação ao controle e prevenção de doenças.

REFERÊNCIAS

ALLORE, H. G.; ERB, H. N.; SCHRUBEN, L. W.; OLTENACU, P. A. *A simulation of strategies to lower bulk tank somatic cell count below 500,000 per milliliter*. Journal of Dairy Science. 3. ed. 1998. 694-702 p. v. 81.

ASSAD, E. D; SANO, E. E. *Sistema de Informações Geográficas:* Aplicações na Agricultura. Embrapa – SPI/Embrapa – CPAC. 2. ed. Brasília, 1998. 434 p.

BARKEMA, H. W.; SCHUKKEN, Y. H.; LAM, T. J. G. M. *et al. Management practices associated with low, medium, and high somatic cell counts in bulk milk*. Journal of Dairy Science. 7.ed. 1998. 1917-1927 p. v. 81.

BARKEMA, H. W.; VAN DER PLOEG, J. D.; SCHUKKEN, Y. H. *et al. Management style and its association with bulk milk somatic cell count and incidence rate of clinical mastitis*. Journal of Dairy Science. 1999. 8. ed. 1655-1663 p. v. 82.

BERRY, E. A.; HILLERTON, J. E. *The effect of selective dry cow treatment o new intramammary infections*. Journal of Dairy Science. 1. ed. 2002. 112-121 p. v. 85.

BRITO, M. A. V. P.; BRITO, J. R. F.; VEIGA, V. M. O.; RIBEIRO, M. T.; VERNEQUE, R. S.; SILVA, M. A. S. Udder infection patterns in hand and machine milked dairy herds under subtropical conditions. In: *Panamerican Congress on Mastitis Control and Milk Quality*. 1. ed. Merida. Proceedings. . . Merida, 1998. 148-151 p.

BRITO, J. R. F.; BRITO, M. A. V. P.; ARCURI, E. F. *Como (re)conhecer e controlar a mastite em rebanhos bovinos*. Juiz de Fora: Embrapa Gado de Leite, 2002. 8 p. (Embrapa Gado de Leite. Circular Técnica, 70).

CARPENTER, T.E. *Methods to investigate spatial and temporal clustering in veterinary epidemiology. Preventive Veterinary Medicine*, 2001. 303-320 p. v.48

CAVAZOS, F. *Useful ideas and principles for the implementation of reinforcement programs to keep milkers motivated.* In: ANUAL MEETING OF NATIONAL MASTITIS COUNCIL, 42, 2003, Fort Worth. Proceedings... Madison: NMC, 2003. 77-85 p.

ESRI. Geoprocessing in ArcGIS. *Redlands*: Environmental Systems Research Institute, 2004.

FERREIRA NETO, J. S.; SILVEIRA, G. B.; ROSA, B. M. *et al. Analysis of 15 years of the National Program for the Control and Eradication of Animal Brucellosis and Tuberculosis*, Brazil. Semina: Ciênc. Agrár., 2016. 5. ed. 3385-3402 p. v. 37.

GAY, E., BARNOUIN, J., SENOUSSI, R. *Spatial and temporal patterns of herd somatic cell score in France.* Journal Dairy Science, 2006. 2487-2498 p. v.89.

GAY, E., SENOUSSI, R., BARNOUIN, J. *A spatial hazard model for cluster detection on continuous indicators of disease*: application to somatic cell score. Veterinary Research, 2007. 585-596 p. v. 38.

HUESTON, W. D.; HEIDER, L. E.; HARVEY, W. R. *et al. Determinants of high somatic cell count prevalence in dairy herds practicing teat dipping and dry cow therapy and with no evidence of Streptococcus agalactiae on repeated bulk tank milk examination.* Prev. Vet. Med., 1990. 131-142 p. v. 9.

LEBLANC, S.J., LISSEMORE, K.D., KELTON, D.F., DUFFIELD, T.F., LESLIE, K.E. *Major advances in disease prevention in dairy cattle.* Journal Dairy Science, 2006. 4. ed. 1267-1279 p. v.89.

OLIVER, S. P.; LEWIS, M. J.; INGLE, T. L. *et al. Prevention of bovine mastitis by a premilking teat disinfectant containing chlorous acid and chlorine dioxide. Journal Dairy Science*, 1993. 1. ed. 287-292 p. v. 76.

OMORE, A. O.; McDERMOTT, J. J.; ARIMI, S. M. *et al. A longitudinal study of milk somatic cell counts and bacterial culture from cows on smallholder daity farms in Kiambu District, Kenya.* Prev. Vet. Med., 1996. 1. ed. 77-89 p. v. 29.

OTT, S. L.; NOVAK, P. R. *Association of herd productivity and bulk-tank somatic cell counts in US dairy herds in 1996.* J. Am. Vet. Med. Ass., 2001. 8. ed. 1325-1329 p. v. 218.

PEELER, E. J.; GREEN, M. J.; FITZPATRICK, J. L.; MORGAN, K. L.; GREEN, L. E. *Risk factors associated with clinical mastitis in low somatic cell count British dairy herds*. Journal Dairy Science, 2000. 11. ed. 2464-2472 p. v. 83.

PERRY, B., MCDERMOTT, J., RANDOLPH, T. *Can epidemiology and economics make a meaningful contibution to national animal-disease control*? Preventive Veterinary Medicine, 2001. 231-260 p. v.48.

PFEIFFER, D. U. *Veterinary epidemiology*: an introduction. London: University of London, 2002. 60 p. Disponível em: http://www.vetschools.co.uk/EpiVetNet/epidivision/Pfeiffer/files/Epinotes.pdf. Acesso em: 16 nov. 2023.

PHILPOT, W. N.; NICKERSON, S. C. *Mastitis*: counter attack. A strategy to combat mastitis. Naperville: Babson Bros. Co., 1991. 150 p.

SCHUKKEN, Y. H.; VAN DE GEER, D.; GROMMERS, F. J. *et al. Intramammary infections and risk factors for clinical mastitis in herds with low somatic cell counts in bulk milk*. Veterinary Record, 1989. 393-396 p. v. 125.

SPENCER, S. B. *Equipamento de ordenha X Controle de mastite e qualidade do leite*. In: CONGRESSO PANAMERICANO DE QUALIDADE DO LEITE E CONTROLE DE MASTITE, 2002. 2. ed. Ribeirão Preto. Anais. . São Paulo: Instituto Fernando Costa, 2002. 119-148 p..

THRUSFIELD, M. V.; NOORDHUIZEN, J. P. T. M. Current areas of application of epidemiology and perspectives. In: NOORDHUIZEN, J. P. T. M.; FRANKENA, K.; van der HOOFD, C. M.; GRAAT, E. A. M. *Apllication of quantitative methods in veterinary epidemiology*. 1. ed. Wageningen: Wageningen Pers, 1997.

WILSON, D. J.; GONZALEZ, R. N.; DAS, H. H. *Bovine mastitis pathogens in New York and Pensilvania*: prevalence and effects on somatic cell count and milk production. Journal Dairy Science, 1997. 2592-2598 p. v. 80, v. 10.

WILSON, D. J.; HELENA, H. D.; GONZALEZ, R. N. *et al. Association between management practices, dairy herd characteristics, and somatic cell count of bulk tank milk*. J. Am. Vet. Med. Ass.,1997. 10. ed. 1499-1502 p. v. 210.

14 ECONOMIA DA SAÚDE ANIMAL

Luiza Valente

14.1 Introdução

Embora não seja um assunto recente, a economia da saúde animal é uma área pouco estudada, especialmente no Brasil. Internacionalmente, já há vários estudos que levantam os impactos econômicos das principais doenças animais ou de arranjos preventivos relacionados a elas, embora poucos se atenham a um sólido referencial teórico econômico.

Uma das dificuldades para tais estudos é que devem considerar as particularidades das doenças abordadas e as relações econômicas entre os fatores que as envolvem, fazendo com que sejam necessários conhecimentos relativamente profundos tanto da área médica veterinária quanto da economia.

Tal produção relacionada à saúde humana já é mais comum e, por esse motivo, tem um referencial teórico mais avançado em relação a indicadores e métodos de análise. Embora algumas aproximações possam ser feitas às análises realizadas em saúde humana, as de saúde animal passam menos pela questão qualitativa (relacionadas à qualidade da vida e capacidade produtiva pós-doença, por exemplo).

Como a saúde animal pode afetar diretamente a saúde humana (quando falamos de zoonoses) e vice-versa, nos últimos anos tem tomado força o conceito de saúde única, que considera como uma só as saúdes humana, animal e ambiental. Nesse sentido, os trabalhos que abordem impactos econômicos de doenças animais, com a perspectiva da saúde única, ainda são escassos inclusive na literatura internacional.

As análises econômicas relacionadas à saúde animal são importantes tanto antes da ocorrência de doenças quanto após a ocorrência delas, de forma a apontar medidas de controle e prevenção mais eficientes do ponto de vista econômico. Esse tipo de conhecimento é fundamental para médicos veterinários. Eles, enquanto consultores de saúde animal, devem indicar o melhor manejo sanitário sem que este afete viabilidade econômica dos sistemas produtivos. Já aqueles que são ou serão formuladores das políticas de saúde animal em níveis municipal, estadual ou nacional, devem propor programas que tragam maior bem-estar social.

Assim, o objetivo desse capítulo é fazer uma breve revisão dos principais modelos econômicos que vêm sendo usados e dos métodos de avaliação econômica. Ao mesmo tempo aponta-se em que trabalhos maiores detalhes podem ser buscados e apresentam-se temas emergentes nos quais se costuma observar uma carência de referencial teórico econômico bem definido. Desse modo, colabora-se para indicar quais trabalhos são necessários tanto na literatura nacional quanto na internacional.

Ao se referir à avaliação econômica da saúde humana, Brousselle, Lachaine e Contandriopoulos (2011), destacam duas particularidades que também se aplicam à saúde animal:

1. "A saúde não é nem um bem nem um serviço, mas um estado: o ser humano está ou não está com boa saúde." (Brousselle, Lachaine, Contandriopoulos, 2011). Por isso, não existe um mercado de saúde. Um médico veterinário não pode ofertar saúde, apenas os cuidados necessários para se prevenir doenças ou recobrar a saúde.

2. "Alguns problemas de saúde (por exemplo, as doenças contagiosas) e determinadas intervenções (as vacinações) têm externalidades importantes" (Evans, 1997, citado por Brousselle, Lachaine, Contandriopoulos, 2011). Seus efeitos podem afetar pessoas (ou animais) que não estão diretamente envolvidos. As externalidades podem ser positivas quando elas beneficiam outros seres (como no caso de programas de vacinação que propiciam um ambiente mais saudável para os não vacinados) ou negativas quando prejudicam outros (por exemplo, a disseminação de um foco de doença contagiosa). Considerar essas externalidades é fundamental quando se planeja programas de saúde em níveis regionais ou nacionais, pois elas raramente são consideradas pelos agentes privados.

Para responder a estas particularidades, a maioria dos países adotou um sistema de seguros coletivos para fazer frente à incerteza da ocorrência e aos elevados custos dos cuidados que podem lhe ser associados (Brousselle, Lachaine, Contandriopoulos, 2011). No Brasil, atualmente, o Sistema Único de Saúde (SUS) objetiva cumprir essa função para toda a população humana. Já para os rebanhos, o Ministério da Agricultura, Pecuária e Abastecimento (MAPA) oferece, por meio de seguradoras habilitadas, o seguro rural com o prêmio (parcelas que devem ser pagas pelo produtor rural) subsidiado. Embora seja uma iniciativa mais conhecida e utilizada pelos produtores de produtos vegetais (para se segurarem quanto às incertezas climáticas) ela também pode contemplar os rebanhos seja por mortes acidentais (raios ou acidentes) ou causadas por doenças não epidêmicas. Em 2023, tal seguro não cobria sacrifício ou abate do animal por determinação de leis sanitárias ou por disposições oficiais. Como as condições de cobertura podem ser alteradas a cada ano, cabe aos interessados buscarem sempre as informações mais atualizadas.

Ainda, embora algumas ações do SUS tenham interface com a saúde animal, fica a cargo do MAPA estabelecer programas de prevenção para as principais doenças dos animais (principalmente os de produção), seja por serem zoonoses ou por poderem impactar de forma expressiva a economia brasileira.

Considerando essas particularidades, vamos ao longo do capítulo discutir como essas questões podem (ou não) ser consideradas nas análises econômicas. Para isso, precisamos entender conceitos básicos da abordagem econômica sobre bens públicos e externalidades e como a questão da saúde animal pode ser analisada por esse viés.

Bens públicos, privados e externalidades na abordagem da saúde animal

Embora seja aceito que tanto o setor público quanto o privado sejam fundamentais para a saúde pública animal, não existe consenso no balanço entre os dois. De acordo com Ekboir (1999), o planejamento de políticas de sanidade animal, tanto por órgãos públicos quanto pelos privados, deve considerar: o grau de contagiosidade da doença alvo; se é endêmica ou exótica[2] e os custos econômicos associados com a enfermidade. Produtores e outros agentes privados, geralmente, estão mais dispostos a participar de programas que enfocam doenças de baixo contágio, porque seus custos são facilmente percebidos por eles.

Assim, o governo não precisaria intervir em situações em que apenas bens privados estão envolvidos e o mercado (isto é, a ação das leis de oferta e demanda) é a forma mais eficiente de obter os melhores resultados. Ações veterinárias curativas e

2 Uma doença é considerada exótica quando não tem ocorrência em uma área geográfica determinada.

o controle de algumas doenças (mastite, por exemplo) nos rebanhos particulares são bens privados. Os produtores aceitam pagar por eles, pois os benefícios são facilmente percebidos e exclusivos deles.

Nas situações em que bens públicos estão envolvidos, a teoria econômica afirma que a ação pública é necessária. De acordo com Hennessy (2017) um bem público é aquele que apresenta duas características: 1) não rivalidade: muitos podem usufruir sem que se diminua o benefício dos demais e 2) não excludibilidade: não é possível impedir o consumo de alguém. Já que não é possível impedir que o outro também se beneficie o provedor desse bem público também não pode exigir que aqueles que se beneficiam paguem por ele. O controle de doenças animais de alto contágio e o provimento de um ambiente saudável para os animais de produção são bens públicos, assim, a atuação do livre mercado é ineficiente para prover o melhor produto possível para a sociedade.

Segundo Ekboir (1999), o livre mercado falha em quatro situações:

1. Quando os benefícios não podem ser apropriados por um indivíduo, e sim por uma comunidade (isto é; nas situações em que bens públicos estão envolvidos).
2. A qualidade não é visível (ou *moral harzard*), como no controle de qualidade de medicamentos e vacinas quando o comprador não tem condições de avaliar se o fabricante está ou não fornecendo o produto com a qualidade anunciada.
3. Os riscos e os custos são muito altos para o setor privado.
4. Em situações nas quais as externalidades são prevalentes.

As externalidades existem quando as atividades produtivas de um sistema de produção afetam a produção de outro. Esse efeito não aparece através dos preços de mercado, mas pelo seu impacto na produção e no lucro (Hanley *et al.*, 1997). As externalidades podem ser positivas ou negativas dependendo do impacto que causam.

Uma externalidade negativa existe quando as ações de um agente afetam, direta e negativamente, outro agente que não é compensado por essa interferência. Por exemplo, uma doença contagiosa em um rebanho pode ser entendida como uma externalidade negativa aos sistemas produtivos vizinhos, uma vez que aumentam os gastos dos produtores vizinhos, seja com medidas curativas ou preventivas, impedindo que estes atinjam o lucro máximo possível.

Um exemplo clássico é a opção por erradicar determinada doença altamente infecciosa ou zoonose. Sabe-se que sua erradicação só pode ser atingida quando o número de casos se reduzir abaixo de um limiar. A decisão de investir numa campanha de erradicação depende de grande número de variáveis, entre elas a razão benefício-custo, a probabilidade de sucesso de campanhas de erradicação e a probabilidade de reinfecção. Assim, os produtores de subsistência ou com poucos animais, se beneficiariam menos com a erradicação, por isso tendem a aderir menos às campanhas do que aqueles com rebanhos de alta produtividade, capazes de receber ganhos substanciais. Essa situação envolve um bem público e por isso, necessita de ações governamentais. Para os produtores privados os custos seriam muito altos e, consequentemente, não existem incentivos (ou motivos) suficientes para fazê-los realizar todos os gastos e ações que são necessários para o bem de toda a sociedade.

As externalidades positivas ocorrem quando a ação de uma das partes beneficia a outra. Por exemplo, os programas de sanidade animal que envolvem doenças infecciosas, principalmente no que se refere às medidas preventivas, causam externalidades positivas, pois reduzem ou eliminam o risco de os vizinhos serem infectados. Uma análise mais aprofundada das externalidades causadas por doenças animais pode ser encontrada em Valente (2009).

O Quadro 1 traz exemplos de serviços relacionados à saúde animal, suas características econômicas e qual setor seria o mais apropriado para financiá-los.

Quadro 1 – Características econômicas e formas de financiamento de ações em saúde animal selecionadas

Ações em Saúde Animal	Características econômicas	Financiamento	
		Público	Privado
Monitoramento, prevenção controle e erradicação de doenças altamente contagiosas com sérias consequências de saúde pública, socioeconômicas e para o comércio.	Bem público.	X	X
Monitoramento, prevenção controle e erradicação de doenças de baixo contágio	Bem privado com externalidade.		X
Quarentena e controle de movimento.	Medida para corrigir externalidades.	X	
Ações emergenciais.	Bem público.	X	
Inspeção sanitária.	Medida para corrigir *moral harzard.*	X	
Monitoramento de doenças de animais selvagens (ou da fauna selvagem).	Bem público.	X	
Controle de Zoonoses.	Medida para corrigir externalidades.	X	
Investigação e diagnóstico de doenças.	Bem privado com externalidades.	X	X

Controle de qualidade de medicamentos e vacinas.	Precisa de medidas para corrigir o *moral harzard*.	X	
Produção e distribuição de drogas e vacinas.	Bem privado.		X
Vacinação e controle de vetores.	Bem privado com externalidades.	X	X
Pesquisa, extensão e treinamento.	Bem público e/ou privado.	X	X
Diagnóstico clínico e tratamento.	Bem privado.		X
Higiene e inspeção de alimentos.	Medida para corrigir *moral harzard*.	X	
Teste de resíduos em alimentos de origem animal.	Medida para corrigir moral harzard.	X	
Atividades de inocuidade dos alimentos.	Bem público.	X	
Monitoramento do cumprimento das normas de saúde.	Bem público.	X	
Certificação de Propriedades Livres de Doenças Específicas.	Bem privado com externalidades.		X
Educação em saúde relativos aos Programas Nacionais de Controle e Erradicação.	Bem público.	X	

Fonte: Modificado de Valente, Vale e Braga (2009) e de Ahuja (2004), citando Umali, Feder e de Haan (1992) e Holden, Ashley e Bazeley (1996).

Em adição, e, pelas características de um bem público, há o risco de que alguns produtores ajam como *free riders*. Nesse contexto, um *free rider* é o produtor que, sabendo que está em um ambiente de baixa ou nenhuma prevalência de certas doenças, não toma as medidas preventivas necessárias, mas mesmo assim se beneficiará das medidas adotadas por seus vizinhos. Segundo Hanley *et al.* (1997), essa possibilidade faz com que o mercado proveja menos do bem do que o socialmente desejável. E, nessas situações, os produtores que investem para reduzir ao mínimo a prevalência de certas doenças não atingem seu objetivo.

Os produtores também não podem coordenar suas ações sem uma intervenção centralizada por causa do *free rider*[3] e da complexidade e dos custos de organizar um grande número de pessoas (Viscusi *et al.*, 1995). Esses problemas podem ser solucionados por autoridades que induzem ou obrigam a colaboração, por meio da fiscalização. Por exemplo, no Brasil, o MAPA é responsável por estabelecer programas nacionais de controle e erradicação de enfermidades animais importantes. Nesses programas são estabelecidas as obrigatoriedades e penalidades a que os produtores estão sujeitos. Ainda, o MAPA e os serviços veterinários oficiais dos Estados, agem na fiscalização do cumprimento das normas estabelecidas.

14.1.1 Análise econômica de doenças de baixo contágio

Quando tratamos de doenças que se restringem a um único rebanho ou propriedade, podemos afirmar que os danos da doença e benefícios pelo tratamento são suportados pelo produtor individual. Dessa forma, estamos tratando de bens privados (mesmo que haja pouca externalidade). Nesse caso, há pouco incentivo para ações públicas e fica a cargo do produtor optar por tratar ou não, por qual tratamento usar, se e como preveni-la.

Essas situações influenciam diretamente a função de produção do produtor individual, como apresentado na Figura 1. A função de produção mostra a relação entre a quantidade de algum insumo utilizada e a quantidade produzida. A partir dela é possível observar a eficiência da produção, dentro das restrições

---

3 Se os contribuintes para o esforço coletivo não podem ser facilmente identificados, cada agente tem incentivo para contribuir menos, desde que ele ainda usufrua de todos os benefícios derivados do esforço coletivo a um custo pessoal menor. Contudo, como isso é verdade para todos os agentes, a contribuição total seria menor que a necessária para o esforço adequado.

impostas pela estrutura da fazenda (área produtiva, dimensionamento dos currais e equipamentos de ordenha, tratores e outros maquinários, assim como número de empregados ou a mão de obra disponível). A eficiência técnica da propriedade é sempre maior quanto mais saudável o rebanho está.

Figura 1 – Comparação entre as funções de produção de rebanhos doentes e saudáveis

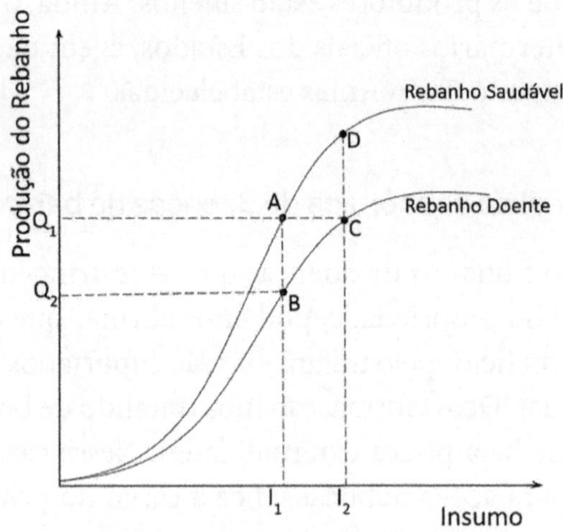

Fonte: adaptado de Thrusfield (2004).

Por exemplo, na Figura 1 o ponto A mostra um rebanho saudável que com a quantidade de insumos I_1 produz a quantidade Q_1. Se uma doença endêmica atinge o rebanho (mastite, por exemplo) a produção deste rebanho seria Q_2, utilizando-se a mesma quantidade de insumos I_1. Nessa situação, o proprietário tem duas opções para voltar à situação inicial. Ele pode tratar o rebanho e voltar a trabalhar na curva de produção saudável ou ele pode aumentar a quantidade de insumos utilizados. Nesse caso, ele se deslocaria para o ponto C na função de produção do rebanho doente. Apesar de teoricamente ele conseguir a mesma produção, o seu produto ficou mais caro, pois está usando uma quantidade maior de insumos (I_2) para produzir o mesmo que ele produzia inicialmente, usando uma menor quantidade de insumos (I_1). Caso ele optasse por tratar o rebanho, com a quantidade de insumos I_2 ele poderia chegar ao ponto D, com uma produção maior que a inicial. De acordo com a teoria econômica, esse produtor poderia comparar os custos de tratamento para retornar do ponto B ao ponto A, e os custos de insumos para ir do ponto B ao ponto C e, assim, optar pelo custo mais baixo.

Hogeveen e Van der Voort (2017) afirmam que esse exemplo mostra o problema enfrentado diariamente por produtores de leite, já que as doenças da produção estão sempre presentes. O produtor deve aceitar a diminuição do produto (indo do ponto A ao ponto C) ou aumentar o nível de insumos (de I1 para I2)? Esse problema fica ainda mais complicado, já que o ótimo nível de produção também depende dos preços dos insumos e produtos.

14.2 Custo das doenças

Como vimos, as doenças são capazes de reduzir a eficiência com que os insumos são transformados em produtos, o que diminui a produtividade dos rebanhos e aumenta a necessidade de uso de insumos ou tratamentos. Em algumas situações, os produtores não conseguem atingir melhores mercados pela presença de certas doenças e, finalmente, algumas doenças podem obrigar o produtor a usar métodos que não permitem explorar todo o potencial dos insumos produtivos (por exemplo, o uso de animais mais rústicos com menor potencial leiteiro) (Rushton; Thornton; Otte, 1999). Por esse motivo, é fundamental podermos estimar quais os custos de determinada doença para, posteriormente, compararmos com os custos de tratamento e prevenção, por exemplo, para fazermos a escolha mais eficiente economicamente. A Figura 2 apresenta um resumo dos potenciais impactos de doenças.

Figura 2 – Impacto das doenças nos sistemas de produção animal

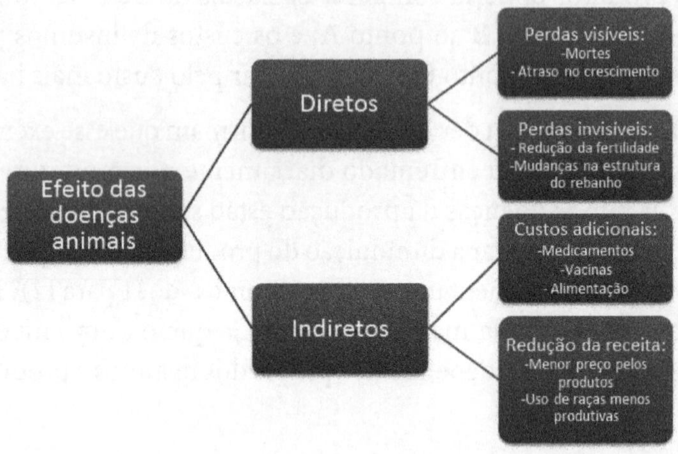

Fonte: adaptado de Rushton, Thornton e Otte (1999).

Para calcular qualquer custo de forma adequada, devemos ter em mente que existem, basicamente, dois tipos de custos: os explícitos e os implícitos. Os custos explícitos são aqueles em que é necessário desembolso de dinheiro. O gasto com medicamentos e o pagamento por serviços veterinários são exemplos de custos explícitos. Os custos implícitos são aqueles ligados aos custos de oportunidade e não necessitam de novos desembolsos. Por exemplo, o aumento de tempo que os tratadores gastam realizando a medicação ou melhorando as condições de higiene do local em que os animais ficam são custos implícitos. Isso porque, nesse tempo, eles poderiam estar exercendo outras funções que trouxessem mais benefícios aos produtores.

Tratando-se especificamente das doenças animais, Mc-Inerney (1996) definiu que os custos das doenças poderiam ser calculados seguindo a seguinte equação:

$C=L+E$

Onde "C" representa os custos, "L" as perdas definidas como a redução da produção devido às doenças (na Figura 1 as perdas são Q_1-Q_2 e pode representar menor ganho de peso ou redução da produção de leite, por exemplo) e as mortes de animais. E são os gastos adicionais necessários ao tratamento da enfermidade, como medicamento, gastos com veterinários e mudanças no manejo sanitário (que podem fazer com que a produção volte ao ponto "A" original). Assim, quando aumentasse "E" haveria uma diminuição de 'L'.

Bennett (2003) expandiu esse modelo ao detalhar os componentes desse custo, propondo que:

$C=(L+R)+T+P$

Em que "R" representa os recursos não veterinários, tais como trabalho e custos adicionais em alimentação. "T" seria os gastos com tratamento, isto é, gastos para reduzir as perdas quando a doença ocorre. "P" representa os gastos com prevenção ou aqueles necessários à redução da incidência ou prevalência de uma doença.

Ambos os modelos foram pensados para calcular o impacto econômico das doenças animais em nível nacional, mas também podem ser usados para calcular os custos em um sistema produtivo.

Hogeveen e Van der Voort (2017) propuseram o modelo separando os custos com prevenção e o que eles chamam de custos pelas falhas da prevenção, dividindo os recursos em 'R_f' e 'R_p':

$$C=C_{TP}+C_p$$

O "C_{TP}" representa os custos pela falha na prevenção. Eles incluem a perda de produção, gastos com tratamento e outros recursos adicionais que, aqui, chamamos de gastos de perdas e tratamentos. Assim:

$$C_{TP}=L+(T+R_f)$$

Em que "L" incluem as perdas na produção, o aumento da mortalidade e o aumento do risco de abates sanitários.

$$C_p=P+R_p$$

Em que "P" representa as medidas preventivas e "R_p" é o uso adicional de recursos associados à prevenção.

Dessa forma, há uma relação de substituição entre "C_p" e "C_{TP}". Essa relação é apresentada na Figura 3.

Figura 3 – Relação entre os custos com prevenção e custos de tratamento e perdas

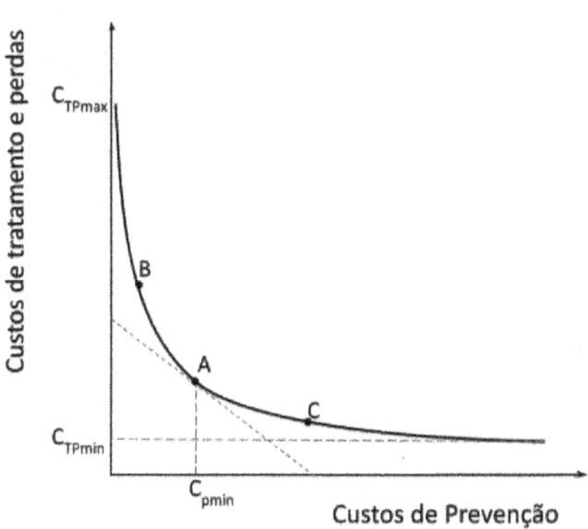

Fonte: adaptado de McInerney (1996).

Quanto maior "C_p" menos "C_{TP}", podendo ser escolhido o nível ótimo de "C_p" e "C_{TP}", de acordo com quanto se opta por gastar. Na Figura 3 quando se opta por não fazer prevenção os custos com tratamento e perdas são os maiores possíveis (C_{TPmax}). Para se atingir o ponto mínimo de 'C_{TP}' é preciso se fazer os maiores gastos com prevenção, mas percebe-se que não é possível eliminar completamente o "C_{TP}". O ponto A mostra o ponto mais eficiente economicamente ou o ponto ótimo entre prevenção e tratamento e perdas. Segundo Hogeveen e Van der Voort (2017), "neste ponto o gasto adicional com prevenção é igual ao valor economizado com a redução dos tratamentos e perdas". É neste ponto em que os custos totais ($C=C_{TP}+ C_p$) são mínimos. No ponto "B" existem gastos excessivos com tratamento e no ponto "C", gastos excessivos com prevenção.

14.3 Métodos de avaliação econômica

A partir do entendimento do cálculo dos custos inerentes a uma doença, pode ser feito o levantamento do seu impacto econômico. Rushton, Thornton e Otte (1999) fizeram um detalhado levantamento de vários métodos que podem ser usados. A seguir, será feita uma breve descrição de alguns deles. Maiores detalhes podem ser consultados no texto original.

Quando se deseja fazer uma análise de impacto de doenças animais e de seu controle, algumas opções devem ser feitas *a priori*. A primeira delas é que nível de análise se deseja executar. Podem ser feitas análises de rebanhos, empresas individuais, análises mais amplas, para mercados específicos, para todo um país ou para vários países. Para qualquer uma delas será necessária uma linha base, isso porque tais levantamentos consideram as diferenças (de produção, lucro, custos etc.) entre a situação com e sem doença. E, para estabelecê-la, diversos dados serão necessários. Como dados mais agregados (para mercados ou países) podem não estar facilmente disponíveis, as análises de menor âmbito são, em geral, mais fáceis de serem executadas, pois o levantamento de dados pode ser feito diretamente nos sistemas produtivos. Cabe ressaltar que estas, por se restringirem a realidades específicas, não podem ser generalizadas para os demais sistemas produtivos, mas servem como referência para estudos de outras localidades, e, também, podem apontar necessidades de pesquisas e levantamento de outros dados.

Para análises de rebanhos ou de empresas individuais, os autores sugerem cinco métodos. As análises de margens brutas e orçamentação das empresas são os principais métodos para direcionar a coleta de dados e obter as informações de produtividade dos sistemas, que servirão de linha base. Essa informação será fundamental para se comparar sistemas com diferentes *status* sanitários ou diferentes medidas de controle sanitário.

Em uma análise de mudança de uma estratégia de controle para outra o método de orçamentação parcial é o melhor, pois avalia apenas os custos e benefícios adicionais. Quando o impacto da doença se espalha ao longo dos anos, a análise de investimentos é necessária, pois considera o valor do dinheiro ao longo do tempo. Os modelos de decisão podem ser usados para levantar o impacto da frequência das doenças nos sistemas produtivos. Outras abordagens que tentam modelar os processos e a tomada de decisões podem ser divididas em três categorias: modelos de otimização, de simulação e outras técnicas de modelagem. Todas elas necessitam de grande quantidade de dados e conhecimentos consideráveis do analista e a maioria de suas aplicações têm sido usadas de forma mais agregada para análises setoriais ou nacionais. Cabe ressaltar que nenhuma dessas técnicas por si só pode levantar os impactos econômicos de doenças, mas uma combinação delas pode servir para levantar os incentivos que o produtor individual tem para controlar as doenças do seu rebanho. Outro ponto fundamental é que todos esses métodos dependem da qualidade dos dados usados na análise. Quando existem problemas com os dados disponíveis, as análises só poderão apontar linhas gerais e indicar os dados que precisam ser coletados para uma avaliação de impacto mais abrangente (Rushton; Thornton; Otte, 1999).

Para análises setoriais, nacionais ou internacionais os autores apresentam cinco métodos que são resumidos no Quadro 2.

Quadro 2 – Características dos métodos de avaliação de impacto econômico em níveis regionais e nacionais

Método	Objetivo	Dados necessários	Resultado	Forças	Fraquezas
Análise Custo-benefício (restrita).	Compara programas e intervenções em termos de efeitos de bem-estar social (inclui a valoração de efeitos ambientais).	Impactos na produtividade. Custos e preços. Elasticidades. Dados sobre a adoção do programa ou intervenção. Taxa de desconto. Valoração de impactos ambientais.	VPL TIR RBC	Abordagem que combina rigor e abrangência.	Dados necessários. Requer habilidades analíticas consideráveis do pesquisador.
Análise Custo-benefício (ampliada).	Compara programas e intervenções em termos de custos e benefícios.	Impactos na produtividade. Custos e preços.	Benefícios líquidos VPL TIR RBC	Abordagem não tem tanto rigor e abrangência, mas pode ser calculada, aplicada e entendida com relativa facilidade.	A falta de abrangência pode afetar o realismo das análises.
Excedente econômico.	Quantifica o impacto de uma mudança na curva de oferta e o excedente econômico; divide o excedente entre consumidores e produtores.	Impactos na produtividade. Custos e preços. Elasticidades. Dados sobre a adoção do programa ou intervenção. Taxa de desconto.	Excedentes econômicos. VPL TIR RBC	Abordagem que pode ser estendida com flexibilidade para manter os resultados realistas em níveis nacionais e internacionais.	Dados necessários. O conceito de excedente econômico não é familiar aos não economistas. Requer habilidades analíticas consideráveis do pesquisador.
Programação matemática.	Maximiza uma função objetivo sujeita a restrições de recursos e outras.	Coeficiente insumo-produto Atitudes e objetivos das partes envolvidas. Dados de custos e preços.	Mix ótimo de atividades. Preços sombras. Outros produtos podem ser obtidos dependendo da função e objetivo.	Abordagem flexível para problemas bem formulados e que sigam os pressupostos econômicos.	Dados necessários. Requer habilidades analíticas consideráveis do pesquisador. Precisa de entendimento claro dos objetivos das partes envolvidas.
Simulação de modelos e análise de sistemas.	Usa um sistema de modelos para analisar mudanças nos cenários.	Entendimento detalhado do sistema estudado.	Respostas do sistema aos diferentes cenários.	Abordagem muito flexível. Pode incorporar riscos, incertezas e componentes interativos.	Requer habilidades analíticas avançadas do pesquisador. Definição do problema pode ser definida ao longo da análise.

Fonte: Rushton, Thornton e Otte (1999).

Legenda: TIR: Taxa Interna de Retorno, VPL: Valor Presente Líquido, RBC: Razão Benefício Custo.

A Análise Custo Benefício (ACB) é originalmente uma metodologia usada para se analisar o bem-estar social a partir de determinadas escolhas. Entretanto, a definição de quais são esses custos e benefícios para a sociedade nem sempre é óbvia e simples. Eles devem englobar as perspectivas econômicas, sociais, ambientais, biológicas e médicas e existem dificuldades relacionadas ao fato de dar valor a alguns desses aspectos e como quantificá-los (Rushton, Thornton e Otte, 1999).

Para calculá-la deve-se dividir o valor presente dos benefícios esperados para determinada intervenção pelo valor presente dos custos dessas intervenções. O resultado será a Razão Benefício Custo (RBC) e quando for maior que um indica que a intervenção analisada traz mais benefícios que custos. Quando se comparam várias intervenções por esse método, deve-se escolher aquela que apresente a maior RBC.

Apesar de ser uma metodologia muito utilizada, como ela requer um entendimento amplo da valoração de resultados e custos, muitas vezes, não expressos em termos monetários, pode apresentar resultados muito diversos de acordo com o que o analista conseguir incluir na análise.

Como os resultados da ACB são similares aos da análise de investimentos, a metodologia tem sido usada com frequência para se referir às análises que comparam os custos e benefícios de uma determinada mudança, sejam eles relacionados ao investimento público ou ao impacto na sociedade, ou apenas restritos a empresas individuais. Por esse motivo, Rushton, Thornton e Otte (1999) separam em ACB estrita (aquela usada para análises sociais) e a ampliada, que engloba as análises de menor amplitude.

A ACB estrita seria mais aplicada quando se analisam impactos relacionados às zoonoses ou doenças contagiosas, pois causariam externalidades e impactos sociais mais claros. Entretanto, os impactos sociais também podem ser causados não pelas doenças em si, mas pela ação humana para tratá-las e a ACB estrita passa a ser também utilizada. Um exemplo é o do controle mais rígido que tem se tentado aplicar ao uso de antibióticos para reduzir os casos de resistência bacteriana. Outros medicamentos que vão deixar resíduos nos produtos de origem animal também podem ser avaliados com essa abordagem.

14.3.1 Impacto econômico da mastite bovina

Hogeveen e Van der Voort (2017) realizaram uma avaliação da literatura científica existente até aquele momento sobre os custos da mastite bovina. Fica claro que são poucos os estudos que levantam os custos totais da doença (custos de tratamento e perdas somados aos custos de prevenção). E um número menor ainda a relação de substituição que existe entre esses custos.

Para os custos de tratamento e perdas, Cha *et al.* (2011) levantaram os custos da mastite clínica no Estado de Nova York, Estados Unidos e concluíram que eles eram, para cada caso, de US$134 para bactérias gram positivas, US$ 211 para gram negativas e US$ 95 para outros casos. Em um estudo subsequente os autores calcularam os custos da mastite clínica para cada patógeno e os compararam com as opções de tratar os animais, eliminá-los do rebanho e o momento de inseminá-las. Naquele modelo 92% dos casos deveriam ser tratados. Os custos médios por caso de mastite foram de US$ 216. Dada a incidência de 35,6 casos/100 vacas/ano os custos médios por vaca na propriedade foram de US$ 77,00.

Para a Holanda, Steeneveld *et al.* (2011) estimaram que os custos médios para casos de mastite clínica eram de US$ 226. O estágio de lactação em que o tratamento era mais caro foi o segundo mês, com custos médios de US$ 261 por caso, enquanto casos de mastite clínica acima do oitavo mês de lactação custaram US$ 154 por caso.

Já na Dinamarca, Nielsen *et al.* (2010) calcularam os custos por caso de mastite clínica em média €231, variando de 149 casos de *Streptococcus* spp. a €570 para casos de *Staphylococcus aureus*. Os custos médios para mastites clínicas e subclínicas foram estimados em €88 e 20 €/vaca/ano, fazendo o custo total da mastite de 108 €/vaca/ano.

Para o Brasil, um estudo sobre a mastite bovina que se mostrou mais completo foi o de Lopes *et al.* (2012). Os autores utilizaram um modelo de simulação com cenários de 1%, 7% e 15% de mastite no rebanho. Para calcular o impacto total da mastite, os autores usaram, assim como explicado nesse capítulo, as despesas com prevenção e tratamento e as perdas de produção decorrentes da doença. Assim, os autores estimaram um custo total entre R$727,85 e R$2.774,11/vaca em lactação/ano (em 1% e 15% de mastite no rebanho, respectivamente). A Tabela 1 apresenta os itens que compõem esses custos, os valores anuais gastos e, entre parênteses, o percentual de cada item no custo total. Os valores foram calculados levando-se em consideração os preços de novembro de 2008, em Lavras, MG.

Tabela 1 – Itens que compõem o impacto econômico anual da mastite, em reais, em função da frequência média anual de mastite clínica, em rebanhos de 100 vacas holandesas em lactação, com produção diária de 20 kg.

Especificação	**Frequência média anual de mastite clínica**		
	1%	**7%**	**15%**
	R$ (%)		
Despesas			
Tratamento preventivo	14.362,55 (19,7)	14.362,55 (8,9)	14.362,55 (5,2)
Tratamento curativo*	4.834,18 (6,6)	33.839,25 (21,1)	72.512,68 (26,1)
Despesas totais (subtotal)	19.196,73 (26,3)	48.201,80 (30,0)	86.875,23 (31,3)
Perdas			
Morte de matrizes	3.000,00 (4,1)	3.000,00 (1,9)	3.000,00 (1,1)
Desvalorização de matrizes	8.969,52 (12,3)	8.969,52 (5,6)	8.969,52 (3,2)
Descarte de leite	9.782,00 (13,5)	68.474,00 (42,7)	146.730,00 (52,9)
Redução na produção de leite	31.836,50 (43,8)	31.836,50 (19,8)	31.836,50 (11,5)
[1]Perdas totais (subtotal)	53.588,02 (73,7)	112.280,02 (70,0)	190.536,02 (68,7)
[2]Impacto econômico total	72.784,74 (100,0)	160.481,82 (100,0)	277.411,25 (100,0)

Fonte: Lopes *et al.* (2012).

Notas:

[1]Perdas totais = morte de matrizes + desvalorização de matrizes + descarte de leite + redução na produção de leite.

[2]Impacto econômico total: gastos com prevenção, tratamento curativo, perdas em virtude da redução na produção dos animais acometidos por mastite e descarte de leite.

14.4 Análise econômica de doenças de alto contágio e zoonoses

Conforme explicado, para as doenças de alto contágio e zoonoses, as ações de um produtor individual podem comprometer a produção de outros sistemas e a saúde das pessoas tanto diretamente ligadas aos animais infectados como as que consumirão os produtos deles. Assim, existem externalidades e deve ocorrer algum tipo de ação pública para garantir o controle dessas situações. Entretanto, Ekboir (1999) ressalta que a ação pública não significa controle e implementação pública. Muitos serviços podem ser organizados com forte envolvimento do setor privado e o setor público pode ajudar a aumentar a eficiência da ação de ambas as partes, por meio de coordenação e planejamento.

Para o mesmo autor, o planejamento de políticas de saúde animal (tanto públicas quanto privadas) deve considerar:

- O grau de contagiosidade das doenças-alvo;
- Se a doença é ou não de ocorrência na região; e
- Os custos econômicos associados com a doença.

O primeiro ponto já foi tratado na seção dois e se relaciona à existência ou não de externalidades. Algumas externalidades de doenças contagiosas podem causar impactos no bem-estar animal, perda de confiança dos consumidores, perda de reputação de empresas (o que pode refletir na queda do valor das ações) e impactos ambientais (onde e como descartar as carcaças derivadas de abate sanitário, por exemplo).

O segundo ponto traz uma discussão relevante ainda não apresentada. Para as doenças endêmicas contagiosas, as externalidades existem. Já para as doenças exóticas, as externalidades só são percebidas quando existem surtos. Assim, a ação dos agentes privados vai depender da percepção que eles têm quanto ao risco de um surto. Essa percepção será menor quanto mais tempo houver passado do último surto, mas pode aumentar se ocorrerem surtos em regiões próximas.

O último ponto depende das condições do mercado, das instituições e da tecnologia disponível no país em questão. Caso, para uma população específica, mesmo que não haja questões relacionadas às externalidades, mas o custo do tratamento dos animais coloque em risco a sobrevivência daquela comunidade, a sociedade pode optar por arcar com os custos associados à doença. Isso vai depender se aquele modo de vida e produção são importantes para a sociedade, seja para a preservação de sistemas tradicionais ou pela cultura em que ela está inserida.

A partir do momento em que se decide implantar uma política pública de controle de alguma doença, devem ser tomadas várias decisões relacionadas a quanto investir em monitoramento, quando intervir e que métodos utilizar na intervenção.

14.5 Monitoramento e intervenção

Define-se por monitoramento de ações em saúde o "processo sistemático e contínuo de acompanhamento dos indicadores e da execução das ações do programa, visando à obtenção de informações em tempo oportuno para subsidiar a tomada de decisão, bem como a identificação, solução e redução de problemas e a correção de rumos" (Brasil, 2008, p. 32). Ele gera gastos para prover os formuladores de políticas em saúde, informações necessárias ao planejamento, implementação e avaliação de intervenções que visem proteger a saúde humana, animal e o bem-estar social.

Nesse contexto, as intervenções são as diversas possíveis ações que visam reduzir ou eliminar doenças consideradas importantes, seja por suas altas prevalência e incidência, os riscos à saúde humana ou os prejuízos econômicos que elas possam trazer. Em geral, essas intervenções são estabelecidas pelos Ministérios da Saúde ou da Agricultura e suas responsabilidades são compartilhadas entre os agentes públicos e privados. Por exemplo, o Programa Nacional de Controle e Erradicação da Brucelose e Tuberculose Animal prevê como medidas de intervenção, ao se referir à Brucelose Animal: vacinação e marcação de fêmeas bovinas e bubalinas e abate sanitário, entre outros. Já para monitoramento prevê a realização de testes sorológicos e no leite cru (Teste do Anel em Leite - TAL).

Häsler, Delabouglise e Martins (2017) afirmam que para determinar a eficiência na alocação de recursos para a mitigação de doenças, os gastos combinados para monitoramento e intervenção devem ser calculados e comparados com a resultante economia com a redução das perdas com a doença analisada. Os cálculos com as perdas e custos das doenças já foram explicados em detalhes no item 3.1.

Segundo a teoria econômica, intervenção e monitoramento podem ser tanto substitutos quanto complementares técnicos. Se forem complementares, (por exemplo, quando há testagem e abate dos positivos) eles são usados juntos ou em sequência e ambos são incluídos no elemento "E" da equação C=L+E (apresentada no item 3.1). Se forem substitutos, o aumento dos gastos em monitoramento resultará em redução dos gastos com intervenção. O entendimento de que o monitoramento é um mecanismo de alerta precoce e que evita maiores gastos suporta a ideia de monitoramento e intervenção como substitutos técnicos. Nesse caso, a Figura 4 apresenta curvas de isoperdas em que qualquer combinação de monitoramento e intervenção em uma mesma curva indica a mesma quantidade de perdas evitadas. Essas curvas pressupõem retornos decrescentes, isto é, cada vez são necessários maiores investimentos em intervenções para substituir uma unidade de monitoramento e vice-versa. Quanto mais longe da origem, maiores os gastos com monitoramento e intervenção e, consequentemente, maiores as perdas evitadas.

O ponto ótimo em cada curva vai depender da razão entre os preços de monitoramento e de intervenção, e do orçamento disponível para tais ações (restrição orçamentária ou linhas de isocusto representadas pelas linhas azuis na Figura 4). Assim, o ponto ótimo é aquele em que as linhas de isocusto tangenciam cada curva de isoperda. Unindo-se os pontos ótimos de cada curva obtém-se o caminho de expansão que é a curva que indica todas as melhores combinações possíveis entre intervenção e monitoramento para uma determinada razão de preços. Munidos desse conhecimento, os responsáveis por implementar as ações podem escolher a melhor combinação, dado o seu orçamento limitado.

Figura 4 – Interpretação econômica do Monitoramento, intervenção e perdas evitadas

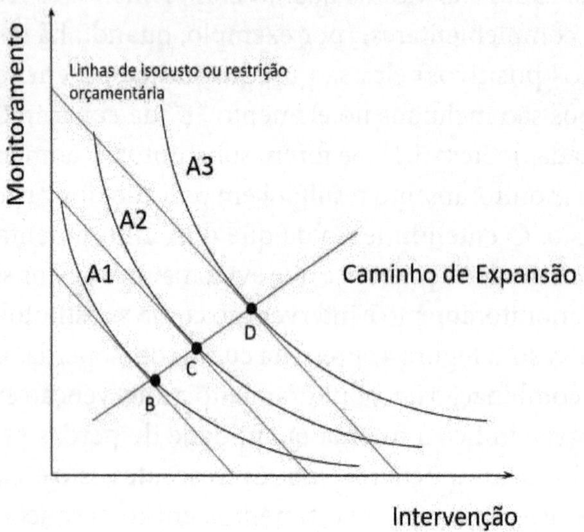

Fonte: adaptado de Häsler, Delabouglise e Martins (2017).

Teoricamente, a partir desse gráfico, podem-se estimar as combinações de menores custos com monitoramento e intervenção que maximizam o bem-estar social. Entretanto, para estimá-las é necessária a utilização de um ou mais cenários com variadas proporções de monitoramento e intervenção e suas perdas evitadas (todos expressos em termos monetários), o que torna necessário o uso de modelos epidemiológicos para prever indicadores de prevalência e incidência, entre outros, ao longo do tempo (Häsler, Delabouglise; Martins, 2017).

14.6 Vacinação e outros métodos de intervenção

Entre as várias possibilidades de intervenção, a vacinação (quando disponível) é provavelmente a mais conhecida pela população e a mais usada nos vários programas de saúde. McLeod e Rushton (2017) abordam esse tema de forma bem ampla e o trabalho deles será a base para este item.

Se a vacinação será usada como parte de uma estratégia de controle de alguma doença, as vacinas devem ser custo-efetivas. A efetividade significa que elas estejam à disposição de quem vai utilizá-la e em qualidade. Os custos associados à vacinação são custos diretos relacionados à compra e à aplicação da vacina. Já os custos indiretos são os relacionados à perda de produtividade devido à vacinação. Em locais de sistemas produtivos com grandes rebanhos, como no Brasil, o maior custo está, em geral, associado ao recolhimento dos animais para a vacinação. Os custos indiretos são aqueles ligados à perda de peso e abortos devido ao estresse do manejo. Nessas situações, esquemas de vacinação anuais são considerados válidos, pois se pode aproveitar o recolhimento dos animais para outras atividades.

Para que ela seja efetiva deve ter havido, previamente, investimento no desenvolvimento da própria vacina e da cadeia logística dela. Esses custos são chamados custos de investimento e podem ser bancados tanto pelo setor público quanto pelo privado ou por uma combinação de ambos. Investimentos públicos são justificados para doenças que trazem grandes externalidades e consequentes ganhos sociais.

Já para os casos de vacinação contra mastite, por exemplo, a vacinação pode ser considerada um bem privado e os produtores, por se apropriarem de seus benefícios, aceitam pagar por elas.

Finalmente, a opção por adotar ou não um esquema de vacinação vai depender se o país está envolvido no comércio internacional ou se a vacinação pode proteger a vida de seres humanos.

Para o comércio internacional, a mudança de *status* sanitário do país pode trazer sérias consequências econômicas. Um país livre com vacinação não é considerado da mesma forma que um país livre sem vacinação, para os mercados importadores o uso da vacinação pode impedir o acesso a mercados mais valorizados. Por isso, alguns países podem optar por lidar com um foco, fazendo abate sanitário em um raio a partir do foco identificado, visando voltar mais rapidamente ao seu *status* sanitário anterior. Nessas situações é essencial que haja algum sistema de compensação do governo pelos animais abatidos. Um exemplo foi a decisão da Tailândia com os casos de gripe aviária a partir de 2003. O país detinha o quinto lugar mundial de exportações de carne de frango e no ano seguinte (2004) já tinha caído para o 17º lugar. A decisão foi tentar eliminar a doença sem vacinação. Foi realizado um "pente fino" para detectar a doença e todos os casos foram rapidamente investigados, comunicados e os animais abatidos. Esses esforços diminuíram a prevalência da doença, mas ainda não conseguiram erradicá-la e o retorno das exportações ocorreu, em sua maioria, por aumento de produtos processados.

Também quando países afetados fazem parte de um bloco econômico, há a pressão dos demais países para controlá-lo usando abate sanitário. Foi o que aconteceu com o surto de febre aftosa em 2001 no Reino Unido que foi controlado. Entretanto, essa política teve altos custos ao considerar o número de animais abatidos, as perdas em outras indústrias rurais (o turismo rural nesse caso foi muito afetado), os efeitos psicológicos nos fazendeiros e as preocupações da população em geral com o abate de animais saudáveis. Muitas famílias rurais no Reino Unido sofreram de choques psicológicos, assim como membros das equipes de abate. Também se registraram relatos de crianças desesperadas para esconder suas aves das equipes de abate e fazendeiros se recusando a permitir a entrada dessas equipes em seus vilarejos durante o combate aos surtos de influenza aviária altamente patogênica.

14.7 Custos e benefícios de uma zoonose

Shaw *et al.* (2017) trazem uma análise bastante completa sobre a economia do controle de zoonoses. Parte desse trabalho será apresentado e discutido neste item.

A Figura 5 a seguir apresenta os componentes dos custos impostos por uma zoonose à sociedade. Assim como discutido anteriormente, as doenças vão trazer custos associados a perdas e gastos. Entretanto, como a zoonose afeta tanto seres humanos como outros animais, esses estarão relacionados ao efeito em ambos os seres. O objetivo de qualquer intervenção será reduzir uma ou várias dessas categorias de custos.

Figura 5 – Componentes dos custos e benefícios para controlar uma zoonose

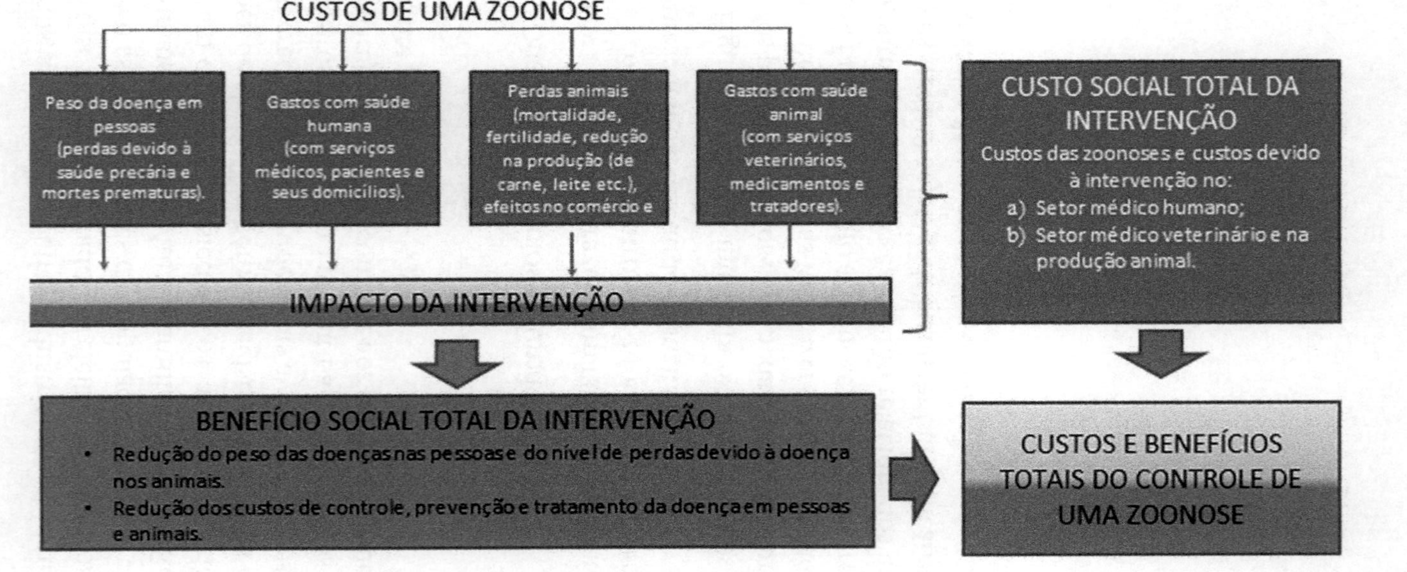

Fonte: adaptado de Shaw *et. al.* (2017).

Para quantificar o impacto de doenças na saúde humana vários indicadores já foram propostos e os dois mais comuns são os anos de vida ajustados pela qualidade (QALY) e os anos de vida perdidos ajustados por incapacidade (DALY). O QALY indica o número de anos de vida ganhos com intervenção, multiplicado pelo valor desses anos de vida em função da utilidade do estado de saúde. Já o DALY:

> *Mede, simultaneamente, os impactos da mortalidade e da morbidade que afetam o status de saúde de determinada população, utilizando como métrica comum o tempo (Murray; Lopes, 1996). Um DALY representa um ano de vida saudável perdido, sendo calculado como a soma de dois componentes: o de mortalidade, representado pelos anos de vida perdidos em decorrência de morte prematura (years of life lost – YLL), e o de morbidade caracterizado pelos anos de vida saudáveis perdidos em virtude de incapacidade (years lost due to disability – YLD) (Leite et al., 2015).*

Assim, DALY indica o peso da doença e o controle dela evita os QALY. O valor DALY igual a zero equivale a um ano de saúde perfeita e, o igual a um equivale à morte e valores intermediários representam os diferentes níveis de incapacidade. O DALY tem sido utilizado internacionalmente como uma medida do impacto das doenças (inclusive das zoonoses), principalmente pela Organização Mundial da Saúde. O uso deste indicador tem também um significado moral, ele implica que, em todo o mundo o valor de uma vida é igual, independentemente de quem é a pessoa, onde ela mora e quando ela ganha.

Ainda, os custos de uma doença humana são divididos em custos diretos incluindo os médicos e custos não médicos (por exemplo, deslocamento em condições diferenciadas e contrato de cuidadores). Já os custos indiretos vão incluir o que a pessoa deixou de fazer pela doença: dias não trabalhados, contratar uma empregada para assumir as tarefas domésticas, entre outros.

Estes se somam aos custos com as doenças animais, que são idênticos aos discutidos no item 3.1 para se estimar os custos totais com a zoonose.

Como se pode observar alguns custos com saúde humana são expressos em unidades não monetárias. Em um debate sobre a necessidade de uma medida semelhante a essa, Torgerson *et al.* (2017) propuseram os ALE e o zDALY. O ALE considera os diferentes valores dos rebanhos em diferentes sistemas produtivos e sociedades ao relacioná-los à renda *per capita* dos países. Assim, um bovino na África que, localmente, vale quase a metade da renda anual per capita de um habitante valeria mais que o mesmo bovino na Europa, que vale 5% da renda anual *per capita*. Assim, o ALE representa o equivalente a perda animal e é calculado pelo valor das perdas animais dos rebanhos dividido pela renda nacional *per capita*. Esse valor expressa a contribuição do rebanho na economia humana e quanto um habitante médio precisa trabalhar para ter recursos para repor aquele animal. Quando se avalia as perdas com as zoonoses, os ALE podem ser adicionados diretamente aos DALY e se obtêm os DALY zoonóticos ou zDALY.

Shaw *et al.* (2017) ao caracterizarem a economia das intervenções de controle de zoonoses, afirmaram que os impactos nos setores da saúde humana e animal precisam ser integrados para que os tomadores de decisão possam optar de uma maneira que seja mais benéfica tanto para esses setores quanto para toda a sociedade. Assim, eles apresentam quatro metodologias: Custo líquido agregado por DALY evitado, método dos custos separáveis, Análise custo-benefício e análise de zDALY e as aplicam para três zoonoses negligenciadas: Brucelose na Mongólia, Equinococcose, em Sichuam, na China, e raiva em Colombo, no Sri Lanka. Esses resultados não serão apresentados aqui, mas podem ser consultados na publicação original. A seguir, serão apresentadas com mais detalhes cada uma das metodologias apresentadas por esses autores.

14.7.1 Custo líquido agregado por DALY evitado

O modo mais simples e óbvio de comparar os benefícios e custos é quando se somam todos os componentes monetários e estes são comparados com os componentes não monetários, nesse caso, a redução do peso das doenças humanas, expressas em DALY evitados. Para se obter o custo líquido por DALY evitado, os benefícios são subtraídos dos custos e divididos pelos DALY. Esse método resulta em uma série de custos por DALY evitados que podem ser ranqueados. E opta-se, então, pela intervenção de menor custo por DALY evitado.

$$\frac{C \quad B}{DALY_{evitado}}$$

Um problema dele é que quando os benefícios são muito maiores que os custos, antes mesmo de compará-lo com o peso das doenças, seus resultados ficam negativos e dão a impressão de que a intervenção é quase gratuita, quando isso não é verdade, já que os custos podem também ser muito altos.

14.7.2 Método dos custos separáveis

Esse método visa repartir os custos de controle das doenças de forma proporcional aos benefícios monetários obtidos pelo controle. Para isso, após quantificar todos os seus custos e benefícios divide-se os benefícios monetários acumulados para a saúde humana e para a saúde animal. Em seguida esses percentuais são aplicados aos custos para saber qual parcela de custo (ou de recursos) devem ser atribuídos a cada setor. A razão custo-efetividade é então calculada para a saúde humana como a parcela dos custos divididos pelos DALY evitados.

Para o setor de saúde animal, os benefícios monetários são divididos pela parcela dos custos atribuídos ao setor, o que resulta numa análise custo-benefício. Esse método tem sido amplamente utilizado em intervenções para o controle de zoonoses. Entretanto, dependendo da doença, os maiores benefícios humanos podem ser obtidos com medidas tomadas no setor de saúde animal. Se não existem benefícios monetários para ambos os setores da saúde, mas existem DALY evitados, todos os recursos serão alocados no setor de saúde humana e o resultado será o mesmo que o do custo líquido agregado por DALY evitado.

14.7.3 Análise custo-benefício (ACB)

Na economia da saúde humana o ACB é, muitas vezes, realizado valorando-se a vida e o sofrimento humanos. Isso pode ser feito, por exemplo, multiplicando-se o DALY de determinada doença pelo PIB *per capita* daquele ano.

Os benefícios líquidos também podem ser calculados (a soma dos benefícios diminuindo-se a soma dos custos). E quando se envolve vários anos, podem-se descontar os valores futuros para chegar ao Valor Presente Líquido (VPL) e a Taxa Interna de Retorno (TIR).

14.7.4 Análise de zDALY

Finalmente, ao usarmos o ALE como uma métrica não monetária do custo das doenças animais para a sociedade permite que seja usado o processo inverso ao da ACB anteriormente abordada, ao se converter custos monetários em unidades não monetárias. Assim, todos os benefícios monetários são convertidos para o seu equivalente-renda ao dividir o montante monetário pelo valor monetário do PIB per capita do ano analisado.

Todos esses métodos têm suas vantagens e desvantagens apresentados no Quadro 3.

Quadro 3 – Comparação entre os métodos para analisar custos e benefícios das intervenções para controle das zoonoses

Método	Forças	Fraquezas	Conclusão
Custo líquido agregado	Mantém a separação de componentes monetários e não monetários de custos e benefícios. Ao agregar todos os componentes monetários, resulta em um custo monetário único e consistente, que pode ser comparado com o número de DALY evitados.	Dificulta a interpretação, pois se torna negativo se existem benefícios monetários substanciais, geralmente de dentro do setor animal. Os "custos por DALY evitados" negativos dão a impressão de que controlar a doença pode ser realizado quase de graça. Quando os benefícios para o setor animal são altos pode resultar no entendimento que o controle deve ser feito, principalmente ou exclusivamente, pelo setor veterinário.	Mais adequado em situações em que há baixos benefícios animais monetários de forma que haja um custo líquido por DALY positivo.
Custos separáveis	Calcula um resultado consistente sem a necessidade de converter resultados monetários em não monetários e vice-versa. Resulta em valores de custos por Daly confiáveis. Foca nos quatro componentes dos custos sociais. Destaca a distribuição dos custos e benefícios entre os dois setores. Onde as medidas de controle são implementadas, principalmente no setor animal, enfatiza que existem ganhos para a saúde humana e que financiamentos do setor humano/saúde pública devem ser alocados para tal medida.	Porque a proporção de custos totais alocados para o setor de saúde é reduzido quando há benefícios monetários do setor animal, os custos por DALY evitados não podem ser comparados aos custos por DALY evitados por intervenções direcionadas a doenças não zoonóticas. Os DALY não são incluídos na equação de alocação de custos. Então é questionável se os padrões de "bom valor para o dinheiro" podem ser aplicados. Sofre do clássico dilema do RCB: se alguns custos são desagregados dos benefícios a RCB vai se alterar.	Tem sido amplamente adotado e é bem entendido no setor de saúde, embora seja menos comum no setor de saúde animal. Na prática, por diversas vezes, não leva a custos sendo alocados para cada setor, proporcionalmente aos benefícios monetários esperados. O orçamento público é geralmente alocado, proporcionalmente de acordo com as metas de controle. O desafio é alocar recursos suficientes para controlar as doenças-alvo.

Análise custo-benefício (ACB)	Provê uma métrica única ao expressar todos os valores em termos monetários. Os resultados (VPL, RCB, TIR) são bem aceitos e entendidos pelos tomadores de decisão. Faz uma análise equitativa de como os benefícios são distribuídos entre os setores da saúde animal e humana. Ao permitir os cálculos dos benefícios líquidos ou do VPL pode evitar o clássico dilema do RCB.	Parte do ideal do método DALY por atribuir valores monetários diferentes para um DALY em diferentes contextos econômicos nacionais. Entretanto, não diferencia entre indivíduos pobres ou ricos dentro de um mesmo país ou reflete suas diferenças em níveis de 'propensão a pagar'. Não resulta em valores de RCE e RCEI, portanto, não é facilmente comparado com outras intervenções em voltadas à saúde humana. Deve-se tomar decisões com relação à qual melhor medida de renda per capita nacional deve ser utilizada para representar adequadamente um DALY.	Adequado para tomadores de decisão que preferem avaliar os custos e benefícios em termos de valores monetários. Melhor se usado em conjunto com o método do zDALY, já que ambos são consistentes e se complementam por ambos resultarem em análises baseadas em DALY e monetizadas.
Análise de zDALY	Provê uma métrica única ao expressar todos os valores em termos de zDALY. Resultados (RCE e RCEI) são bem aceitos e amplamente entendidos pelos tomadores de decisão e podem ser ranqueados em relação a limites aceitáveis correntemente de despesas. Faz uma análise equitativa de como os benefícios são distribuídos entre os setores da saúde animal e humana.	Deve-se tomar decisões com relação à qual melhor medida e qual proporção de renda per capita nacional melhor representa um ALE. Não resulta em VPL, RCB ou TIR o que faz com que não seja facilmente comparado com outras intervenções de saúde animal. Sofre do clássico dilema do RCB: se alguns custos são desagregados dos benefícios a RCB vai se alterar.	Adequado para tomadores de decisão, que preferem avaliar os custos e benefícios em termos de DALYs. Melhor se usado em conjunto com o ACB, já que ambos são consistentes e se complementam por resultarem em análises baseadas em DALY e monetizadas.

Fonte: Shaw *et al.* (2017).

14.8 Bem-estar animal

Gibson e Jackson (2017) examinam a relação entre o bem-estar animal e os princípios econômicos e discutem quatro pontos em que essa relação tem se expressado: o bem-estar de animais de companhia de raças puras; o impacto da pleurisia na produção de suínos, a questão do transporte e abate e o manejo da fauna sinantrópica considerada nociva. Além de algumas discussões introdutórias levantadas pelos autores, apenas os dois últimos pontos serão apresentados neste capítulo. Para maiores detalhes, recomenda-se recorrer à publicação original.

Gibson e Jackson (2017) afirmaram que a pressão econômica e social por melhorias no bem-estar animal têm sido uma importante força para mudanças no manejo de animais de companhia, de produção e selvagens. Isso tem ocorrido em função da mudança de atitude que os seres humanos têm começado a expressar com relação aos animais e tem causado melhorias importantes no bem estar animal e nas legislações que abordam esses temas.

Entretanto, eles reforçam que, muitas vezes, a economia e o bem-estar animal podem apontar em direções opostas já que a economia se preocupa em como usar os fatores produtivos para atender as demandas, necessidades e preferências humanas, enquanto o bem-estar animal se preocupa com a experiência do animal individualmente em termos de bem-estar positivo ou negativo. Daí surge um ponto importante: o bem-estar animal está relacionado às demandas e preferências humanas e não à experiência do animal diretamente.

Determinantes importantes do bem-estar animal têm sido como os tomadores de decisão adaptam seus sistemas produtivos em resposta às preferências do consumidor, demanda e resposta a preços; às expectativas do mercado; pressão para aumentar a eficiência e minimizar os custos de produção; aos valores da sociedade e às mudanças nas legislações que refletem esses valores e a criação de instrumentos para viabilizar as mudanças demandadas e atender aos padrões mínimos.

No transporte e abate, tem-se reconhecido que a qualidade dos produtos é muito influenciada por níveis ruins de saúde e bem-estar, lesões, estresse e exaustão metabólica. Por exemplo, animais muito estressados dificultam os processos de carga e descarga dos caminhões, o que resulta no aumento do número de animais que chegam mortos nos abatedouros. O estresse também pode levar à redução de velocidade das linhas de abate, o que leva à redução da produtividade da indústria. Ainda, lesões causadas por traumas do transporte podem levar a perdas substanciais de partes das carcaças, o que leva a carcaças que podem ser destinadas apenas a produção de carnes processadas ou apara das partes acometidas.

Já começam a surgir linhas de produtos especiais para atender consumidores que exigem tratamento e abate "ético" dos animais. Alguns supermercados e cadeias de restaurantes têm investido recursos significativos para monitorar e auditar o bem-estar animal nas suas cadeias produtivas e usam esses resultados em suas campanhas de marketing.

Finalmente, o controle da fauna sintrópica nociva é necessário quando causam prejuízos por danos na produção e armazenagem dos produtos, da fauna e flora nativa ou quando servem de vetores ou fontes de infecção de doenças humanas. Embora não existam dados globais, muitos autores têm estudado o impacto econômico do controle desses animais. Nghiem *et al.* (2013) estimam que no sudoeste asiático, estes animais tragam perdas econômicas anuais na ordem de US$33,2 bilhões (incluindo-se invertebrados). Nos Estados Unidos, Pimentel, Zuniga e Morrison (2005) estimaram que os prejuízos anuais sejam de US$66,3 bilhões (incluindo-se apenas vertebrados).

Apesar dos impactos que eles causam e da necessidade de controle, os métodos utilizados para tal ainda são muito controversos e têm aumentado a atenção de pesquisadores e da população quanto ao bem-estar desses animais, quando submetidos a métodos de controle que causem dor ou sofrimento. Um exemplo é o controle de animais com produtos de efeito anticoagulante, que é muito questionado em termos humanitários e pela possibilidade de envenenamento primário ou secundário de outros animais. Recentemente, tem havido investimentos públicos e privados na Nova Zelândia, Austrália e Reino Unido para o desenvolvimento de novos produtos que possam melhorar ou minimizar essas questões.

Assim, apesar do controle desses animais ser necessário é essencial que haja uma contínua reavaliação da efetividade e humanidade dos métodos de controle existentes e dos que venham a ser desenvolvidos.

REFERÊNCIAS

AHUJA, V. *The economic rationale of public and private sector roles in the provision of animal health services.* Scientific and Technical Review of the Office International des Epizooties, 2004. 23(1): 33-45 p.

BENNETT, R. *The direct costs of livestock disease*: the development of a system of models for the analysis of 30 endemic livestock diseases in Great Britain. Journal of Agricultural Economics, 54(1), 2003. 55–71 p.

BRASIL. Ministério da Saúde. Secretaria-Executiva. *Glossário temático*: Sistema de Planejamento, Monitoramento e Avaliação das Ações em Saúde (Sisplam) Brasília: Editora do Ministério da Saúde, 2008. 52 p. (Série A. Normas e Manuais Técnicos).

BROUSSELLE, A; LACHAINE, J; CONTANDRIOPOULOS, AP. A Avaliação Econômica. In: *Avaliação*: Conceitos e Métodos. Rio de Janeiro: Editora FIOCRUZ, 2011:183-216.

CHA, E; BAR, D; HERTL, JA; TAUER, LW; BENNETT, G; GONZALEZ, RN; SCHUKKEN, YH; WELCOME, FL; GROHN, YT. *The cost and management of different types of clinical mastitis in dairy cows estimated by dynamic programming.* Journal of Dairy Science, 2011. 94(9):4476–87 p.

EKBOIR, JM. *The role of the public sector in the development and implementation of animal health policies.* Preventive Veterinary Medicine, 1999. 40(2):101-15 p.

GIBSON, TJ; JACKSON, EL. *The economics of animal welfare.* Scientific and Technical Review of the Office International des Epizooties, 2017. 36(1):125-35 p.

GRISI, L; LEITE, RC; MARTINS, JR de S; BARROS, ATM de; ANDREOTTI, R; CANÇADO, PHD *et al. Reassessment of the potential economic impact of cattle parasites in Brazil.* Revista Brasileira de Parasitologia Veterinária, 2014. 23(2): 150-6 p.

HANLEY, N; SHOGREN, JF; WHITE, B. *Environmental economics in theory and practice.* Oxford University Press, 1997. 464p.

HÄSLER, B; DELABOUGLISE, A; BABO, Martins S. *Achieving an optmal allocation of resources for animal health surveillance, intervention and disease mitigation.* Scientific and Technical Review of the Office International des Epizooties, 2017. 36(1): 57-66 p.

HOGEVEEN, H; VAN DER VOORT, M. *Assessing the economic impact of an endemic disease*: the case of mastitis. Scientific and Technical Review of the Office International des Epizooties. 2017. 36(1):217-26 p.

HOLDEN, S; ASHLEY, S; BAZELEY, P. *Improving the delivery of animal health services in developing countries*: a literature review. Livestock in Development, Crewkerne. 1996. 96 p.

LEITE, I da C; VALENTE, JG; SCRAMM, JM de A; DAUMAS, RP; RODRIGUES, R do N; SANTOS, M de F *et al. Carga de doença no Brasil e suas regiões,* 2008. Cadernos de Saúde Pública. 2015, 31(7):1551-64 p.

LOPES, MA; DEMEU, FA; ROCHA, CMBM da; COSTA, GM da; FRANCO NETO, A; SANTOS, G dos. *Avaliação do impacto econômico da mastite em rebanhos bovinos leiteiros.* Arquivos do Instituto Biológico. 2012, 79(4):477-83 p.

MCINERNEY, JP. Old economics for problems – livestock disease: presidential address. Journal of Agricultural Economics 47(3):295-314. 1996.

MCLEOD, A; RUSHTON, J. *Economics of animal vaccination.* Scientific and Technical Review of the Office International des Epizooties, 2007. 26(2):313-26 p.

MURRAY, CJ; LOPEZ, AD. *The global burden of disease*: a comprehensive assessment of mortality and diability from diseases, injuries, and risk factors in 1990 and projected to 2020. Cambridge: Harvard University Press; 1996.

NGHIEM, LTP; SOLIMAN, T; YEO, DCJ; TAN, HTW; EVANS, TA; MUMFORD, JD; KELLER, RP; BAKER, RHA; CORLETT, RT; CARRASCO, LR. *Economic and environmental impacts of harmful non-indigenous species in Southeast Asia.* PLoS ONE, 2013. 8 (8), 1-9 p.

NIELSEN, C; OSTERGAARD, S; EMANUELSON, U; ANDERSSON, H; BERGLUND, B; STRANDBERG, E. *Economic consequences of mastitis and withdrawal of milk with high somatic cell count in Swedish dairy herds.* Animal, 4(10):1758–70, 2010.

PIMENTEL, D; ZUNIGA, R; MORRISON, D. *Update on the environmental and economic costs associated with alien invasive species in the United States.* Ecological Economics, 2005. 52 (3), 273–88 p.

RUSHTON, J; THORNTON, PK; OTTE, MJ. *Methods od economic impact assessment.* Scientific and Technical Review of the Office International des Epizooties. 1999. 18(2):315-42 p.

SHAW, APM; RUSHTON, J; TORGERSON, PR. *DALYs, dollars and dogs*: how best to analyse the economics of controlling zoonoses. Scientific and Technical Review of the Office International des Epizooties. 2017. 36(1): 147-61 p.

STEENEVELD, W; VAN WERVEN, T; BARKEMA, HW; HOGEVEEN, H. *Cow-specific treatment of clinical mastitis*: an economic approach. Journal of Dairy Science, 2011. 94(1):174–88 p.

THRUSFIELD, M. *Epidemiologia veterinária.* São Paulo: Rocca, 2004.

TORGERSON, PR; Rüegg, S; Devleesschauwer, ; Abela-Ridder, B; Havelaar, AH; Shaw, A; Rushton, J; Speybroeck N. *zDALY*: an adjusted indicator for the burden of zoonotic diseases. Poster at the Inaugural Meeting of the International Society for Economics and Social Sciences of Animal Health (ISESSAH), 27–28 March, Aviemore, Scotland. 2017

UMALI D, Feder G, Haan C. de . The balance between public and private sector activities in the delivery of livestock services. World Bank Discussion Paper No. 163. The World Bank, Washington, DC, 113 pp. 1992

VALENTE, LCM; VALE, SMLR do; BRAGA, MJ. *O Programa Nacional de Controle e Erradicação da Brucelose e Tuberculose.* Revista de Política Agrícola, 2009. 18(4):49-66 p.

VALENTE, LCM. *Determinantes Econômicos da Sanidade Bovina.* 136 f. Dissertação (Mestrado em Economia Aplicada) - Universidade Federal de Viçosa, Viçosa, 2009.

VISCUSI, WK; VERNON, JM; HARRINGTON, JE. Economics of regulation and antitrust. 2. ed. The MIT Press, 1995.

15 ÉTICA E EPIDEMIOLOGIA VETERINÁRIA

Rita Paixão

A epidemiologia visa investigar a ocorrência de doença nas populações, sejam elas constituídas por seres humanos ou animais ou ambos. Nesse campo de produção do conhecimento, o epidemiologista é o profissional que desempenha a função de elaborar e conduzir uma pesquisa científica, assim como se encontra no seu escopo de atividades a disseminação das informações obtidas e a aplicação do conhecimento científico na saúde pública, isto é, a promoção de saúde nas comunidades (Coughlin, 2006). No entanto, é importante sublinhar que a epidemiologia é também um campo permeado por questões éticas, sendo que os desafios éticos surgem não somente nos processos de pesquisa epidemiológica, ou seja, nas pesquisas envolvendo seres humanos e/ou animais, mas também nos processos translacionais, isto é, entre a obtenção do conhecimento básico e a sua aplicação, traduzida como políticas de intervenção na sociedade em prol da saúde pública. Além desses aspectos, há também importantes questões éticas nas abordagens sobre os animais na divulgação do conhecimento epidemiológico e nas estratégias linguísticas utilizadas. De acordo com Barata (2005), os erros de interpretação, a partir do saber epidemiológico, podem ocasionar um inadequado dimensionamento da situação, o que pode levar a minimizar o potencial impacto desse conhecimento ou a produzir e reforçar preconceitos e isso, particularmente, no campo da medicina veterinária pode trazer diversas consequências negativas para uma determinada espécie animal, afetando, inclusive, o cenário de biodiversidade.

É importante destacar também que a utilização de metáforas desempenha um papel importante na transferência de informação entre os cientistas e o público leigo, isto é, a percepção do público é influenciada pela terminologia utilizada e os cientistas precisam estar cientes dos valores expressos nas diversas terminologias disponíveis. Por exemplo, o emprego do termo "espécies invasoras" tem implicações para o manejo das "espécies não nativas" e para o estabelecimento de risco (Verbrugge *et al.*, 2016). O conceito de risco é muito importante nesse campo do conhecimento e as diferentes percepções do risco podem produzir consequências diversas.

Nesse contexto, cumpre destacar que a visibilidade sobre a inter-relação entre a saúde das populações humanas e animais foi profundamente modificada nos últimos anos em virtude de surtos de doenças infecciosas, que ocasionaram alertas sem precedentes em uma sociedade cada vez mais globalizada e pautada pela representação do risco. Na década de 80, o sociólogo alemão Ulrich Beck (2010), utilizando como pedra de toque o acidente nuclear de Chernobyl, recém-ocorrido, na época, chamou a atenção para a "*sociedade de risco*", fruto do capitalismo e do desenvolvimento tecnológico. Para o sociólogo, não há possibilidade de distanciamento do perigo nessa sociedade, "*sua violência é a violência do perigo, que suprime todas as zonas de proteção e todas as diferenciações da modernidade*" (Beck, 2010, p. 48). Ulrich Beck admitia que as diferentes sociedades humanas estavam em um espaço de transição, ou seja, não estavam plenamente fundamentadas no risco, porém novos riscos ganharam o cenário desde então. Em 1986, a encefalopatia espongiforme bovina (EEB) foi descrita pela primeira vez e, dez anos depois, em 1996, foram confirmados os primeiros casos da doença de Creutzfeldt-Jacob (DCJ) na Grã-Bretanha em seres humanos que ingeriram carne contaminada oriunda de animais infectados com o chamado "mal da vaca louca" (Smith, 2003). Os consumidores de carne passaram a questionar a segurança dos produtos de origem animal e tomaram conhecimento do processo intensivo de criação dos animais e dos maus tratos, aos quais os animais estão constantemente submetidos. Posteriormente, outros surtos de zoonoses causadas por vírus (Ebola, H5N1, H7N9 etc.) foram observados em diferentes regiões e acarretaram a visibilidade de outros problemas, tais como a necessidade de quarentenas, uso de vacinas não registradas, abate massivo de animais com métodos cruentos, entre outras (Morand; Lajaunie, 2018).

Em 2020, a inacreditável pandemia do vírus SARS-CoV-2 que assumiu proporções catastróficas entre os humanos, também proporcionou a matança de milhões de visons (Neovison vison) de criação para produção da conhecida "pele de vison" na Europa, seja pela doença ou como medida preventiva. Foi detectado que uma proporção significativa de visons em unidades de produção pode ser infectada em poucos dias e, com isso, representar um alto risco para as pessoas que trabalham no local e, consequentemente, para todas as pessoas. (Hammer *et al.*, 2021).

Se por um lado esses cenários agravaram a percepção do risco, por outro, ratificaram a necessidade do debate ético. Afinal, como não rever a crueldade de certas práticas e o perigo para a disseminação de doenças que representa animais aglomerados?

No entanto, é necessário observar que em outro cenário de catástrofe, como o ocorrido pelo furacão Katrina, em 2005, nos EUA, muitas pessoas se recusaram a serem resgatadas sem os seus animais, já que em princípio a destinação de socorro era somente para as pessoas, os animais de companhia não podiam entrar nos veículos de resgate. Elas preferiram correr o risco de morrer a abandonar seus animais. Esse episódio levou as agências americanas de saúde pública a incorporar o resgate de animais no planejamento dos desatres (Akytar, 2017). Afinal, como se poderia acreditar na possibilidade de se agir tecnicamente levando em conta apenas os seres humanos, sem levar em conta as representações, os laços afetivos e os outros seres presentes naquele cenário? O furacão Katrina é apenas um exemplo de como as conexões entre saúde humana, animal e ambiental foram se tornando cada vez mais evidentes na medida em que avançaram os impactos ambientais. É necessário ampliar nossas noções de comunidade e de saúde para incluir mais do que apenas os seres humanos, se quisermos pensar em saúde em face dessas crises (Levine, 2007). Torna-se fundamental considerar os desafios da saúde pública em um mundo compartilhado e plural. Considerando todo esse contexto, em que a prática do epidemiologista é permeada por questões éticas, desde o desenho das suas investigações até a tomada de decisões que afetam humanos, animais e ambiente, o objetivo desse capítulo é chamar a atenção dos médicos veterinários para alguns aspectos dessa relevante atuação em saúde pública e, especialmente, destacar que os conflitos no campo da saúde, também se originam na dimensão social e nos chama a rever, profundamente, a forma como os animais têm sido tratados.

15.1 Reconceitualização da ética e da saúde para a inclusão dos animais

O neologismo "Bioética" foi proposto por Van Rensselaer Potter em 1970, como proposta de uma sabedoria necessária para fornecer o "conhecimento de como usar o conhecimento para a sobrevivência humana e para melhorar a qualidade de vida". Em seu livro, publicado originalmente em 1971, *Bioética – Ponte para o futuro*, Potter afirmou: "O instinto por sobrevivência não é o suficiente. Temos que desenvolver a ciência da sobrevivência e ela deve começar com um novo tipo de ética

– bioética" (Potter, 2016). A palavra ponte foi atribuída à bioética nesse primeiro momento, porque a proposta era unir ciência e humanidade, mais especificamente, ciências biológicas e ética. Era a constatação de que havia duas culturas, a cultura humanística e a cultura científica, e que seus membros precisavam dialogar em prol do futuro (Snow, 1995). Futuro esse que já apontava grandes desafios ambientais, de tal forma que Potter dedicou seu livro à memória de Aldo Leopold, conhecido como o pai da ecologia profunda, por ele ter, na sua visão, antecipado a extensão da ética à bioética.

Segundo Potter, ainda em 1971: "Não existe ainda nenhuma negociação ética que trate da relação do homem com a terra e com os animais e plantas que crescem sobre ela" (Potter, 2016). Mas já existiam as primeiras denúncias de que essas relações precisavam mudar. Em 1962, Rachel Carson tinha lançado *Primavera Silenciosa*, livro que se tornou um marco do movimento ambientalista (Carson, 2010). O título é uma alusão ao silêncio dos pássaros mortos pelo enorme uso de agrotóxicos, e é possível dizer que a autora utilizou uma das principais características da epidemiologia, a observação, para dar visibilidade ao perigo dos pesticidas. Pouco tempo depois, em 1965, Ruth Harrisson publicou *Máquinas animais*, obra que denunciava a exploração e o sofrimento dos animais nas unidades de produção (Harrison, 2013). Dez anos depois, em 1975, foi publicado o grande marco do movimento animalista, *Libertação animal*, por Peter Singer. A partir de então, diversos autores entraram em cena, não somente para denunciar as relações abusivas entre seres humanos e não humanos, mas também para defender um estatuto moral e reivindicar direitos para os animais (Bekoff; Meaney, 1998). Em 1988, Potter volta a se referir à bioética, mas agora chamando a atenção para uma bioética global, especialmente para se contrapor ao crescimento de uma bioética voltada apenas para o campo médico (Potter, 2001). O uso do termo global chama a atenção para a necessidade de uma ética além das fronteiras tradicionais, uma ética mundial, mas também aquela que vai além dos seres humanos, incluindo os animais e o ambiente.

De acordo com Ten Have (2012), o surgimento da 'bioética' resultou em uma abordagem mais ampla da ética como prática ética, apesar do seu crescimento inicial ligado exclusivamente as situações provenientes do desenvolvimento científico e tecnológico, voltada mais para as questões individuais, e a "bioética global" reativou o significado do conceito de comunidade, sendo que "um dos motivos que contribuíram para esse olhar sobre a comunidade teria sido a ênfase política sobre os determinantes sociais da saúde'" (Ten Have, 2012). No entanto, é preciso enfatizar que "comunidade" não é apenas comunidade de seres humanos (Levine, 2007).

Em 1998, Potter publicou com Peter Whitehouse um artigo em que se referia a Bioética Profunda, conhecida como terceiro estágio da Bioética, chamando a atenção para o fato de que todas as especialidades precisam avançar para suas obrigações de longo prazo, ir além de seus dilemas imediatos, além do presente rumo ao futuro (Potter; Whitehouse, 1998). Interessante observar que na mesma época, final do século XIX e início do século XX, surgiu o conceito de "Saúde única" (Kahn *et al.*, 2018). De fato, Calvin Schwabe, médico veterinário epidemiologista e parasitologista, foi quem defendeu por muitos anos uma maior unificação entre medicina veterinária e humana para o enfrentamento das zoonoses, de tal forma que teria cunhado o termo "*One Medicine*" ou "Medicina Única", o qual posteriormente evoluiu para "Saúde Única" (Davis, 2011). No site do grupo que expressa a iniciativa da "Saúde única", consta que a sua missão é:

> *Reconhecendo que a saúde humana (incluindo a saúde mental através do fenômeno do vínculo humano-animal), a saúde animal e a saúde do ecossistema estão intrinsecamente ligadas, a One Health procura promover, melhorar e defender a saúde e o bem-estar de todas as espécies, aumentando a cooperação e colaboração entre médicos, veterinários, outros profissionais de saúde e do ambiente e promovendo pontos fortes em liderança e gerenciamento para alcançar esses objetivos (Kahn et al., 2018).*

Atualmente, diversas organizações nacionais e internacionais incluindo a *American Medical Association* (AMA) e a *American Veterinary Medical Association* (AVMA), assim como o Conselho Federal de Medicina Veterinária (CFMV) assumiram o compromisso de apoiar a "Saúde única" (CFMV, 2018). A Organização Mundial de Saúde (OMS), a Organização das Nações Unidas para a Alimentação e Agricultura (FAO), a Organização Mundial da Saúde Animal (OMSA), o Fundo das Nações Unidas para a Infância (UNICEF) e o Banco Mundial também reconhecem que a "Saúde única" é relevante para melhorar a saúde de todas as espécies, humana e animal, e do ambiente (Davis, 2011).

Embora a percepção de que as saúdes animal, humana e ambiental estão conectadas de várias formas seja crescente, e de que a Bioética envolve humanos, animais e ambiente, na prática, nas políticas no campo da saúde, ainda se observa uma dissociação entre essas abordagens. É importante voltar a atenção para as causas que se interconectam a saúde, tais como: o aumento da produção animal, o crescimento do comércio internacional de animais, a perda dos habitats com a degradação ambiental, a mudança climática, a violência, enfim, questões que fundamentalmente se relacionam a forma como tratamos os animais (Akhtar, 2012). Essas questões não ocupam espaço em periódicos de saúde pública e mesmo o tema do bem-estar animal permanece ausente no diálogo da saúde pública, no qual o animal continua sendo referido como a "fonte de infecção" (Akhtar, 2017). Durante a pandemia da COVID-19, investigou-se imensamente para saber a qual animal se atribuir a origem do vírus, até se chegar ao morcego. No entanto, a possibilidade da emergência de pandemias já era amplamente conhecida, devido a alterações antropogênicas e, especialmente, a presença de elevada densidade de animais em locais manipulados pelo ser humano, o que é uma prática comum, geradora de enormes riscos e grande sofrimento aos animais (Platto *et al.*, 2020).

A Bioética em epidemiologia precisa envolver a ética em pesquisa, a translação da informação científica em ação prática e a política de saúde pública (Kottow, 2012). Nas palavras de Akytar (2012): "É hora de incluir os animais como parte do 'público' em saúde pública".

15.2 Ética e produção do conhecimento em epidemiologia veterinária

Na produção de conhecimento em epidemiologia surgem diversas questões éticas, embora sejam típicos os métodos observacionais, em princípio, menos problemáticos. As pesquisas nesse campo têm se baseado em estudos observacionais (como estudos transversais, coorte e caso-controle), principalmente de populações, humanas ou animais, expostas a determinado agente ou situação, e em estudos experimentais, principalmente em roedores ou outros modelos animais validados. Quando se fala em pesquisas envolvendo seres humanos, sabe-se que:

> *O aprimoramento e fortalecimento metodológico dos estudos observacionais são estratégias potencialmente úteis para que a produção de novos conhecimentos epidemiológicos possa prescindir de desenhos experimentais em que os riscos de infração à dignidade humana estão mais presentes (Barata, 2005).*

Quando se fala em pesquisas envolvendo animais, poderia se fazer uma afirmação similar, mas ressaltando no final: "desenhos experimentais em que a infração a dignidade dos animais está invariavelmente presente". No entanto, a pesquisa experimental que envolve animais criados em laboratório como modelos para a saúde humana ou como modelos para sua própria espécie animal tem apresentado expansão, mesmo com o crescimento do questionamento sobre a justificabilidade moral do uso de animais no campo biomédico. De fato, aspectos de duas ordens devem ser questionados nesse tipo de pesquisa: 1) o problema ético de se submeter os animais a dor, estresse e sofrimento em prol dos seres humanos, mesmo quando já se sabe amplamente sobre a capacidade dos animais vertebrados, seres sencientes, de sentirem todo esse sofrimento (Paixão, 2016); e 2) o problema ético de se privar os seres humanos de buscar informações a partir de métodos melhores, visto que esses animais, de fato, não são bons modelos, acarretando resultados errôneos, desperdício de verbas e deslocando a atenção da busca de melhores formas de investigação em saúde (Akytar, 2015; Trez, 2015). É importante destacar que há uma relutância científica em desenvolver e validar o uso de modelos animais não roedores de origem natural para uma grande variedade de doenças (Rabinowitz; Conti, 2013).

Os estudos observacionais de populações animais poderiam gerar mais informações para o campo da saúde pública. Para Rabinowitz e Conti (2013) muitas comparações potencialmente úteis entre a saúde humana e animal permanecem não compreendidas e não são abordadas rotineiramente, o que poderia ser modificado se houvesse maior interesse na obtenção de determinados dados. Esses autores citam exemplos de como certos estudos observacionais ligados a prática da atividade clínica veterinária poderiam contribuir como 'modelos' para a saúde humana e para outros animais. Um exemplo relaciona-se aos gatos domésticos que são tratados rotineiramente de 'asma felina' na prática veterinária e, no entanto, isso não tem sido explorado para se entender mais sobre a asma. Da mesma forma, eles destacam que "a semelhança genética de certas raças de cães e o aumento a suscetibilidade de determinadas espécies animais a diversos produtos tóxicos são apenas algumas das razões para considerar o uso desses dados 'toxicológicos alternativos'" (Rabinowitz; Conti, 2013). Outro exemplo seria o *Canine Lifetime Health Project*, um estudo de coorte longitudinal que busca entender causas de câncer em cães (MAF, 2018).

Não há dúvida de que para a saúde ambiental humana e animal, outra importante fonte de conhecimento "*in vivo*" são os estudos de doenças nas populações de animais naturais, que muito informam sobre as interações entre o hospedeiro e o ambiente. Alguns animais, devido à sua maior suscetibilidade, exposição ambiental ou vida útil mais curta, podem servir como "sentinelas" para riscos para a saúde ambiental humana (Rabinowitz *et al.*, 2010). No Rio de Janeiro, o diagnóstico do aumento do número de macacos mortos de febre amarela serviu para alertar toda a população local sobre os riscos dessa virose e estabelecer a necessidade de vacinação da população, isto é, os macacos atuaram como 'sentinelas' (FIOCRUZ, 2018). No entanto:

> *Tradicionalmente, a comunicação entre profissionais de saúde humana e animal sobre eventos centrais de espécies cruzadas tem sido limitada, mas o progresso em genômica comparativa, epidemiologia animal e bioinformática agora pode fornecer um fórum aprimorado para essa comunicação. O conceito "Saúde Única" envolve a mudança em direção a uma abordagem clínica comparativa que considera "riscos compartilhados" entre humanos e animais e promove uma maior cooperação e colaboração entre profissionais de saúde humana e animal para identificar e reduzir tais riscos" (Rabinowitz et al., 2010).*

Nesse sentido é fundamental pensar a relevância de certas abordagens em estudos epidemiológicos, pois a consideração ética na pesquisa é capaz não somente de diminuir o sofrimento provocado nos animais, mas contribuir de forma mais efetiva para a saúde pública envolvendo humanos e animais.

15.2.1 Breves considerações sobre diretrizes éticas em pesquisas epidemiológicas

Considerando que pesquisas em epidemiologia, de forma geral, podem envolver seres humanos e/ou animais e diferentes métodos de investigação, elas serão submetidas aos marcos regulatórios pertinentes, sejam leis, resoluções, normativas ou diretrizes voltadas para esse tipo de investigação, que fogem ao escopo desse capítulo. No entanto, cumpre sublinhar, tal como é amplamente divulgado na sabedoria popular que nem sempre o que é ético é legal, e nem sempre o que é legal é ético.

É possível observar a existência de diretrizes éticas voltadas especificamente para o campo da epidemiologia e, por isso, é importante destacá-las aqui. Em seres humanos, o primeiro documento intitulado *Diretrizes internacionais para a avaliação ética de estudos epidemiológicos*, data de 1991 (CIOMS, 1991). Em 2007 a Associação Internacional de Epidemiologia publicou as *Diretrizes para a conduta em pesquisa epidemiológica* (IEA, 2007) e no mesmo ano também foi publicada a STROBE – *STrengthening the Reporting of OBservational studies in Epidemiology* (Vandenbroucke *et al.*, 2007). A STROBE (www.strobe-statement.org) representa uma iniciativa internacional e colaborativa de epidemiologistas, metodólogos, estatísticos, pesquisadores e editores de revistas envolvidos na condução e divulgação de estudos observacionais, com o objetivo comum de fornecer orientação para a confecção do relato de estudos observacionais relacionados à saúde humana. Essa declaração,

STROBE, está sendo endossada por um número crescente de revistas biomédicas.

Em 2009, o CIOMS publicou a atualização "Diretrizes éticas internacionais para estudos epidemiológicos" (CIOMS, 2009). A Sociedade internacional de Epidemiologia ambiental Publicou as "Diretrizes éticas para epidemiologistas ambientais" em 2012 (ISEE, 2012). Em 2016, o CIOMS publicou outra atualização, na qual as diretrizes em epidemiologia foram trabalhadas em conjunto com as diretrizes sobre pesquisas em seres humanos e resultaram nas "Diretrizes éticas internacionais para pesquisas relacionadas à saúde envolvendo seres humanos" (CIOMS, 2016). Nenhuma dessas diretrizes se refere, especificamente, a pesquisas envolvendo animais. Somente em 2016 surgiu a declaração STROBE-Vet, que é uma modificação da declaração STROBE para uso em relatos de estudos realizados em populações de animais. Como as diretrizes STROBE se concentram em estudos relacionados à medicina humana e à saúde pública, embora muitos dos princípios também se apliquem a outros projetos de estudo observacionais, como projetos mistos ou estudos ecológicos, surgiu a necessidade de se considerar os estudos em populações animais que são diferenciados. O escopo da declaração STROBE-Vet inclui estudos observacionais usando amostras / informações de origem animal com resultados relacionados à saúde animal, produção, bem-estar ou segurança alimentar. Assim, STROBE-Vet (2016) abrange uma ampla gama de pesquisas veterinárias envolvendo animais, incluindo populações de animais, como rebanhos ou bandos, produtos de origem animal ou amostras de animais.

15.3 Ética e aplicação do conhecimento epidemiológico

No final do século XX, grandes epidemias, como a peste suína clássica, a febre aftosa e a gripe aviária, ameaçaram grande número de animais na Europa e, como medida de saúde pública adotada por estratégia governamental, milhões de animais, infectados ou saudáveis, tiveram que ser mortos. Tal fato gerou grande indignação, não somente daqueles diretamente relacionados aos animais, como também da população em geral. Ocorre que na União Europeia, desde o início da década de 90, não ocorria a vacinação para controle dessas doenças altamente contagiosas, que foi substituída por uma política de abate de animais infectados e saudáveis dentro um raio de 1-3 km da fonte de infecção, baseando- se em uma perspectiva econômica, isto é, o procedimento de matar os animais era preferível a vacinação com vistas a questões financeiras. No entanto, não apenas a morte de milhares de animais, mas as condições péssimas em que foram mortos e a raiva e frustração daqueles que eram diretamente envolvidos (muitos não criavam animais por razões comerciais e também foram obrigados a matar seus animais, com os quais mantinham relações afetivas), ocasionaram forte resistência a essa política de eliminação dos animais. O estudo de Cohen e colaboradores (2009) sobre as convicções morais básicas das pessoas sobre os animais, envolvidas na questão, esclareceu que o debate concentrou-se em três valores morais: o valor intrínseco e relacional da vida de cada animal, o dever de tratar bem os animais (cuidar de sua saúde e bem-estar e protegê-los contra danos) e a autonomia dos responsáveis pelos animais. Esses valores não eram os valores de prioridade das autoridades, que se basearam apenas em razões econômicas (Cohen *et al.*, 2009).

> *A resistência deixou claro que o dever de tratar animais bem, ainda é o valor central em nossa moral compartilhada e que não é mais facilmente superado por razões econômico-financeiras. Também mostrou que o valor da vida de um animal, como qualidade intrínseca, está ganhando terreno em relação ao seu valor instrumental (econômico) (Cohen et al., 2007).*

Em outros cenários, anteriormente, a política de eliminar animais também foi questionada, não somente por considerações éticas, mas também por se mostrar ineficiente em relação ao propósito, tal como foi o caso do controle da raiva. Em 2005, a Organização Mundial de Saúde reconheceu o fato de que apenas capturar e matar cães era ineficaz para controle da raiva. De fato, a redução de 80%, na região das Américas, entre 1993 e 2002, foi atribuída principalmente às medidas de controle implementadas pelos países da Região, como a vacinação em massa de cães e o tratamento profilático das pessoas expostas (Belloto *et al.*, 2005).

Essas situações revelam a necessidade de examinar a ética subjacente a uma abordagem de saúde única para controle de doenças zoonóticas e outras doenças na interface humano-animal-ambiente. Elas também indicam que temos que nos esforçar para entender melhor as interações complexas que levam a doenças infecciosas emergentes e os compromissos necessários para controlar e prevenir essas doenças no futuro (Boetzkes; Robert, 2000)

De acordo com Akytar (2012), a mudança não é fácil e a mudança do paradigma atual de saúde pública para um que reconhece o bem-estar dos animais como uma questão por direito próprio levará tempo e compromisso. No entanto, Akytar (2012) nos lembra que a saúde pública tem promovido mudanças sociais e tem uma história de luta em favor das pessoas mais vulneráveis da sociedade. Os animais não são menos vulneráveis, ou talvez sejam ainda mais vulneráveis, pois nem sempre reconhecemos sua vulnerabilidade. Os animais, assim como muitos humanos explorados, são totalmente impotentes contra o que é escolhido fazer com eles. É importante que se veja os animais como vulneráveis a abusos e necessário inclui-los nas políticas de saúde.

15.4 Considerações Finais

Considerando o contexto em que vivemos atualmente, marcado por diversos problemas ambientais de natureza antropogênica, sabemos que não é mais possível falar de ocorrência de doenças, sem considerar a saúde de uma forma inclusiva, uma "saúde única" — envolvendo a tríade: humano-animal-ambiente. Também não é mais possível tratar os animais como se fossem meros objetos ou *commodities*, como se não soubéssemos o quanto sofrem, especialmente em determinadas situações, as quais são submetidos por interesses humanos. Assim como é necessário também enfrentar o fato de que apesar das diversas conquistas da humanidade no campo da saúde pública, há enormes desafios que se anunciam no presente e para o futuro. O epidemiologista precisa estar ciente de que atuar no campo da saúde é também fazer cotidianamente escolhas éticas. Não se trata apenas de perceber toda essa interconexão e continuar adotando práticas reducionistas no campo da saúde. Concordamos com Akytar (2012) que é preciso incorporar a necessidade de se modificar o tratamento destinado aos animais. Apesar dos animais serem rotineiramente citados como "fonte da infecção", as circunstâncias que favorecem a emergência das doenças derivam de ações humanas, tal como vem ocorrendo nos sistemas de produção animal e nas alterações dos habitats, entre outras. A saúde pública precisa perceber o contexto mais amplo em que se insere e a relação com a forma de tratamento destinada aos animais nas sociedades. Embora muitas vezes esses conflitos sejam apontados, raramente são enfrentados pelos pesquisadores e por aqueles que propõem políticas públicas de saúde. É preciso ter em mente a afirmação de Linzey (1994): *"A preocupação moral exclusiva com a nossa própria espécie é em si parte do problema e não da solução"*.

REFERÊNCIAS

AKHTAR, A. Nonhuman Animals, Public Health, and Ethics: A First Step, But... *Journal of Applied Animal Welfare Science,* 2017. 1.ed. 106-107 p. v.20.

AKHTAR, A. Animals and Public Health. *Why treating animals better is critical to human welfare.* England: Palgrave Macmillan, 2012.

AKHTAR, A. *The flaws and human harms of animal experimentation.* Cambridge Quarterly of Healthcare Ethics, 2015. 4. ed. 407-419 p. v. 24.

AKHTAR, A. *The Need to include animal protection in public health policies.* Journal of Public Health Policy, 2013. 4. ed. 549-559 p. v.34.

BARATA, RB. Ética e epidemiologia. História, Ciências, Saúde – Manguinhos, 2005. 3. ed. 735-53 p. v. 12.

BECK, U. *Sociedade de Risco.* Rumo a uma outra modernidade. São Paulo: Ed. 34, 2010.

BEKOFF, M; MEANEY, C. A. *Encyclopedia of animal rights and animal welfare.* New York: Routledge, 1998.

BELOTTO, A; LEANES, L. F; SCHNEIDER, M. C; TAMAYO, H; CORREA, E. *Overview of rabies in the Americas.* Virus Research, 2005. 1. ed. 5-12 p. v.111.

BOETZKES, E. A; ROBERT, J. S. *Editors' Introduction*: Toward an Inclusive Health Ethic for Humans and Ecosystems. Ethics & the Environment, 2000. 2. ed. 143-151 p. v.5.

CARSON, R. *Primavera silenciosa.* Brasil: Gaia, 2010.

CFMV. *Saúde Única*, 2018. Disponível em: https://www.cfmv.gov.br/cfmv-explica-saude-unica/comunicacao/2018/10/09/ Acesso em 06 dez. 2023

CIOMS – Council for International Organizations of Medical Sciences. *International Guidelines for ethical review of epidemiological studies,* 1991. Disponível em: https://cioms.ch/publications/product/1991-international-guidelines-for-ethical-review-of-epidemiological-studies/ Acesso em: 30 nov. 2023.

CIOMS – WHO. Council for International Organizations of Medical Sciences (CIOMS). In: collaboration with the World Health Organization (WHO). *International Ethical Guidelines for Epidemiological Studies,* 2009. Disponível em: https://cioms.ch/shop/product/international-ethical-guidelines-for-epidemiological-studies/ Acesso em: 06 dez. 2023.

CIOMS – WHO. Council for International Organizations of Medical Sciences (CIOMS). In: collaboration with the World Health Organization (WHO). *International Ethical Guidelines for Health-related Research Involving Humans,* 2016. Disponível em: https://cioms.ch/shop/product/international-ethical-guidelines-for-health-related-research-involving-humans/ Acesso em: 30 nov. 2023.

COHEN, N. E; BROM, F. W. A; STASSEN, E. N. *Fundamental Moral Attitudes to Animals and Their Role in Judgment*: An Empirical Model to Describe Fundamental Moral Attitudes to Animals and Their Role in Judgment on the Culling of Healthy Animals During an Animal Disease Epidemic. Journal of Agricultural and Environmental Ethics, 2009. 4. ed. 341–359 p. v. 22.

COHEN, N. E; VAN ASSELDONK, M. A. P. M; STASSEN E. N. *Social-ethical issues concerning the control strategy of animal diseases in the European Union*: A survey. Agriculture and Human Values, 2007. 4. ed. 499–510 p. v. 24.

COUGHLIN, S S. *Ethical issues in epidemiological research and public health practice.* Emerging Themes in Epidemiology, 2006. 16. ed. 1-10 p. v. 3.

DAVIS, R. One Health. In: DAVIS, R. *Animals, diseases and human health: shaping our lives now and in the future.* California, Praeger: 2011. 219-238 p.

FIOCRUZ – Fundação Oswaldo Cruz. *Febre Amarela,* 2018. Disponível em: https://agencia.fiocruz.br/febre-amarela. Acesso em: 30 nov. 2023.

HAMMER, A.S. *et al. SARS-CoV-2 transmission between mink (Neovision vison) and humans. Denmark. Emerging Infectious Diseases.* 2. ed. 2021. 547-551 p. v.27.

HARRISON, R. Animal Machines. Oxford: Cabi Publishing, 2013.

IEA – International Epidemiological Association. *Good Epidemiological Practices (GEP) - International Ethical Guidelines for Epidemiological Studies.* 2007. Disponível em: https://ieaweb.org/IEAWeb/Content/IEA_Publications.aspx Acesso em: 30 nov. 2023.

ISEE – International Society for Environmental Epidemiology. *Ethics Guidelines for Environmental Epidemiologists,* 2012. Disponível em: https://ehp.niehs.nih.gov/doi/abs/10.1289/isee.2015. 2015-662 Acesso em: 30 nov. 2023.

KAHN, L. H; KAPLAN, B; MONATH, T. P. *One Health Initiative*, 2018. Disponível em: <https://onehealthinitiative.com/mission-statement/> Acesso em: 30 nov. 2023.

KOTTOW, M. From Justice to Protection. *A Proposal for Public Health Bioethics.* London: Springer, 2012.

LEVINE, R.B. Toward a Broader Notion of Community. *Perspectives in Biology and Medicine.* 1. ed. 2007. 124-135 p.

LINZEY, A. *Animal theology.* Chicago: Univ. of Illinois Press.1994.

MAF - Morris Animal Foundation. *Canine Lifetime Health Project*. 2018. Disponível em: <https://www.caninelifetimehealth.org> Acesso em: 30 nov. 2023.

MORAND, S; LAJAUNIE, C. *Biodiversity and Health*. Linking Life, *Ecosystem and Societies.* London: ISTE Press, 2018.

PAIXÃO, R. L. *Bioética e Animais*: Considerações acerca do sencientismo. In: SGANZERLA; SCHRAMM (Orgs). Fundamentos da Bioética. Curitiba: Editora CRV, 2016. 255-270 p.

PLATTO, S., et al. *Biodiversity loss and COVID-19 pandemic*: The role of bats in the origin and the spreading of the disease. Biochemical and Biophysical Research Communications. 1. ed. 2021. 2-13 p. v.538.

POTTER, V. R. *Bioética. Ponte para o futuro.* São Paulo: Ed. Loyola, 2016.

POTTER, V. R. *Bioética Global e Sobrevivência Humana.* In: BARCHIFONTAINE; PESSINI (Orgs). Bioética. Alguns desafios. São Paulo: Ed. Loyola, 332-340 p. 2001.

POTTER, V. R; WHITEHOUSE, P. J. *Deep and Global Bioethics for a Livable Third Millennium.* The Scientist. 1998. 1. ed. 9 p. v.12.

RABINOWITZ, P; CONTI, L. *Links among human health, animal health and Ecosystem health*. Annual Review of Public Health, v.34, n.1, p.189-204, 2013.

RABINOWITZ, P; SCOTCH, M.L; CONTI, L. *Animals as Sentinels*: Using Comparative Medicine to Move Beyond the Laboratory. ILAR Journal. 3. ed. 2010 262- 267 p. v.51.

SINGER, P. *Libertação Animal.* Porto Alegre: Ed. Lugano, 2004.

SMITH, P. G. *The epidemics of bovine spongiform encephalopathy and variant Creutzfeldt--Jakob disease*: current status and future prospects. Bulletin of the World Health Organization. 2. ed. 2003.123-8 p. v.81.

SNOW, C. P. *As duas culturas e uma segunda leitura*: uma versão ampliada das duas culturas e a revolução científica. São Paulo: EDUSP, 1995.

STROBE. *STrengthening the Reporting of OBservational studies in Epidemiology,* 2007. Disponível em: <https://twww.strobe-statement.org> Acesso em: 30 nov. 2023.

STROBE-VET. *STrengthening the Reporting of OBservational studies in Epidemiology, Veterinary Extension,* 2016. Disponível em: <https://strobevetstatement.files.wordpress.com/2016/09/strobe-and-strobe-vet-statements.pdf> Acesso em: 30 nov. 2023.

TEN HAVE, H. A M. J. *Bioética sem Fronteiras.* In: PORTO, D.; *et al.* Bioética, Poderes e Injustiças. 10 anos depois. Brasília, CFM/ Cátedra Unesco de Bioética. 2012. 43-61 p.

TRÉZ, T. *Experimentação animal.* Um obstáculo ao avanço científico. Porto Alegre: Tomo Editorial, 2015.

VANDENBROUCKE, J. P; VON ELM, E; ALTMAN, D. G; *et al. Strengthening the Reporting of Observational Studies in Epidemiology* (STROBE): Explanation and Elaboration. Annals of Internal Medicine. 1. ed. 2007. W-163–W-194 p. v.147.

VERBRUGGE, L. N. H; LEUVEN, R. S. E. W; ZWART H. A. E. *Metaphors in Invasion Biology: Implications for Risk Assessment and Management of Non-Native Species.* Ethics, Policy & Environment. 3. ed. 2016. 273-284 p. v. 19.

WHO-World Health Organization. *WHO Expert Consultation on Rabies.* WHO Technical Report Series, 931, Second Report. Disponível em: http://apps.who.int/iris/bitstream/10665/85346/1/9789240690943_eng.pdf Acesso em: 30 nov. 2023.

SOBRE OS AUTORES

ANA FLÁVIA GOMES

É formada em Medicina Veterinária pela Universidade Federal de Juiz de Fora e aluna do programa de pós-graduação em Ciência e Tecnologia de Leite e Derivados na Universidade Federal de Juiz de Fora.

CAROLINA MONTEIRO DA COSTA

Médica veterinária, mestra em Ciências Veterinárias e especialista em Gestão em Saúde. Epidemiologista de campo, egressa do EpiSUS Avançado (Brasil FETP/Ministério da Saúde). Possui 18 anos de experiência na área de saúde pública, tendo desempenhado atividades no campo da vigilância em saúde, em especial, nas vigilâncias epidemiológica e sanitária, incluindo atuação em investigações de surtos e preparação e resposta às emergências de saúde pública. Atualmente, compõe a equipe do Centro de Inteligência Epidemiológica da Secretaria Municipal de Saúde do Rio de Janeiro, e atua na vigilância sanitária do município de Itaboraí-RJ.

Cheryl Gouveia

Professora do Departamento de Epidemiologia e Saúde Pública do Instituto de Veterinária da Universidade Rural do Rio de Janeiro, possui graduação em Medicina Veterinária pela Universidade Federal Fluminense (2004), mestrado em Saúde Pública (Endemias, Ambiente e Sociedade) pela Escola Nacional de Saúde Pública Sérgio Arouca (Fundação Oswaldo Cruz - 2008) e doutorado em Saúde Coletiva (Epidemiologia) pelo Instituto de Medicina Social da Universidade do Estado do Rio de Janeiro (2013). Tem experiência na área de epidemiologia, saúde pública e saúde única.

Daniela de Melo Aguiar

Engenheira agrônoma pela UFV (2003), especialista em Proteção de Plantas pela UFV/ABEAS (2006), mestra em Comportamento e Biologia Animal pela UFJF (2012) e médica veterinária pela UFJF (2023). Atuou como fiscal agropecuária pelo Instituto Mineiro de Agropecuária, de 2005 a 2009.

Fábio Rebouças

Médico veterinário (UFRRJ), com mestrado em Epidemiologia (UERJ) e especialização em Saúde Pública (FIOCRUZ). Atua profissionalmente como docente e consultor nas áreas de Atenção Primária à Saúde, Vigilância Epidemiológica e Políticas Públicas do SUS. Possui formação complementar em metodologias ativas de ensino/aprendizagem, modelos de transmissão de doenças infecciosas e saúde baseada em evidências.

Fúlvia de Castro

Médica veterinária, mestranda em Ciência e Tecnologia do Leite e Derivados da Universidade Federal de Juiz de Fora (UFJF).

Gabriel Martins

Antes de qualquer coisa, é um apaixonado pela docência e pela pesquisa. É graduado, mestre e doutor em Medicina Veterinária pela Universidade Federal Fluminense. Atualmente, atua como pós-doutor na mesma instituição e como professor assistente na Faculdade de Medicina de Petrópolis/Centro Universitário Arthur Sá Earp Neto e Universidade Iguaçu. Foi trilhando sua trajetória acadêmica para as áreas da Microbiologia, Imunologia e Epidemiologia, com foco especial em leptospirose animal. Sua contribuição abrange pesquisa, publicações em revistas especializadas e participação em eventos científicos e, também, na gestão institucional.

Guilherme de Souza

Médico veterinário, mestrado e doutorado em Epidemiologia Veterinária, pesquisador da Embrapa desde 2003 e professor da Faculdade de Medicina Veterinária na Universidade Federal Fluminense, desde 2015. Professor do programa de pós-graduação em Medicina Veterinária da Universidade Federal Fluminense, desde 2017, e do programa de pós-graduação em Ciência e Tecnologia de Leite e Derivados da Universidade Federal de Juiz de Fora, desde 2009.

Lucas Dias

Graduando em Medicina Veterinária pela Universidade Federal de Juiz de Fora e bolsista PIBIC CNPq/Embrapa Gado de Leite.

Luciana Medeiros

Médica veterinária e professora de Epidemiologia do Departamento de Saúde Coletiva Veterinária e Saúde Pública (MSV) na Universidade Federal Fluminense. Docente do programa de pós-graduação em Sanidade e Produção Animal Sustentável na Amazônia Ocidental (PPGESPA-UFAC) e do programa de pós-graduação em Medicina Veterinária (Clínica e Reprodução Animal) pela UFF. Tem experiência na área de diagnóstico e epidemiologia de doenças bacterianas em animais domésticos e silvestres. Foi professora visitante na The Ohio State University, Columbus-Estados Unidos, trabalhando com a temática de avaliação de resistência aos antimicrobianos em amostras bacterianas animais, humanas e ambientais. Mãe da Yeva e da Irina. Membra Cientista do National Institute of Antimicrobial Resistance Research & Education (NIAMRRE) e bolsista Jovem Cientista do Nosso Estado (FAPERJ).

Luiza Valente

É médica veterinária (UFF-2006) e cientista social (UFF-2021) com especializações nas áreas de educação e agroecologia, além disso, tem mestrado (UFV-2009) e doutorado (ESALQ/USP-2012) em Economia Aplicada. É professora da Faculdade de Veterinária da UFF, desde 2009 e atua nos temas de Agroecologia e Produção Orgânica, Docência no Ensino Superior e Economia Agrária e dos Recursos Naturais. Membra da Rede de Agroecologia da UFF, na Rede NEPerma Brasil.

Renata Rabello

Professora adjunta na Universidade Federal da Fronteira Sul (Campus Passo Fundo). Possui pós-doutorado em Pesquisa Clínica e Epidemiologia, realizado no laboratório de doenças febris agudas do Instituto Nacional de Infectologia Evandro Chagas (FIOCRUZ). Doutora em Ciências com ênfase em Epidemiologia em Saúde Pública, oferecido pela Escola Nacional de Saúde Pública (FIOCRUZ). É especialista em Saúde Pública e mestra em Epidemiologia em Saúde Pública pela Escola Nacional de Saúde Pública. Formada em Medicina Veterinária pela Universidade Federal Rural do Rio de Janeiro. Tem experiência na área de epidemiologia, desenvolvimento de inquéritos de saúde, atenção primária em saúde, análise de dados secundários, e geoprocessamento com ênfase em doenças infecciosas e saúde coletiva.

Rita Paixão

Possui graduação em Medicina Veterinária pela Universidade Federal Fluminense (UFF) e em Filosofia pela Universidade Federal do Rio de Janeiro (UFRJ), mestrado em Medicina Veterinária e em Ciência Ambiental pela UFF e doutorado em Saúde Pública pela ESNSP (FIOCRUZ). Foi diretora do Instituto Biomédico na UFF (2007-2015) e chefe de gabinete do reitor, também na UFF (2020-2022). É professora titular da Universidade Federal Fluminense e atua no programa de pós-graduação em Bioética, Ética Aplicada e Saúde Coletiva (PPGBIOS- UFF, UFRJ, FIOCRUZ, UERJ).

Sandra Thomé

Graduação em Medicina Veterinária pela Universidade Federal Fluminense (UFF), residência em Patologia Animal pela Universidade do Estado de São Paulo (UNESP-Botucatu) e doutorado em Epidemiologia Experimental Aplicada a Zoonoses pela Universidade de São Paulo (USP). Mestrado Executivo em Meio Ambiente pela Universidade Federal do Rio de Janeiro (COPPE-UFRJ). Atuou como médica veterinária na Superintendência de Saúde Pública da Secretaria de Estado de Saúde do Rio de Janeiro (SES-RJ). Professora na área de Epidemiologia, Zoonoses e Saúde Pública em universidades públicas e privadas, sendo que, desde 2006, atua nas referidas áreas, na Universidade Federal Rural do Rio de Janeiro (UFRRJ), onde também atua como docente no programa de pós-graduação em Educação Agrícola (PPGEA), desde 2018.

Tassia de Vasconcelos

Médica veterinária formada pela Universidade Federal Fluminense (2008), com especialização em Relações Internacionais pela Universidade Anhembi Morumbi (2021), mestrado (2012) e doutorado (2017) em Medicina Veterinária pela Universidade Federal Fluminense. Durante o doutorado, realizou período Sanduíche no Instituto Pasteur de Paris (França) pelo programa Ciências Sem Fronteiras. Foi médica veterinária concursada pela Vigilância em Saúde de Resende-RJ, e atualmente é Auditora Fiscal Federal Agropecuária do Ministério da Agricultura e Pecuária. Tem experiência nos temas: saúde pública, agricultura e relações internacionais, perpassando por sanidade animal, zoonoses, produtos de origem animal e produção sustentável.